计算机与医学信息应用基础

主　编　向　波　朱世臣

副主编　杨　凯　盛　鑫　汤　荻　周　波

编　委　(以姓氏笔画为序)

王　红　重庆三峡医药高等专科学校
叶小琴　重庆三峡医药高等专科学校
白雪峰　重庆三峡医药高等专科学校
朱世臣　铁岭卫生职业学院
向　波　重庆三峡医药高等专科学校
汤　荻　湖北生物科技职业技术学院
孙　俊　黄冈职业技术学院
花　巍　重庆三峡医药高等专科学校
李　果　重庆三峡医药高等专科学校
杨　凯　重庆三峡医药高等专科学校
何怡璇　重庆三峡医药高等专科学校
张亚平　湖北青年职业学院
张宝玉　菏泽家政职业学院
罗　琳　重庆通信学院
金佳雷　常州机电职业技术学院
周　波　重庆三峡医药高等专科学校
郑孝宗　重庆工程学院
赵　陇　淮安信息职业技术学院
秦晓江　重庆人文科技学院
夏　晶　黄冈职业技术学院
徐　霞　湖北国土资源职业学院
郭振勇　重庆三峡医药高等专科学校
盛　鑫　重庆三峡医药高等专科学校
潘登科　湖北青年职业学院

華中科技大學出版社
http://www.hustp.com
中国·武汉

U0303408

内 容 提 要

本书是计算机及医学信息应用基础课程教材，由作者根据大学计算机基础应用和医学学生对医学信息应用操作的要求，在总结多年实践教学和工作经验的基础上精心编写而成。

全书共分 15 章，主要内容包括计算机基础知识、Windows 7 操作系统、Office 2010（Word 2010、Excel 2010、PowerPoint 2010、Access 2010）、计算机网络、多媒体技术、计算机病毒与信息安全、计算机与信息技术的医学应用、医院信息系统、电子病历系统、医学影像信息系统、检验信息系统、健康管理系统等。

本书适用于医药卫生类各专业的计算机及医学信息应用基础教学，同时也可作为其他人员自学参考用书。

图书在版编目(CIP)数据

计算机与医学信息应用基础/向波，朱世臣主编. —武汉：华中科技大学出版社，2014.10(2022.8 重印)
ISBN 978-7-5680-0487-9

Ⅰ.①计… Ⅱ.①向… ②朱… Ⅲ.①计算机应用-医学 ②医学信息-信息技术 Ⅳ.①R319 ②R-0

中国版本图书馆 CIP 数据核字(2014)第 250954 号

计算机与医学信息应用基础 向 波 朱世臣 主编

策划编辑：史燕丽
责任编辑：张 琳
封面设计：范翠璇
责任校对：何 欢
责任监印：周治超
出版发行：华中科技大学出版社(中国·武汉) 电话：(027)81321913
武汉市东湖新技术开发区华工科技园 邮编：430223
录 排：华中科技大学惠友文印中心
印 刷：武汉邮科印务有限公司
开 本：787mm×1092mm 1/16
印 张：17.75
字 数：461 千字
版 次：2022 年 8 月第 1 版第 4 次印刷
定 价：48.00 元

本书若有印装质量问题，请向出版社营销中心调换
全国免费服务热线：400-6679-118 竭诚为您服务
版权所有 侵权必究

前　　言

根据当前计算机的发展及计算机在医院信息管理实际中的应用情况，我们在总结多年教学实践和应试经验基础上精心策划和编写了本书。

本书突出介绍计算机应用基础知识和医院信息系统的应用。全书共分 15 章：第 1 章介绍了计算机基础知识，第 2 章介绍了 Windows 7 操作系统，第 3 章介绍了 Word 2010，第 4 章介绍了 Excel 2010，第 5 章介绍了 PowerPoint 2010，第 6 章介绍了 Access 2010，第 7 章介绍了计算机网络，第 8 章介绍了多媒体技术，第 9 章介绍了计算机病毒与信息安全，第 10 章介绍了计算机与信息技术的医学应用，第 11 章介绍了医院信息系统，第 12 章介绍了电子病历系统，第 13 章介绍了医学影像信息系统，第 14 章介绍了检验信息系统，第 15 章介绍了健康管理系统。

本书由向波负责全书的策划统筹和编写大纲的制定。向波、朱世臣任主编，杨凯、盛鑫、汤荻、周波任副主编，李果、何怡璇、王红、叶小琴、郭振勇、花巍等参与编写。其中，本书第 1 章由叶小琴编写、第 2 章由盛鑫、张宝玉编写，第 3 章由向波编写，第 4 章由何怡璇编写，第 5 章由李果、金佳雷编写，第 6 章由白雪峰编写，第 7 章由郭振勇、秦晓江编写，第 8 章由王红、张亚平编写，第 9 章由花巍、潘登科编写，第 10 章由杨凯编写，第 11 章由向波、汤荻编写，第 12、13、14 章由周波编写，第 14 章由周波、赵陇编写，第 15 章由杨凯、郑孝宗编写。孙俊、夏晶等负责全书的审稿，罗琳、徐霞负责全书的校对。

在本书的编写过程中，得到“国家（洪山）软件与信息人才基地”和重庆三峡医药高等专科学校孙萍教授、陈英副教授、毛良副教授的指导和大力支持，在此表示衷心的感谢。

由于时间仓促，编者水平有限，书中难免存在疏漏或错误之处，恳请读者提出宝贵意见和建议。

主　编

目　　录

第1章

计算机基础知识

本章将介绍计算机的发展与应用，计算机的数制及转换、信息处理的基本知识，计算机硬件系统和软件系统的基本知识等内容，为今后熟练操作计算机奠定良好的基础。

1.1 计算机概述

1.1.1 计算机的发展历史

计算机诞生至今，只有短短几十年，但它的技术却经历了突飞猛进的发展。计算机的发展经历了电子管时代、晶体管时代、集成电路时代和超大规模集成电路时代四个阶段。

1. 第一代：电子管计算机(1946—1956年)

在第二次世界大战中，美国政府寻求计算机以开发潜在的战略价值，促进了计算机的研究与发展。1946年2月14日，由美国政府和宾夕法尼亚大学合作开发的世界上第一台普通用途计算机ENIAC(埃尼阿克)在美国费城诞生(见图1-1-1)。ENIAC是使用电子管(Electronic Tube，图1-1-2)为主要元件。第一代计算机的特点：操作指令是为特定任务而编制的，每种机器有各自不同的机器语言，功能受到限制，速度也慢。另一个明显特征是使用真空电子管和磁鼓储存数据。

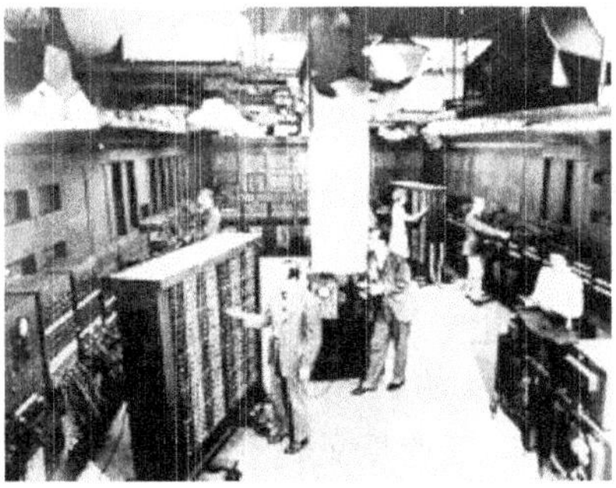

图1-1-1 最早的计算机

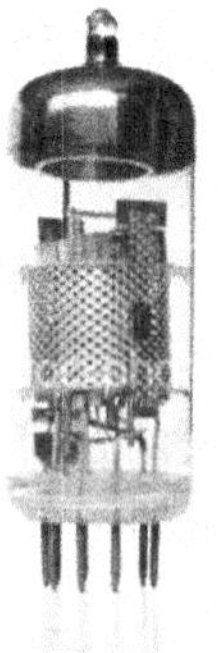

图1-1-2 电子管

2. 第二代：晶体管计算机(1956—1963年)

1948年，晶体管的发明大大促进了计算机的发展。晶体管代替了体积庞大的电子管，电子设备的体积不断减小。1956年，晶体管在计算机中使用。晶体管和磁芯存储器促进了第二代计算机的产生(图1-1-3)。第二代计算机体积小、速度快、功耗低、性能更稳定。首先使用晶体管技术的是早期的超级计算机，主要用于原子科学的大量数据处理，这些机器价格昂贵，生产数量极少。与此同时还出现了打印机、磁带、磁盘、内存等。新的职业(如程序员、分析员和计算机系统专家)从此诞生。

3. 第三代:集成电路计算机(1964—1971 年)

虽然晶体管比起电子管是一个明显的进步,但晶体管产生的大量热量会损害计算机内部的敏感部分。1958 年发明的集成电路(Integrated Circuit,IC,图 1-1-4)可以将很多电子元件集成到一片小小的硅片上。第三代计算机大量采用集成电路,体积变得更小,功耗更低,速度更快。软件方面出现了操作系统,使得计算机在中心程序的控制协调下可以同时运行许多不同的程序。

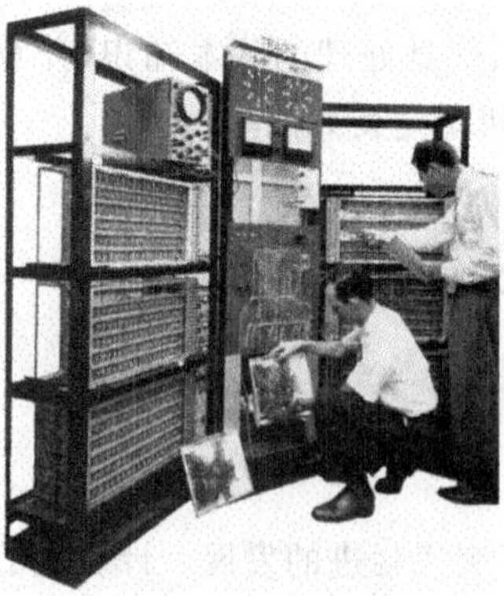

图 1-1-3　晶体管计算机

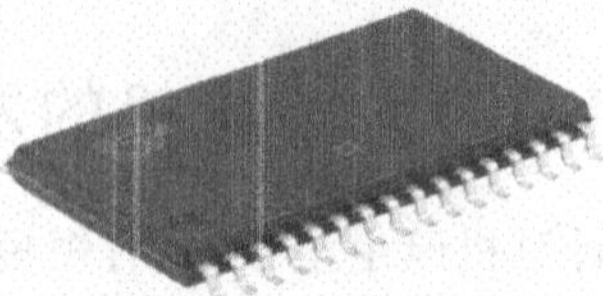

图 1-1-4　集成电路

4. 第四代:超大规模集成电路计算机(1971 年至今)

第四代计算机采用了大规模集成电路(LSI)。大规模集成电路可以在一个芯片上容纳几百个元件。到了 20 世纪 80 年代,超大规模集成电路(Very Large Scale Integration,VLSI)的诞生使得芯片可以容纳几十万个元件,后来的极大规模集成电路(UltraLargeScale Integrated Circuit,ULSI)将数字扩充到百万级。硬币大小的芯片上能容纳数量如此巨大的元件,使得计算机的体积不断缩小,价格不断下降,但功能和可靠性却不断增强。

1.1.2　计算机的特点

计算机之所以发展如此迅速,在于它能模仿人的部分思维活动,与人脑有许多相似之处,具有计算、逻辑判断能力,故计算机又称为电脑。归纳起来,有以下几方面的特点。

1. 运算速度快

计算机的运算速度是指计算机每秒钟能执行多少条指令。常用的单位是百万条/秒(Million Instructions Per Second,MIPS)。例如,主频为 2 GHz 的 Pentium 4 处理器的运算速度是每秒钟 40 亿次,即 4000 MIPS。一般说来,主频越高,运算速度就越快。计算机能够高速、精确地进行各种算术运算及逻辑运算。

2. 计算精度高

电子计算机的计算精度在理论上不受限制,一般的计算机均能达到 15 位有效数字,通过一定的技术手段,可以实现任何精度要求。

3. 超强的记忆能力

记忆能力强是电子计算机与其他计算工具的一个重要区别。由于计算机中含有大量的存储单元，因此具有超强的信息记忆能力，在运算过程中不容易丢失数据。计算机存储器的容量越大，记忆的内容就越多。同时计算机中的存储器(Memory)能长期保存大量的数据和程序。例如，可以把文字、图像、声音和视频等内容保存在计算机中。

4. 逻辑判断能力强

计算机可以模拟人的思维过程，对文字或符号进行判断和比较，并进行逻辑推理和证明。计算机可借助于逻辑运算做出逻辑判断，分析命题是否成立，并根据命题成立与否做出相应的决策。这种能力保证了计算机信息处理的高度自动化。这种工作方式称为程序控制方式。

1.1.3　计算机的分类

计算机种类繁多，通常可以按照性能指标和用途对其进行分类。

1. 按照性能指标分类

如图 1-1-5 所示，计算机按性能可分为如下几种。

◇ 巨型机(Super Computer)：高速度、大容量、价格昂贵，主要用于解决诸如气象、太空、能源、医药等尖端科学研究和战略武器研制中的复杂计算问题。通常安装在国家高级研究机构中，可供上百用户同时使用。

◇ 大型机(Mainframe)：具有很高的运算速度、很大的存储量，并允许相当多的用户同时使用，主要应用于科研领域。

◇ 小型机(Mini Computer)：具有高可靠性、高可用性、高服务性，主要供中小企业进行工业控制、数据采集、分析计算和企业管理等。

◇ 微型机(Micro Computer)：具有体积小、重量轻和价格低等特点。最近 20 年，微型机(如台式机、笔记本电脑和平板电脑等)的发展极为迅猛，在生产、生活等多个领域得到了广泛的应用。

◇ 单片机(Single Chip)：集成在一块芯片上的完整计算机系统。单片机价格便宜，是组成嵌入式系统的主要部件。目前，几乎生活中所有的电器设备，如数码相机、手机、数字电视和自动售货机等都包含嵌入式系统。

随着科学技术的发展，如今计算机的体积也越来越小，功能越来越强，价格越来越便宜。

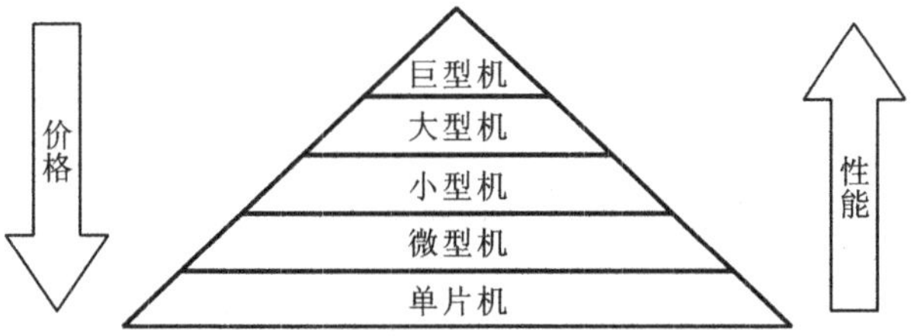

图 1-1-5　按性能分类

2. 按照用途分类

◇ 专用机(Dedicated Application Computer)：为适应某种特殊需要而设计的计算机，通常增强了某些特定功能，忽略了一些次要要求。专用机能高速度、高效率地解决特定问题，具有功能单纯、使用面窄甚至专机专用的特点。

◇ 通用机(General Purpose Computer)：广泛适用于一般科学运算、学术研究、工程设计、数据处理和日常生活等，具有功能多、配置全、用途广、通用性强等特点。市场上销售的计算机多属于通用计算机。

随着科学技术的不断发展，还可能会出现一些新型计算机，如生物计算机（Biological Computer）、光子计算机（Photon Computer）、量子计算机（Quantum Computer）等。

1.1.4 计算机的发展趋势

当前计算机的发展趋势是向巨型化、微型化、网格化和智能化方向发展。

1. 巨型化

巨型化是指速度更快的、存储量更大的和功能更强大的巨型计算机。主要应用于天文、气象、地质和核技术、航天飞机和卫星轨道计算等尖端科学技术领域，研制巨型计算机的技术水平是衡量一个国家科学技术和工业发展水平的重要标志。

2. 微型化

微型化是指利用微电子技术和超大规模集成电路技术，把计算机的体积进一步缩小，价格进一步降低。计算机的微型化已成为计算机发展的重要方向，各种笔记本电脑和 PDA 的面世和大量使用，是计算机微型化的一个标志。

3. 网格化

网格（Grid）技术可以更好地管理网上的资源，它把整个互联网虚拟成一个空前强大的一体化信息系统，犹如一台巨型机，在这个动态变化的网络环境中，实现计算资源、存储资源、数据资源、信息资源、知识资源、专家资源的全面共享，从而让用户从中享受可灵活控制的、智能的、协作式的信息服务，并获得前所未有的使用方便性和超强能力。

4. 智能化

计算机智能化是指使计算机具有模拟人的感觉和思维过程的能力。智能化的研究包括模拟识别、物形分析、自然语言的生成和理解、博弈、定理自动证明、自动程序设计、专家系统、学习系统和智能机器人等。目前已研制出多种具有人的部分智能的机器人，如运算速度为每秒约十亿次的“深蓝”计算机在 1997 年战胜了国际象棋世界冠军卡斯帕罗夫。还有些智能机器人可以代替人在一些危险的工作环境下工作。有人预测，家庭智能化的机器人将是继 PC 之后下一个家庭普及的信息化产品。

从目前的发展趋势来看，未来的计算机将是微电子技术、光学技术、超导技术和电子仿生技术相互结合的产物。第一台超高速全光数字计算机已由英国、法国、德国、意大利和比利时等国的 70 多名科学家和工程师合作研制成功，光子计算机的运算速度比电子计算机快 1000 倍。在不久的将来，超导计算机、神经网络计算机等全新的计算机也会诞生。届时计算机将发展到一个更高、更先进的水平。

1.1.5 计算机的应用

随着计算机技术的发展，计算机的应用已渗透到国民经济的各个领域。这里从以下五个方面来介绍。

1. 科学计算（或数值计算）

科学计算是指科学和工程中的数值计算。它与理论研究、科学实验一起成为当代科学研究的三种主要方法，主要应用在航天工程、气象、地震、核能技术、石油勘探和密码解译等涉及复杂计算的领域。现代科学技术工作中包含大量复杂的数学计算问题，利用计算机可以实现人工无法解决的各种科学计算。例如，一次天气预报需要做 10 万亿次计算。

2. 信息处理

信息处理是指对各种信息进行收集、存储、整理、分类、统计、加工、利用和传播等一系列活动的统称。据统计，80%以上的计算机主要用于信息处理。目前，信息处理已广泛地应用于办公自动化、计算机辅助管理与决策、情报检索、图书管理、电影电视动画设计、会计电算化等各行各业。

3. 辅助技术（或计算机辅助设计与制造）

计算机辅助技术是指通过人机对话，使用计算机辅助人们进行设计、加工、计划和学习等。例如，计算机辅助设计（Computer Aided Design，CAD）、计算机辅助制造（Computer Aided Manufacturing，CAM）和计算机辅助教学（Computer Aided Instruction，CAI）等，都属于这一技术范畴。计算机辅助技术将计算机强大的运算功能和传统的经验结合起来，极大地提高了工作效率。

4. 过程控制（或实时控制）

过程控制是指利用计算机及时采集检测数据，按最优值迅速地对控制对象进行自动调节或自动控制，从而改善劳动条件、提高产品质量及合格率。计算机过程控制已在机械、冶金、石油、化工、纺织、水电和航天等部门得到广泛应用。例如，在汽车工业中，利用计算机控制机床和整个装配流水线，不仅可以实现精度要求高、形状复杂的零件加工自动化，而且可以使整个车间或工厂实现自动化。

5. 人工智能（或智能模拟）

人工智能（Artificial Intelligence，AI）是指计算机模拟人类的智能活动，如感知、判断、理解、学习、问题求解和图像识别等。如能模拟高水平医学专家进行疾病诊疗的专家系统，具有一定思维能力的智能机器人等。

此外，计算机在医学领域中也得到相当广泛的应用。

（1）计算机辅助诊断和辅助决策系统（CAD&CMD）。可以帮助医生缩短诊断时间、避免疏漏、减轻劳动强度，提供其他专家诊治意见，以便尽快作出诊断，提出治疗方案。

（2）利用人工智能技术编制的辅助诊治系统，一般称为“医疗专家系统”。人工智能是当代计算机应用的前沿。医疗专家系统是根据医生提供的知识，模拟医生诊治时的推理过程，为疾病的诊治提供帮助。

（3）医院信息系统（HIS）。用于收集、处理、分析、储存和传递医疗信息、医院管理信息。一个完整的医院信息系统可以完成如下任务：病人登记、预约、病历管理、病房管理、临床监护、膳食管理、医院行政管理、健康检查登记、药房和药库管理、病人结账和出院、医疗辅助诊断决策、医学图书资料检索、教育和训练、会诊和转院、统计分析、实验室自动化和接口。

（4）生物-医学统计及流行学调查软件包。在临床研究、实验研究及流行学调查研究中，需要处理大量信息。应用计算机可以准确、快速地对这些数据进行运算和处理。

（5）医学情报检索系统。利用计算机的数据库技术和通信网络技术对医学图书、期刊及各种医学资料进行管理。通过关键词搜索即可迅速查找出所需的文献资料。

（6）药物代谢动力学软件包。药物代谢动力学运用数学模型和数学方法定量地研究药物的吸收、分布、转化和排泄等动态变化的规律性。

（7）疾病预测预报系统。疾病在人群中流行的规律与环境、社会、人群免疫等多方面因素有关，计算机可根据存储的有关因素的信息并根据它建立的数学模型进行计算，作出人群中疾病流行情况的预测预报，以供决策部门参考。

(8)计算机辅助教学(CAI)。可以帮助学生学习、掌握医学科学知识和提高解决问题的能力以及更好地利用医学知识库和检索医学文献；教员可以利用它编写教材，并可以通过电子邮件与同事和学生保持联系，讨论问题，改进学习和考察学习成绩；医务人员可以根据各自的需要和进度，进行学习和补充新医学专门知识。目前在一些医学研究和教学单位里已建立了可由远程终端通过电话网络访问的各种 CAI 医学课程。

(9)最佳放射治疗计划软件。计算机在放疗中的应用，主要是计算剂量分布和制订放疗计划。以往使用手工计算，由于计算过程复杂，所以要花费许多时间。因而，在手工计算的情况下，通常只能选择几个代表点来计算剂量值。利用计算机，只要花很短时间就能计算出剂量值，而且误差率不超过 5%，这样，对同一个病人在不同的条件下进行几次计算，从中选择一个最佳的放射治疗计划就成为可能。

(10)计算机医学图像处理与图像识别。医学研究与临床诊断中许多重要的信息都是以图像形式出现的，医学对图像信息的依赖是十分紧密的。

(11)生物化学指标、生理信息的自动分析和医疗设备智能化。医疗设备智能化是指现代医疗仪器与计算机技术及其各种软件结合的应用，它使这些设备具有自动采样、自动分析、自动数据处理等功能，并可进行实时控制，它是医疗仪器发展的一个方向。

(12)计算机在护理工作中的应用。计算机在护理工作中的应用，主要分为三个方面：①护理，包括护理记录、护理检查、病人监护、药物管理等。②护士教育，包括护理 CAI 教育、护士教学计划与学习成绩记录管理。③护士管理，包括护士服务计划调度、人力资源管理、护士工作质量的检查或评比等。

总之，计算机已在各个领域、行业中得到广泛的应用，其应用范围已渗透到科研、生产、军事、教学、金融、交通、农林业、地质勘探、气象预报、邮电通信等各行各业，并且深入到文化、娱乐和家庭生活等各个领域，其影响涉及社会生活的各个方面。

1.2 计算机的数制及转换

1.2.1 计算机的进制

人类自认识数字以来，就发明了各种计数方法，即进制。例如，时间的计数采用的是六十进制；中国古代对重量的计数采用的是十六进制(所谓半斤八两，意味着 1 斤等于 16 两)。

由于计算机采用电子线路单元进行记忆，而每个线路单元一般有两个稳定状态，所以计算机中普遍采用二进制计数方法。为了适应人类思维和计算方便，计算机还采用了十进制、八进制和十六进制等不同的进制来计数。

1. 十进制数

十进制是一种进位计数制，规则是“逢十进一”。它采用的计数符号 0～9 称为数码，全部数码的个数称为基数(十进制的基数是 10)，不同的位置有各自的位权(如十进制数个位的位权是 10^0，十位的位权是 10^1，百位的位权是 10^2)。

十进制计数法有如下特点：

◇ 有 10 个数码，即用 0,1,2,3,…,9 共十个符号表示。任意一个十进制数，都是由这 10 个数码以不同的形式组合而成的。

◇ 逢 10 进 1，任意位置上的 10 个单位构成其高一位置上的 1 个单位。

◇ 任意一个十进制数都可以用多项式展开的形式来表示。

例如，十进制数 346.7 可以展开成下面的多项式：$346.7=3\times10^2+4\times10^1+6\times10^0+7\times10^{-1}$，式中 10^2、10^1、10^0、10^{-1} 即为该位的位权，每一位上的数码与该位权的乘积，就是该位的数值。任何一种数制表示的数都可以写成按位权展开的多项式之和，一般形式为

$$N=d_{n-1}b^{n-1}+d_{n-2}b^{n-2}+d_{n-3}b^{n-3}+\cdots+d_{-m}b^{-m}$$

式中：n——整数的总位数；

m——小数的总位数；

$d_{下标}$——该位的数码；

b——基数；

$b^{上标}$——位权。

2. 二进制数

计算机内部数据的表示，采用的是二进制数。例如，把通电表示为"1"，不通电表示为"0"；或高电位表示为"1"，低电位表示为"0"。

与十进制类似，二进制计数法也有以下特点。

◇ 有 2 个数码，即 0 和 1。任意一个二进制数，都是由 0 和 1 数码组合而成的。

◇ 逢 2 进 1，任意位置上的 2 个单位构成其高一位置上的 1 个单位。

◇ 任意一个二进制数都可以用多项式展开的形式来表示。例如：

$(10011.11)_2=1\times2^4+0\times2^3+0\times2^2+1\times2^1+1\times2^0+1\times2^{-1}+1\times2^{-2}=(19.75)_{10}$

3. 八进制数

为了克服二进制数书写和读数的不便，常用八进制计数法来表示。

同理，八进制数的特点如下。

◇ 有 8 个数码，即用 0、1、2、3、4、5、6、7 共 8 个符号表示。

◇ 逢 8 进 1。

◇ 任意一个八进制数可以用多项式展开的形式表示。例如：

$$(123.4)_8=1\times8^2+2\times8^1+3\times8^0+4\times8^{-1}=(83.5)_{10}$$

4. 十六进制数

十六进制计数法的特点如下。

◇ 有 16 个数码，即用 0、1、2、3、4、5、6、7、8、9、A、B、C、D、E、F 共 16 个符号表示。

◇ 逢 16 进 1，任意位置上的 16 个单位构成其高一位上的 1 个单位。

◇ 任意一个十六进制数都可以用多项式展开的形式来表示。例如：

$$(56F.C)_{16}=5\times16^2+6\times16^1+15\times16^0+12\times16^{-1}=(1391.75)_{10}$$

有时为了表达方便，也常常在数字后面加上一个字母后缀代表不同进制的数。十进制数用字母"D"表示；二进制数用字母"B"表示，如 11001010B；八进制数用字母"O"表示，如 35205O；十六进制数用字母"H"表示，如 DAH。有时也在括号右下角添加下标数字的形式表示某种进制，如 $(3205)_8$。

1.2.2 进制间的转换

1. 十进制数转换成二进制数、八进制数、十六进制数

转换方法：将十进制数转换为其他进制数时，可将此数分成整数与小数两部分分别转换，然后再拼接起来即可。

整数部分转换：将十进制整数连续除以非十进制数的基数，并将所得余数保留下来，直到商为 0，然后用“倒数”的方式（第一次相除所得余数为最低位，最后一次相除所得余数为最高位），将各次相除所得余数组合起来即为所要求的结果。此法称为“除以基数倒取余法”。

小数部分转换：将十进制小数连续乘以非十进制数的基数，并将每次相乘后所得的整数保留下来，直到小数部分为 0 或已满足精确度要求为止，然后将每次相乘所得的整数部分按先后顺序（第一次相乘所得整数部分为最高值，最后一次相乘所得整数部分为最低值）组合起来。

例 1　将$(25.6875)_{10}$转换成二进制数。

整数部分转换如下：

```
2 | 25   余数
 2 | 12    1  ↑ 二进制整数低位
  2 | 6    0  |
   2 | 3   0  |
    2 | 1  1  |
        0  1  | 二进制整数高位
```

整数部分为$(11001)_2$。

小数部分转换如下：

```
     0.6875
 ×)       2
 ----------
     1.3750……………1   |  二进制小数高位
     0.3750           |
 ×)       2           |
 ----------           |
     0.7500……………0   |
     0.7500           |
 ×)       2           |
 ----------           |
     1.5000……………1   |
     0.5000           |
 ×)       2           |
 ----------           |
     1.0000……………1   ↓  二进制小数低位
```

小数部分为$(0.1011)_2$。

将整数部分与小数部分组合起来，即：$(25.6875)_{10}=(11001.1011)_2$。

说明：

①十进制纯小数转换时，若遇到转换过程无穷尽时，应根据精度的要求确定保留几位小数，以得到一个近似值。

②十进制与八进制、十六进制的转换方法和十进制与二进制之间的转换方法相同，这里不再举例。

2. 二进制数、八进制数、十六进制数转换为十进制数

①二进制数与八进制数之间的转换，由于一位八进制数对应三位二进制数，因此转换方法如下：

◇ 二进制数转换为八进制数：将二进制数以小数点为界，分别向左、向右每三位分为一组，不足三位时用 0 补足（整数在高位补 0，小数在低位补 0），然后将每组三位二进制数转换成对应的八进制数。

例 2　将二进制数$(1011010.1)_2$转换成八进制数。

001011010. 100

1　3　2　4

$(1011010.1)_2=(132.4)_8$

◇ 八进制数转换为二进制数：按原数位的顺序，将每位八进制数等值转换成三位二进制数。

例 3　将八进制数$(756.3)_8$转换成二进制数。

7　5　6.　3

111　101　110　011

$(756.3)_8=(111101110.011)_2$

②二进制数与十六进制数之间的转换，由于一位十六进制数对应四位二进制数，因此转换方法如下：

◇ 二进制数转换为十六进制数：将二进制数以小数点为界，分别向左、向右每四位分为一组，不足四位时用 0 补足（整数在高位补 0，小数在低位补 0），然后将每组的四位二进制数等值转换成对应的十六进制数。

例 4　将二进制数$(1100111001.001011)_2$转换成十六进制数。

001100111001. 00101100

3　3　9　2　C

$(1100111001.001011)_2=(339.2C)_{16}$

◇ 十六进制数转换为二进制数：按原数位的顺序，将每位十六进制数等值转换成四位二进制数。

例 5　将十六进制数$(AB3.57)_{16}$转换成二进制数。

AB3　. 57

1010　1011　0011　0101　0111

$(AB3.57)_{16}=(101010110011.01010111)_2$

各种进制数码对照表如表 1-2-1 所示。

表 1-2-1　各种进制数码对照表

十进制	二进制	八进制	十六进制	十进制	二进制	八进制	十六进制
0	0	0	0	9	1001	11	9
1	1	1	1	10	1010	12	A
2	10	2	2	11	1011	13	B

续表

十进制	二进制	八进制	十六进制	十进制	二进制	八进制	十六进制
3	11	3	3	12	1100	14	C
4	100	4	4	13	1101	15	D
5	101	5	5	14	1110	16	E
6	110	6	6	15	1111	17	F
7	111	7	7	16	10000	20	10
8	1000	10	8	17	10001	21	11

1.3 计算机中的信息表示

信息(information)是对各种事物的变化和特征的反映,是事物之间相互作用和联系的表征。数据(data)是信息的具体表现形式,是各种各样的物理符号及其组合,反映信息的内容。用计算机对信息进行处理,通常也就是用计算机对数据进行处理,从这个意义上来说,信息和数据在某种程度上是等同的。

计算机的信息存储单位有“位”“字节”“字”等。

(1)位(bit)。位是度量数据的最小单位,表示一位二进制信息。

(2)字节(byte)。一个字节由八位二进制数字组成(1 byte=8 bit)。字节是信息存储中最常用的基本单位。

计算机的存储器(包括内存和外存)通常也是以多少字节来表示它的容量,常用的单位有:

KB(千字节) 1 KB=1024 byte

MB(兆字节) 1 MB=1024 KB

GB(千兆字节) 1 GB=1024 MB

TB(太字节) 1 TB=1024 GB

(3)字(word)。字是位的组合,是信息交换、加工、存储的基本单元(独立的信息单位),用二进制代码表示,一个字由一个字节或若干字节构成(通常取字节的整数倍)。它可以代表数据代码、字符代码、操作码和地址码或它们的组合,字又称为计算机字,用来表示数据或信息长度,它的含义取决于机器的类型、字长及使用者的要求,常用的固定字长有 32 位、64 位等。

(4)字长。中央处理器内每个字所包含的二进制数码的位数(能直接处理参与运算寄存器所含有的二进制数据的位数)或字符的数目称为字长,它代表了机器的精度。机器的设计决定了机器的字长。一般情况下,基本字长越长,容纳的位数越多,内存可配置的容量就越大,运算速度就越快,计算精度也越高,处理能力就越强。字长是计算机硬件的一项重要的技术指标。目前微机的字长由 32 位转向 64 位。

1.3.1 数字表示法 BCD 码

BCD(binary coded decimal)码又称“二进制编码”,专门解决用二进制数表示十进制数的问题。BCD 码将每一位十进制数用四位二进制数表示,其编码方法很多,有 BCD 8421 码、BCD 2421 码、余 3 码、格雷码等。

最常用的是 BCD 8421 码，其方法是用四位二进制数表示一位十进制数，自左至右每一位对应的位权是 8、4、2、1。BCD 码非常直观，但 BCD 码仅仅表示形式上的二进制数而并非表示真正的二进制数。例如，十进制数$(82.5)_{10}$对应的 BCD 码是$(10000010.0101)_{BCD}$，但对应的二进制数是$(1010010.1)_2$。

1.3.2　英文字符表示法

在计算机中，字符的存储和通信普遍采用 ASCII 码（American standard code for information interchange，美国标准信息交换代码）。

ASCII 码用七位二进制数进行编码，可以表示 128 个字符（见表 1-3-1），包括 0～9 等 10 个数码符号、52 个大小写英文字母、32 个标点符号和运算符、34 个控制符。

若要确定一个字符的 ASCII 码，先在表中查出其位置，然后确定其所在位置对应的列和行。根据列确定所查字符的高 3 位编码（$D_6D_5D_4$），根据行确定所查字符的低 4 位编码（$D_3D_2D_1D_0$）。

最后将高 3 位编码与低 4 位编码组合在一起，即为所查字符的 ASCII 码。

例如，字符“A”的 ASCII 码为 1000001，对应的十进制数为 65。

ASCII 码常用于输入/输出设备，如键盘输入、显示器和打印机输出等，当从键盘输入字符时，编码电路将字符转换成对应的 ASCII 码输入计算机内，经处理后再将 ASCII 码表示的数据转换成对应的字符后在显示器或打印机上输出。

为了表示更多的信息，新版本的 ASCII 码采用 8 位二进制进行编码。当最高位为 0 时，称为基本 ASCII 码（编码与 7 位的相同）；当最高位为 1 时，形成扩充的 ASCII 码，它表示数的范围为 128～255，可表示 128 种符号，通常各个国家都把扩充的 ASCII 码作为自己国家语言文字的代码。

表 1-3-1　常用字符的 ASCII 码

ASCII 码	字符	ASCII 码	字符	ASCII 码	字符	ASCII 码	字符
0100000	空格	0111000	8	1010000	P	1101000	H
0100001	!	0111001	9	1010001	Q	1101001	I
0100010	"	0111010	:	1010010	R	1101010	J
0100011	#	0111011	;	1010011	S	1101011	K
0100100	$	0111100	<	1010100	T	1101100	L
0100101	%	0111101	=	1010101	U	1101101	M
0100110	&	0111110	>	1010110	V	1101110	N
0100111	′	0111111	?	1010111	W	1101111	O
0101000	(	1000000	@	1011000	X	1110000	P
0101001	)	1000001	A	1011001	Y	1110001	Q
0101010	*	1000010	B	1011010	Z	1110010	R
0101011	+	1000011	C	1011011	[	1110011	S
0101100	,	1000100	D	1011100	\	1110100	T
0101101	-	1000101	E	1011101	]	1110101	U

续表

ASCII 码	字符	ASCII 码	字符	ASCII 码	字符	ASCII 码	字符
0101110	.	1000110	F	1011110	^	1110110	V
0101111	/	1000111	G	1011111	_	1110111	W
0110000	0	1001000	H	1100000	`	1111000	X
0110001	1	1001001	I	1100001	a	1111001	Y
0110010	2	1001010	J	1100010	b	1111010	Z
0110011	3	1001011	K	1100011	c	1111011	{
0110100	4	1001100	L	1100100	d	1111100	|
0110101	5	1001101	M	1100101	e	1111101	}
0110110	6	1001110	N	1100110	f	1111110	～
0110111	7	1001111	O	1100111	g	1111111	删除

1.3.3 汉字字符表示法

我国用户在使用计算机进行信息处理时，一般都要用到汉字，在计算机中要使用汉字，就必须解决汉字的输入/输出及汉字处理等一系列问题。由于汉字数量多，且形状和笔画差异极大，无法用一个字节的二进制代码实现汉字编码，因此汉字有自己独特的编码方法。在汉字输入/输出、存储和处理的不同过程中，所使用的汉字编码不相同，归纳起来主要有汉字输入码、汉字交换码、汉字机内码和汉字字形码等编码形式。

(1)汉字输入码。汉字输入码是为用户由计算机外部设备输入汉字而编制的汉字编码，又称外码。汉字输入码位于人机界面上，面向用户，编码原则简单易记，操作方便，有利于提高输入速度。汉字的输入编码很多，归纳起来主要有数字编码、字音编码、字形编码和音形结合编码等几大类，每种方案对汉字的输入编码并不相同，但经转换后存入计算机内的机内码均相同。例如，我们以全拼输入编码键入“jin”，或以五笔字型输入法键入“QQQQ”都能得到“金”这个汉字对应的机内码。这个工作由汉字代码转换程序依照事先编制好的输入码对照表完成转换。

(2)汉字交换码。汉字交换码是指在对汉字进行传递和交换时使用的编码，也称国标码。1981 年，国家标准局颁布了《信息交换用汉字编码字符集(基本集)》(GB 2312—80)，代号国标码，是在汉字信息处理过程中使用的代码的依据。GB 2312—80 共收集汉字、字母、图形等字符 7445 个，其中汉字 6763 个(常用的一级汉字 3755 个，按汉语拼音字母顺序排列；二级汉字 3008 个，按部首顺序排列)，此外，还包括一般符号、数字、拉丁字母、希腊字母、汉语拼音字母等。在该标准集中，每个汉字或图形符号均采用双字节表示，每个字节只用低 7 位；将汉字或图形符号分为 94 个区，每个区分为 94 个位，高字节表示区号，低字节表示位号。国标码一般用十六进制表示，在一个汉字的区号和位号上分别加十六进制 20H，即构成该汉字的国标码。例如，汉字“啊”位于 16 区 01 位，其区位码为十进制数 1601D(即十六进制数 1001H)，对应的国标码为十六进制数 3021H。

(3)汉字机内码。汉字机内码是只在计算机内部存储、处理、传输汉字用的代码，又称内码。

汉字国标码作为一种国家标准，是所有汉字都必须遵循的统一标准，但由于国标码每个字节的最高位都是“0”，与国际通用的 ASCII 码无法区别，所以必须经过某种变换才能在计算机中使用。英文字符的机内代码是 7 位的 ASCII 码，最高位为“0”，而将汉字机内代码 2 个字节的最高位设置为“1”，这就形成汉字的内码。

(4)汉字字形码。汉字字形码是表示汉字字形信息的编码。目前在汉字信息处理系统中大多以点阵方式形成汉字，所以汉字字形码就是确定一个汉字字形点阵的代码，全点阵字形中的每一点用一个二进制位来表示，随着字形点阵的不同，它们所需要的二进制位数也不同，如 24×24 的字形点阵，每字需要 72 字节；32×32 的字形点阵，每字共需 128 字节，与每个汉字对应的这一串字节，就是汉字的字形码。

综上所述，汉字处理过程就是这些代码的转换过程。可以把汉字信息处理系统抽象为一种简单模型(图 1-3-1)。

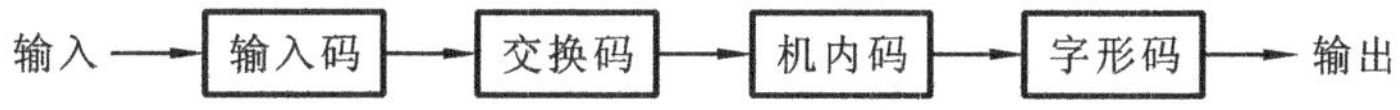

图 1-3-1　汉字处理过程模型

1.3.4　Unicode 编码

除英文、汉字外，世界上还有很多语言，也就存在着多种编码方式，同一个二进制数字可以被解释成不同的符号。因此，要想打开一个文本文件，不但要知道它的编码方式，还要安装对应编码表，否则就可能无法读取或出现乱码。例如，电子邮件和网页如果出现了乱码，就是因为信息的提供者和信息的读取者使用了不同的编码方式。

如果有一种编码，将世界上所有的符号都纳入其中，无论是英文、日文，还是中文等，大家都使用这个编码表，就不会出现编码不匹配现象。Unicode 编码由此而生。Unicode 编码是一个很大的集合，它为 100 多万种不同语言的字符和符号统一进行了编码。

1.3.5　UTF-8 编码

Unicode 编码虽然统一了编码方式，但是其效率不高。例如，UCS-4(Unicode 编码的标准之一)规定用 4 个字节存储一个符号，那么每个英文字母前都必然有 3 个字节是 0，这对存储和传输来说都太浪费资源。

UTF-8 编码是在 Unicode 编码的基础上经过改进形成的，可以根据不同的语言和符号自动选择编码的长短。例如，英文字母只用 1 个字节就够了，每个汉字却需要用 3 个字节来表示。

1.4　计算机系统组成

一个完整的计算机系统由计算机硬件系统和计算机软件系统两部分组成。硬件系统是构成计算机系统的各种物理设备的总称，是机器的主体，又称为硬设备。软件系统是运行、管理和维护计算机的各类程序和文档的总和，它可以提高计算机的工作效率，扩大计算机的功能，所以，软件是计算机的灵魂。计算机系统组成如图 1-4-1 所示。

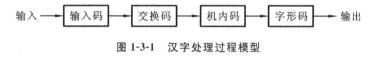

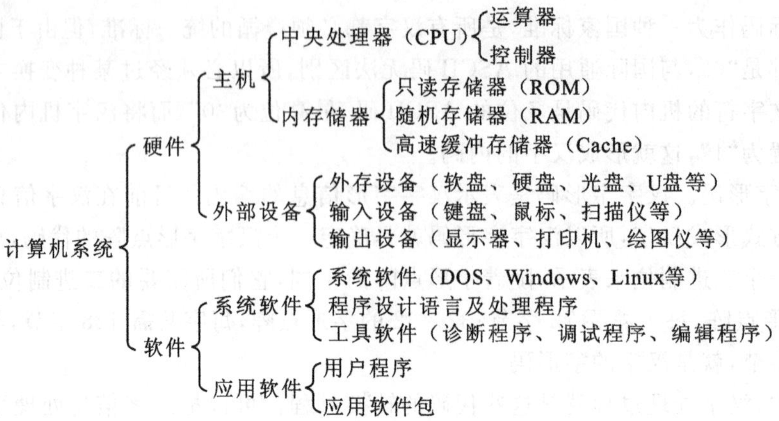

图 1-4-1 计算机系统组成

1.4.1 冯·诺依曼原理

美籍匈牙利科学家冯·诺依曼(John von Neumann)于 1946 年 6 月提出了一个“存储程序控制”的计算机工作原理,包含如下三个方面的内容。

(1)采用二进制数的形式表示数据和指令。

(2)将指令和数据按执行顺序都存放在存储器中。当执行程序和处理数据时必须将程序和数据从外存储器装入主存储器中,计算机在工作时从主存储器中取出指令并加以执行。

(3)计算机硬件系统由控制器、运算器、存储器、输入设备和输出设备五大部分组成,并规定了它们的基本功能。

其工作原理的核心是“存储程序”和“程序控制”,就是通常所说的“顺序存储程序”的概念。人们把按照这一原理设计的计算机称为“冯·诺依曼型计算机”。

冯·诺依曼提出的体系结构奠定了现代计算机结构理论,被誉为计算机发展史上的里程碑,直到现在,各类计算机仍没有完全突破冯·诺依曼结构的框架。

1.4.2 计算机的硬件系统

根据冯·诺依曼的思想,计算机的硬件系统主要由运算器、控制器、存储器、输入设备、输出设备五大基本部件组成。其工作流程如图 1-4-2 所示。由于运算器、控制器、内存储器三个部分是信息加工、处理的主要部件,合称为主机;而输入设备、输出设备及外存储器则合称为外部设备,简称外设。

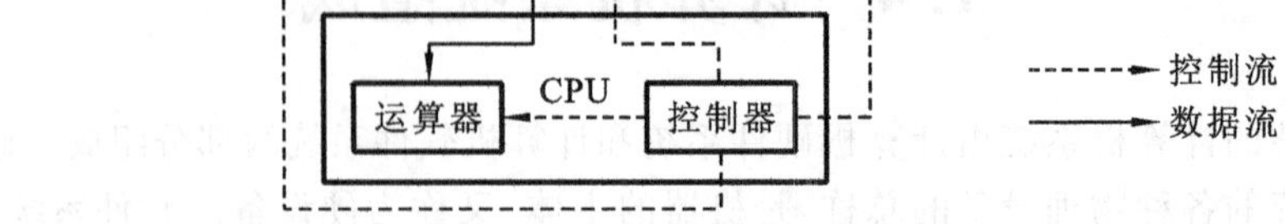

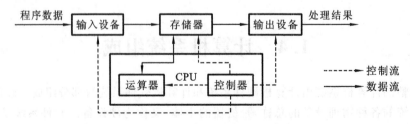

图 1-4-2 计算机硬件系统工作流程

一、中央处理器(Central Processing Unit,CPU)

控制器是计算机的指挥中心,负责从存储器中取指令,并对指令进行翻译,根据指令的要求,按时间的先后顺序,负责向其他各部件发出控制信号,保证各部件协调一致地工作。它主要包括指令寄存器、指令译码器、程序计数器、操作控制器等。

运算器(Arithmetic Unit)是计算机的核心部件,主要负责对信息或数据进行各种加工和处理。它的内部有一个算术逻辑单元(Arithmetic Logic Unit,ALU),在控制器的控制下与内存交换信息,并进行各种算术运算和逻辑运算。运算器还具有暂存运算结果的功能,由加法器、寄存器、累加器等逻辑电路组成。运算器的核心部分是加法器(Adder),由于四则运算"加、减、乘、除"等算法不归结为加法与移位操作,所以加法器的设计是算术逻辑线路设计的关键。

运算器和控制器合称为中央处理器。中央处理器是计算机的核心部分,通过它指挥全机各部件的协调动作。CPU 是计算机性能的主要标志。目前市面上主流的 CPU 主要有 Intel 和 AMD 两大品牌。

主频是 CPU 的主要性能指标,如 Intel Core i7 CPU(图 1-4-3)的主频是 3.5 GHz。

按其运算核心的多少,CPU 又可以分为单核、双核、三核和四核 CPU。一般来说,运算主频数值越大,运算核心越多,CPU 运算速度越快。

字长也是 CPU 的一个性能指标,目前 CPU 的字长主要有 8 位、16 位、32 位和 64 位。

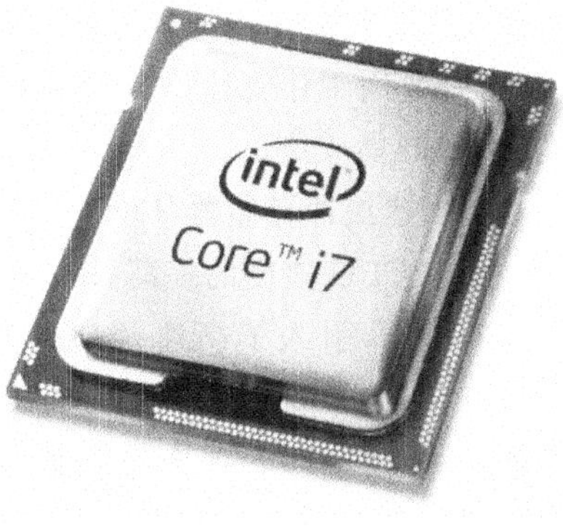

图 1-4-3　中央处理器

二、存储器

存储器(Memory Unit)是用来存放指令和数据的部件,是计算机各种信息的存储和交流中心。按照存储器在计算机中的作用,存储器可分为内存储器和外存储器。

(一)内存储器

内存储器(图 1-4-4)又分为随机存储器(Random Access Memory,RAM)、只读存储器(Read Only Memory,ROM)和高速缓冲存储器(Cache)。其中,RAM 中的信息在计算机断电后会立即消失,而存储在 ROM 中的信息可以永久保存。存储容量是存储器的主要性能指标,表示存储容量的主要单位有字节(Byte,1 字节相当于 8 个二进制位)、千字节(KB)、兆字节(MB)、吉字节(GB)、万亿字节(TB)等。它们之间的换算关系如下:

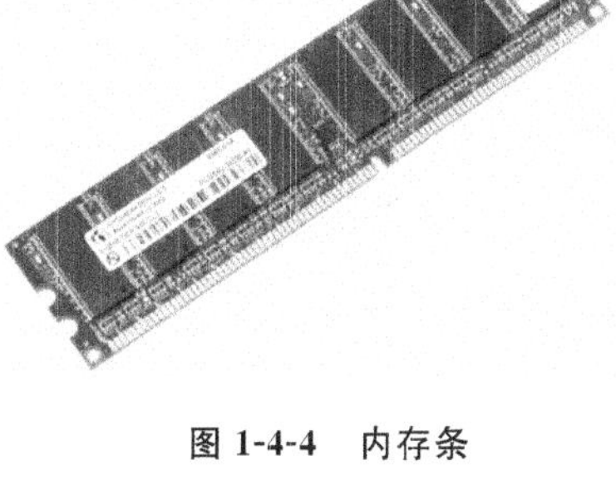

图 1-4-4　内存条

1 KB=1024 Byte

1 MB=1024 KB

1 GB=1024 MB

1 TB=1024 MB

但硬盘制造商习惯按下列关系计算:

1 KB=1000 Byte

1 MB=1000 KB

1 GB=1000 MB

1 TB=1000 MB

照此计算，标注 1TB 的硬盘实际只有 0.8TB 多的容量。

目前的内存一般使用半导体存储器，存取速度较外存快很多，但其容量小，大多在 256 MB 到 2 GB之间，而且随机存储器中的信息在计算机断电后会消失，因此不利于数据的保存。

1. 随机存储器(RAM)

随机存储器(Random Access Memory)存放的信息可读可写，主要用于存取系统运行时的程序和数据，当机器电源关闭时，存于其中的数据就会丢失。我们通常所说的电脑内存条(SIMM)就是指将 RAM 集成块集中在一起的一小块电路板。目前市场上常见的内存条容量有 1G、2G、4G 等。

2. 只读存储器(ROM)

ROM 表示只读存储器(Read Only Memory)，在制造 ROM 的时候，信息(数据或程序)就被存入并永久保存。这些信息只能读出，一般不能写入，即使机器掉电，这些数据也不会丢失。ROM 一般用于存放计算机的基本程序和数据，如 BIOS ROM。其物理外形一般是双列直插式(DIP)的集成块。

3. 高速缓冲存储器(Cache)

随着 CPU 速度的提高，RAM 的读/写速度相对较慢，为了解决内存速度与 CPU 速度不匹配的矛盾，引入了高速缓冲存储器(Cache)。Cache 又分为一级 Cache(L1Cache)和二级 Cache(L2Cache)、L1Cache 集成在 CPU 内部，L2Cache 可以焊在主板上，也可以集成在 CPU 内部。当 CPU 向内存中写入或读出数据时，这个数据也被存储进高速缓冲存储器中。当 CPU 再次需要这些数据时，CPU 就从高速缓冲存储器读取数据，而不是访问较慢的内存，当然，若需要的数据在 Cache 中没有，CPU 会再去读取内存中的数据。

(二)辅助存储器

辅助存储器又称为外存，是内存的补充和后援。它的存储容量大，是内存容量的数十倍或数百倍，可以存储 CPU 暂时不会用到的信息和数据。当 CPU 需要用到外存中的信息和数据时，数据将从外存读入内存，然后由 CPU 从内存中调用。因此，外存只同内存交换信息，而 CPU 则只和内存交换信息。

外存储器较内存最显著的特点是其断电后也可长久保存信息。目前，微机上常用的外存包括磁盘存储器、光盘存储器和 USB 闪存存储器等。

1. 软盘

软盘(图 1-4-5)直径为 3.5 英寸，容量为 1.44 MB。软盘上有写保护口，当写保护口处于

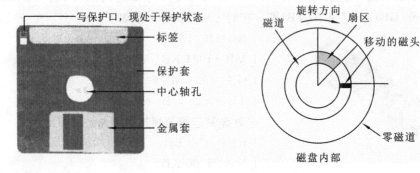

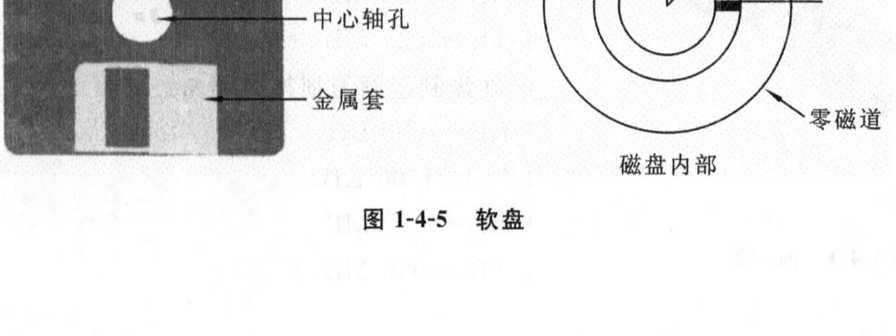

图 1-4-5　软盘

保护状态(即写保护口打开)时,只能读取盘中信息,而不能写入,用于防止擦除或重写数据,也能防止病毒侵入,现在已基本被淘汰。

2. 硬盘

硬盘(图 1-4-6)是微机上最重要的外存储器,分为固态硬盘(SSD)和机械硬盘(HDD)两种。SSD 采用闪存颗粒来存储数据,HDD 则采用磁性碟片来存储数据。HDD 由一个或者多个铝制或者玻璃制的碟片组成,这些碟片外覆盖有铁磁性材料,被永久性地密封固定在硬盘驱动器中。在向硬盘读取或写入数据时,碟片高速旋转,每个盘片的每一面都有一个读、写磁头,用于磁盘信息的读/写。绝大多数硬盘都是固定硬盘,硬盘是目前存取速度最快的外存。

3. 闪存

闪存(Flash Memory)(图 1-4-7)作为存储介质的半导体集成电路制成的电子盘已成为主流的可移动外存。电子盘又称"U 盘"或"优盘",相比 1.44 MB 容量的软盘,优盘具有极大的优势,具有容量大、防磁、防震、防潮的特点,其性能优良,大大加强了数据的安全性。优盘可重复使用,性能稳定,可反复擦写达 100 万次,数据至少可保存 10 年。

4. 光盘存储器

光盘存储器(图 1-4-8)是利用激光技术存储信息的装置。目前用于计算机系统的光盘可分为只读光盘(CD-ROM、DVD)、追记型光盘(CD-R、WORM)和可改写型光盘(CD-RW、MO)等。光盘存储介质具有价格低、保存时间长、存储量大等特点,已成为微机的标准配置。

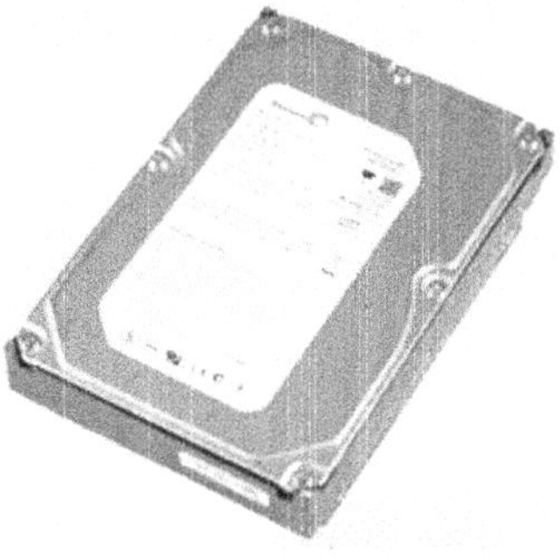

图 1-4-6　硬盘

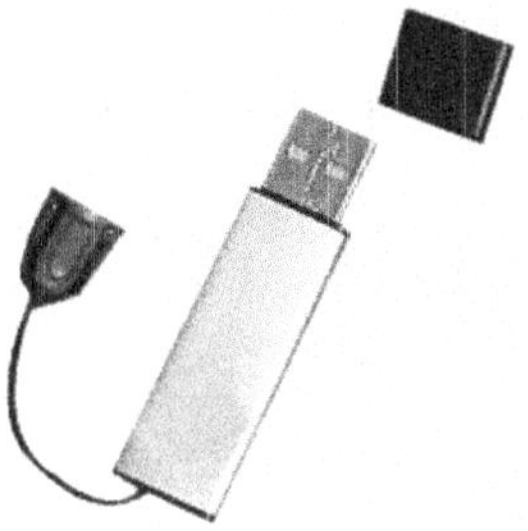

图 1-4-7　U 盘

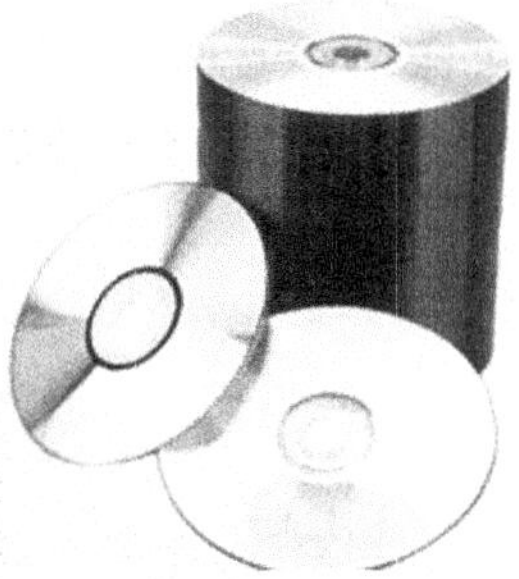

图 1-4-8　光盘

三、输入设备(Input Device)

计算机的输入设备是向计算机输入数据和信息的设备,是计算机与用户或其他设备通信的桥梁。输入设备是用户和计算机系统之间进行信息交换的主要装置之一。键盘、鼠标、摄像头、扫描仪、光笔、手写输入板、游戏杆及语音输入装置等都属于输入设备。输入设备也是人或外部与计算机进行交互的一种装置,用于把原始数据和处理这些数据的程序输入到计算机中。

现在的计算机能够接收各种各样的数据,既可以是数值型的数据,也可以是非数值型的数据,如图形、图像、声音等都可以通过不同类型的输入设备输入到计算机中,进行存储、处理和输出。计算机的输入设备按功能可分为下列几类。

◇ 字符输入设备:键盘。

◇ 光学阅读设备:光学标记阅读机、光学字符阅读机。

◇ 图形输入设备:鼠标器、操纵杆、光笔。

◇ 图像输入设备:摄像机、扫描仪、传真机。

◇ 模拟输入设备:语言模数转换识别系统。

(一)键盘(KeyBoard)

键盘是数字和字符的输入装置(图 1-4-9)。通过键盘,可以将信息输入到计算机的存储器中,从而向计算机发出命令。常用的键盘有 101 键、104 键和 108 键等,PC 一般使用 104 键盘。键位一般分为四个区,即打字键盘区、功能键区、数字小键盘区和编辑区。

◇ 打字键盘区:也称主键盘区或字符键区,与标准英文打字机键盘的排列相同,共有 61 个键,包括基本字符键和部分控制键。

◇ 功能键区:位于键盘上方,包括 F1～F12 键和 Esc 键、PrintScreen 键、ScrollLock 键、Pause/Break 键。它们在不同的软件中代表的功能不同。

◇ 数字小键盘区:位于键盘右部,共 17 个键,包括数字键、光标键和部分控制键。其中 Num Lock 键为数字锁定键,用于切换方向键与数字键的功能。

◇ 编辑区:位于主键盘区和小键盘区的中间,用于光标定位和编辑操作。

除了四个分区外,键盘右上方还有 3 个指示灯:CapsLock 指示灯、NumLock 指示灯和 ScrollLock 指示灯。当 CapsLock 键、Numlock 键和 ScrollLock 键按下时,就分别置亮或熄灭相应的指示灯。

(二)鼠标(Mouse)

鼠标是一种指点式输入设备,多用于 Windows 环境中,取代键盘的光标移动键,使定位更加方便和准确(图 1-4-10)。按照鼠标的工作原理可将其分为机械鼠标、光电鼠标和光电机械鼠标三种;按照鼠标与主机接口标准分为 PS/2 和 USB 接口两类。

鼠标的基本操作有四种:指向、单击、双击和拖动。

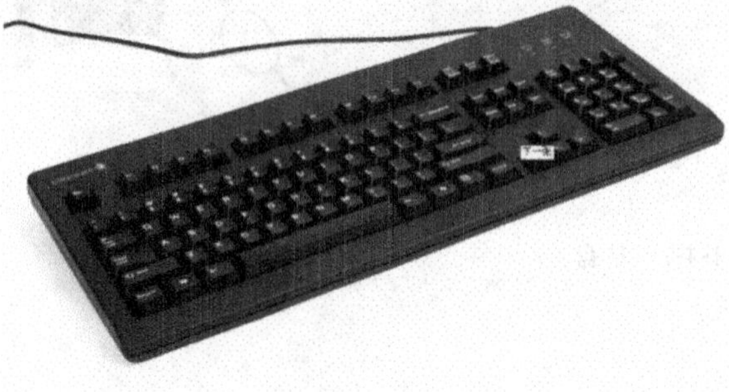

图 1-4-9 键盘

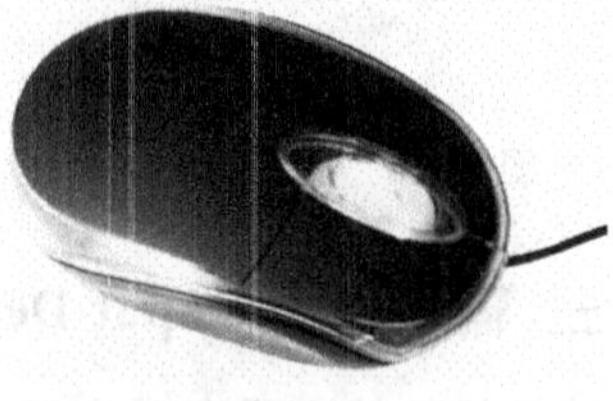

图 1-4-10 鼠标

(三)扫描仪(Scanner)

扫描仪(图 1-4-11)是图像信号输入设备。它对原稿进行光学扫描,然后将光学图像传送到光电转换器中转变成模拟电信号,再将模拟电信号转变成数字电信号,最后通过计算机接口送至计算机中。

扫描仪扫描图像的步骤:首先将扫描的原稿正面朝下铺在扫描仪的玻璃板上,原稿可以是文字稿件或者图纸照片;然后启动扫描仪驱动程序,安装在扫描仪内部的可移动光源开始扫描原稿。

在扫描仪获取图像的过程中,有两个元件起到关键作用。一个是 CCD,它将光信号转换

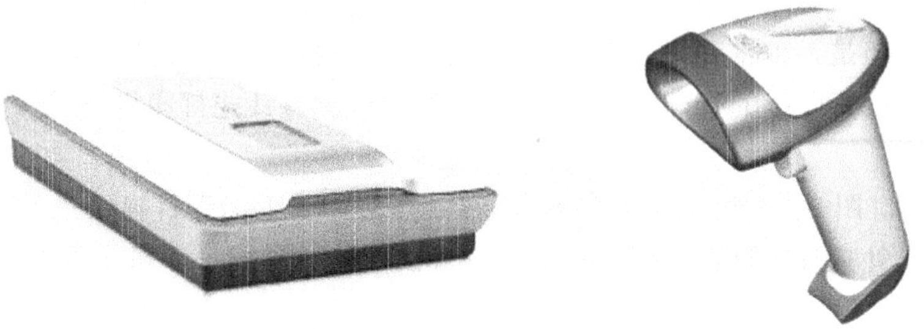

图 1-4-11　扫描仪

成电信号；另一个是 A/D 变换器，它将模拟电信号转变成数字电信号。这两个元件的性能直接影响扫描仪的整体性能指标，同时也关系到我们选购和使用扫描仪时如何正确理解和处理某些参数及设置。

四、输出设备

能将计算机内部处理后的信息传递出来的设备称为输出设备(Output Device)。常见的输出设备可以是打印机、显示器、绘图仪、软磁盘、光盘等。它们的工作原理与输入设备正好相反，是将计算机中的二进制信息转换为相应的电信号，以十进制或其他形式记录在媒介上。许多设备既可以作为输入设备，又可以作为输出设备，如软磁盘、U 盘等。

(一)显示器

显示器(Monitor)是微机系统中最基本的、必不可少的输出设备，是人机对话的主要工具。显示器按显示原理可分为阴极射线管(CRT)显示器(图 1-4-12)和液晶(LCD)显示器(图 1-4-13)。阴极射线管显示器里面有一个显像管，显像管的荧光屏上涂有一层薄薄的发光涂层，电子枪发射的电子轰击荧光涂层，产生光信号，通过控制电子束就可以在屏幕上显示出不同的图像。液晶显示器是利用液晶的物理特性，通电时排列变得有秩序，使光线容易通过，不通电流时排列变得无序，阻止光线通过，通过与不通过的组合可以在屏幕上显示出图像来。随着技术的不断更新，现在市场上又出现了 3D 立体显示器。

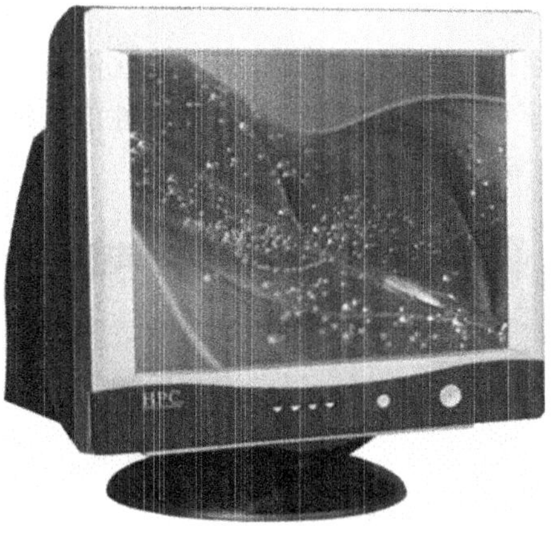

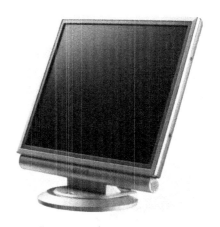

图 1-4-12　阴极射线管(CRT)显示器

图 1-4-13　液晶(LCD)显示器

（二）打印机

打印机（Printer）是一种常用的输出设备，用于把计算机处理的结果（如文章、表格等）通过纸张打印出来。按打印机的打印方式来分，常用的打印机有针式打印机、喷墨打印机和激光打印机三种类型。

◇ 针式打印机（图 1-4-14）：针式打印机在打印时，打印头上的钢针撞击色带，将字印在打印纸上。所谓××针式打印机就是打印头上有××根钢针。针式打印机常见的有 16 针和 24 针的针式打印机。

◇ 喷墨打印机（图 1-4-15）：喷墨打印机在工作时，打印机的喷头喷出墨汁，将字印在打印纸上。由于喷墨打印机是非击打式的，所以工作时噪声较小，打印速度较快，印字质量较高，可以很轻松地输出彩色文档。其缺点是墨水消耗比较大，日常费用较高。

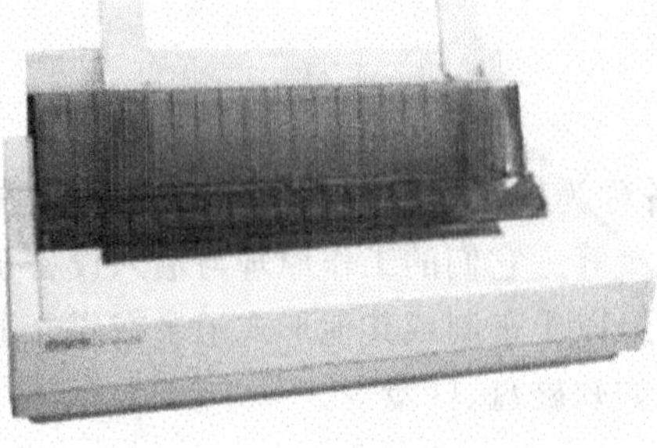
图 1-4-14　针式打印机

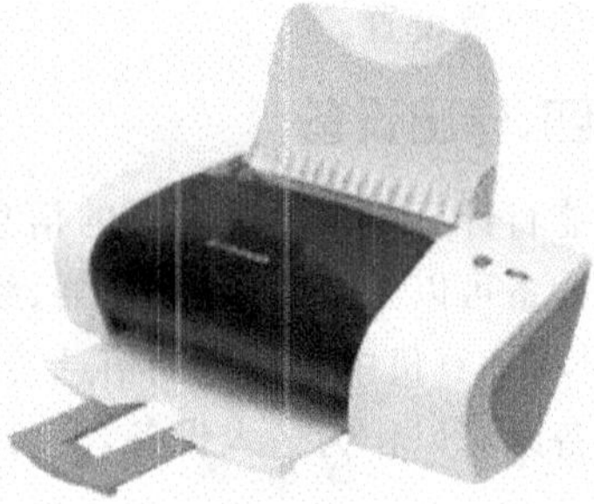
图 1-4-15　喷墨打印机

◇ 激光打印机（图 1-4-16）：激光打印机脱胎于 20 世纪 80 年代末的激光照排技术，流行于 90 年代中期。它是将激光扫描技术和电子照相技术相结合的打印输出设备。其基本工作原理是由计算机传来的二进制数据信息，通过视频控制器转换成视频信号，再由视频接口/控制系统把视频信号转换为激光驱动信号，然后由激光扫描系统产生载有字符信息的激光束，最后由电子照相系统使激光束成像并转印到纸上。激光打印机打印噪声低、效果好、速度快，是目前最好的打印机，但是价格高，比较适合办公环境使用。

（三）绘图仪

绘图仪（Plotter）（图 1-4-17）是一种输出图形的硬拷贝设备。绘图仪在绘图软件的支持下可绘制出复杂、精确的图形，是各种计算机辅助设计不可缺少的工具。绘图仪的性能指标主要有绘图笔数、图纸尺寸、分辨率、接口形式及绘图语言等。

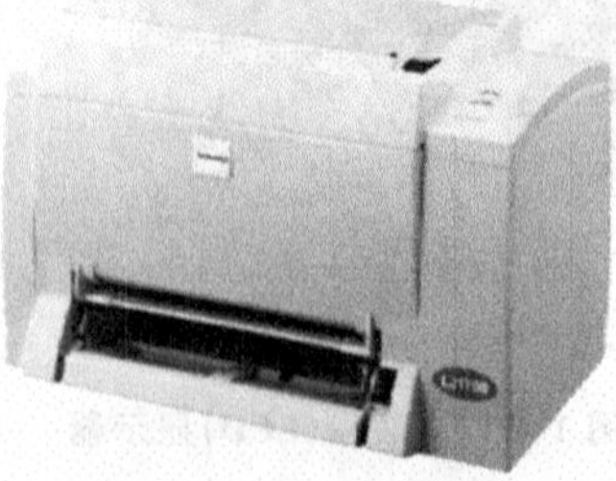
图 1-4-16　激光打印机

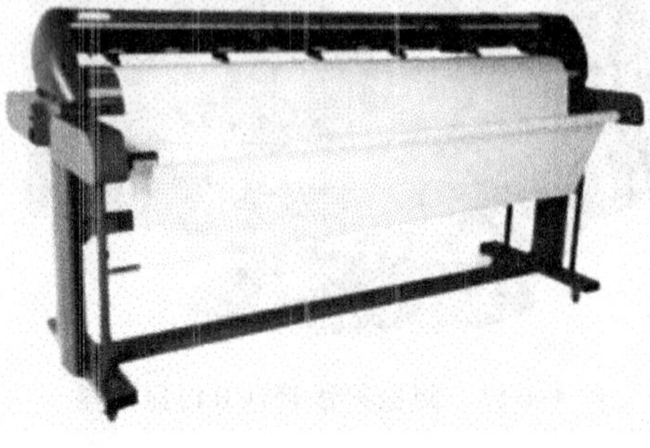
图 1-4-17　绘图仪

1.4.3 计算机的软件系统

计算机软件是指在计算机硬件上运行的各种程序及有关文档资料的总称。软件的作用在于对计算机硬件资源的有效控制与管理，提高计算机资源的使用效率，协调计算机各组成部分的工作，并在硬件提供的基本功能的基础上，扩大计算机的功能，提高计算机实现和运行各类应用任务的能力；同时向用户提供尽可能方便、灵活的计算机操作使用界面和诊断等所需要的工具等。

计算机的软件系统包括系统软件和应用软件。系统软件一般由计算机厂商提供，应用软件是为解决某一问题而由用户或软件公司开发的。

(1)系统软件。系统软件是指管理、监控和维护计算机资源(包括硬件及软件)的软件，它主要包括操作系统、各种程序设计语言及处理程序与各种工具软件等。

①操作系统：操作系统(Operating System，OS)是控制和管理计算机硬件和软件资源、合理地组织计算机工作并方便用户充分且有效地使用计算机资源的程序集合。操作系统是系统软件的"核心"，是用户与计算机之间的接口，也是其他系统软件和应用软件能够在计算机上运行的基础。

目前，计算机上常用的操作系统有 DOS、Windows、Unix、Linux 等，其中基于图形界面、多任务的 Windows 操作系统使用最为广泛。

②程序设计语言及处理程序：人们要利用计算机解决实际问题，一般先要编写程序。程序设计语言就是用来编写程序的语言，它是人与计算机之间交换信息的工具。程序设计语言一般分为机器语言、汇编语言和高级语言三大类。

③工具软件：工具软件又称服务软件，它是开发和研制各种软件的工具，常见的工具软件有诊断程序、调试程序、编辑程序等。这些工具软件为用户编制计算机程序及使用计算机提供了方便。

◇ 诊断程序：诊断程序是面向计算机维护的一种软件，功能是诊断计算机各部件能否正常工作。例如，对微机加电后，一般都先运行 ROM 中的一段自检程序，以检查计算机系统是否能正常工作。这段自检程序就是一种最简单的诊断程序。

◇ 调试程序：调试程序是程序开发者的重要工具，用于对程序尤其对大型程序进行调试。例如，DEBUG 就是一般 PC 系统中常用的一种调试程序。

◇ 编辑程序：编辑程序是计算机系统中不可缺少的一种工具软件，主要用于输入、修改、编辑程序或数据。

(2)应用软件。应用软件是指专门为解决某个应用领域内的具体问题而编制的软件，由于计算机的应用几乎已渗透到了各个领域，所以应用程序也是多种多样的。

常用的应用软件有以下几种：

①各种信息管理软件；

②各种文字处理软件；

③各种计算机辅助设计软件和辅助教学软件；

④实时控制软件；

⑤各种软件包，如数值计算程序库、图形软件包等。

总之，计算机是一个由计算机硬件和计算机软件构成的完整系统，其中硬件包括主机和外部设备等，软件可分为系统软件和应用软件两大类。

1.5 微型计算机

1.5.1 微型计算机的硬件组成

微型计算机又称为PC(Personal Computer,个人计算机),简称为微机,是大规模集成电路技术与计算机技术相结合的产物。从外观上看,微机主要由主机、显示器、键盘和鼠标等组成,有时根据需要还可以增加打印机、扫描仪、音箱等外部设备。主机主要是由总线、主板、中央处理器、内存储器、高速缓存、外存储器、输入/输出接口、输入/输出设备、机箱等组成。

1. 总线

总线是微型机中各硬件组成部件之间传递信息的公共通道,是连接各硬件模块的纽带。

总线分为内部总线和外部总线。内部总线是指在CPU内部的寄存器之间和算术逻辑部件(ALU)与控制部件之间传输数据的通路;外部总线是指CPU与内存和输入/输出设备接口之间进行通信的通路。通常所说的总线一般指外部总线。外部总线分为数据总线(Data Bus,DB)、地址总线(Address Bus,AB)和控制总线(Control Bus,CB)。

数据总线用来传输数据。数据总线是双向的,既可以从CPU传送到其他部件,也可以从其他部件传输到CPU。数据总线的位数,也称宽度,与CPU的位数相对应。

地址总线用来传递由CPU送出的地址信息,与数据总线不同,地址总线是单向的。地址总线的位数决定了CPU可以直接寻址的内存范围。

控制总线用来传输控制信号,其中包括CPU送往存储器或输入/输出接口电路的控制信号,如读信号、写信号和中断响应信号等;还包括系统其他部件送到CPU的信号,如时钟信号、中断请求信号和准备就绪信号等。

2. 主板

计算机主板又称为系统板或母板,它位于主机箱的底部(卧式机箱)或侧面(立式机箱),是计算机的关键部件。主板是一块多层印制电路板,外层有两层印制电路,内层有印刷电源和地线。主板插有微处理器(CPU),它是微型机的核心部分。还有6～8个长条形插槽,用于插显示卡、声卡、网卡(或内置modem)等各种选件卡;还有用于插内存条的插槽及其他接口等。主机性能的好坏对微型机的总体指标将产生举足轻重的影响。

3. 中央处理器

中央处理器(Central Processing Unit,CPU)是微机硬件系统的核心,一般由高速电子线路组成。主要包括运算器和控制器及寄存器组,有的还包括高速缓冲存储器。它们集成在一块芯片上,称为微处理器。

由于CPU在微机中的关键作用,人们往往将CPU的型号作为衡量和购买机器的标准,如586、P4、赛扬等微处理器都成为机器的代名词。

决定微处理器性能的指标很多,其中主要是字长和主频。字长是指微处理器一次可处理的数据位数,微处理器的字长越长,寻址能力就越强,运算速度就越快,数据处理能力也就越强。

目前微处理器的字长已为64位。主频是指微处理器的时钟频率,主频越高,运算速度越快。美国Intel公司生产的Pentium 4的CPU主频可达3.0 GHz。

4. 内存储器

内存储器是微型计算机存储各种信息的部件。内存按其基本功能和性能，可分为只读存储器(ROM)和随机存储器(RAM)，但一般所说的内存容量则是指 RAM，不包括 ROM 在内。

5. 高速缓存

高速缓存(Cache)逻辑上位于 CPU 和内存之间，为内存与 CPU 交换数据提供缓冲区。Cache 与 CPU 之间的数据交换速度比内存与 CPU 之间的数据交换速度快得多。随着微型计算机的 CPU 处理速度越来越快，CPU 对内存的数据存取速度的要求也越来越高。为了解决内存与 CPU 速度的不匹配问题，在 CPU 与内存之间增加了 Cache。Cache 分为一级 Cache 和二级 Cache。

CPU 读/写程序和数据时先访问 Cache，若 Cache 中没有所需数据时，CPU 一边直接访问内存，一边将内存中当前或将来需要的数据调入 Cache 中。这样提高了 CPU 与内存的交换速度，但存储器的管理要复杂得多。

6. 外存储器

外存储器可用来长期存放程序和数据。外存不能被 CPU 直接访问，其中保存的信息必须调入内存后才能被 CPU 使用。微型计算机的外存相对于内存来讲大得多，一般指软盘、硬盘、光盘和 USB 闪存等。

(1)软盘存储器。由软盘、软盘驱动器(简称软驱)和软盘控制适配器(或软盘驱动卡)三部分组成，软盘是存储介质，只有插入软驱中且在软盘驱动卡的控制下才能完成工作。

台式机和笔记本的软驱是 3.5 英寸薄型高密驱动器，适用于存储量为 1.44 MB 的 3.5 英寸高密软盘。这是 20 世纪 90 年代微机软驱的主流产品。现逐渐被淘汰。

(2)硬盘存储器。硬磁盘由硬质合金材料构成的多张盘片组成，硬磁盘与硬盘驱动器作为一个整体被密封在一个金属盒内，合称为硬盘，硬盘通常固定在主机箱内。与软盘相比，硬盘具有使用寿命长、容量大、存取速度快等优点，防潮、防腐、防霉、防尘性能好，如果使用得当，硬盘上的数据可保存数年之久。

应用最广的小型温式(温彻斯特式)硬磁盘机，是在一个轴上平行安装若干个圆形磁盘片，它们同轴旋转。每片磁盘的表面都装有一个读写头，在控制器的统一控制下沿着磁盘表面径向同步移动，于是几层盘片上具有相同半径的磁道可以看成是一个圆柱，每个圆柱称为一个柱面(Cylinder)。硬盘容量的计算公式为：

$$硬盘容量=每扇区字节数(512)\times 磁头数\times 柱面数\times 每磁道扇区数$$

除了存储容量，硬盘的另一个主要性能指标是存取速度。影响存取速度的因素有盘片旋转速度、数据传输率、平均寻道时间等。目前微型机硬盘盘片的转速达 7200 r/min，存储容量可达 120 GB。

(3)光盘存储器。光盘存储器由光盘和光盘驱动器组成，光盘驱动器使用激光技术实现对光盘信息的读出和写入。

光盘的特点有以下几个。

①存储容量大。多数普通的 CD-ROM 盘片容量达 650 MB，还有的达到 700 MB、800 MB、900 MB。DVD 光盘有单面单层、单面双层、双面单层和双面双层四种结构。其中一张 DVD-ROM 的单面单层盘片容量达 4.7 GB，单面双层或双面单层的 DVD-ROM 盘片容量达 9.4 GB，双面双层的 DVD 盘片容量达 17 GB，“蓝光盘(使用蓝色激光代替普遍使用的红色激光)”的数据存储量达 27 GB。

②读取速度快。早期光驱的数据传输速率为 150 KB/s,这个速率被称为单倍速,以后速率都以它的倍数提高,于是就以倍速来代称光驱的数据传输速率。如 300 KB/s 称为 2 倍速,1500 KB/s 称为 10 倍速。现在的光驱数据传输速率已达到 56 倍速甚至更高。

③可靠性高。信息保留寿命长,可用做文献档案、图书管理和多媒体等方面的应用。

④价位低。

⑤携带方便。

光盘按性能可分为只读型、可写入一次型和可重写型三种类型。

◇ 只读型光盘,又称 CD-ROM。

◇ 可写入一次型光盘,又称 WORM 或简称 WO 光盘。

◇ 可重写型光盘。

(4)移动式存储器。为适应移动办公存储大容量数据的需要,新型的、可移动的外部存储器已广泛使用,如可移动硬盘、U 盘等。

◇ 可移动硬盘:传统概念上的硬盘是与机箱固定在一起的,作为计算机的一个组成部分而存在。随着计算机技术的发展,采用 USB 接口的移动硬盘应运而生,并且以其超强抗震、热拔插、无外接电源、支持多种操作系统等诸多优势,随着价格的下降开始流行。其速度达到普通软盘的 20 多倍,容量也相当于 6～800 张软盘容量,并且在安全性方面更是超过了易坏的软盘。

◇ U 盘:也称优盘。移动硬盘的存储介质还是采用原始的计算机硬盘,只不过把台式机的硬盘换成笔记本上的硬盘。U 盘是一种基于闪存介质和 USB 接口的移动存储设备,其优点有:①无需驱动器和额外电源,只需从其采用的标准 USB 接口总线取电,可热拔插,真正即插即用;②通用性高、容量大、读写速度快;③抗震防潮、耐高低温、带写保护开关(防病毒)、安全可靠,可反复使用 10 年;④体积小(与一般的打火机差不多)、轻巧别致、美观时尚、便于携带。

U 盘在 Windows ME/2000/XP、Mac OS 9. x/M OS X、Linux Kernel 2. 4 下均不需要驱动程序,可直接使用。

7. 输入/输出接口

输入/输出接口是微型机中 CPU 和外部设备之间的连接通道。具有数据缓冲及转换,设备选择和寻址,联络、解释并执行 CPU 命令,中断管理,错误检测等功能。

微型机的输入/输出接口一般采用大规模、超大规模集成电路技术,以电路板的形式插在主机板的扩展槽内,常称为适配器或"卡",如显示卡、声卡等。

8. 输入设备

微型计算机常用的输入设备有键盘、鼠标、扫描仪、数码相机及数码摄像机等。

(1)键盘。键盘是向计算机发布命令和输入数据的重要输入设备。在微机中,它是必备的标准输入设备。

(2)鼠标。鼠标是一种指点式输入设备。其作用是代替光标移动键,能够进行光标定位操作和替代回车键操作。在各种软件支持下,通过鼠标上的按钮可完成各种特定的功能,鼠标已经成为微机上普遍配置的输入设备。

鼠标按其结构分为机械式鼠标和光电式鼠标。

(3)扫描仪。扫描仪是文字和图片输入的主要设备之一。依靠光学扫描机构和有关的软件把大量的文字或图片信息扫描到计算机中,以便对这些信息进行识别、编辑、显示和打印处理。

(4)数码相机与数码摄像机。数码相机即 DC,是用来拍摄单张静态照片的;数码摄像机即 DV,是用来拍摄动态视频图像的。DC、DV 各有各的用途,侧重点不同。但随着两类产品的发展,目前有一种趋势,就是 DC 的动态摄录功能越来越强,DV 中也出现了可以拍摄 200 万、300 万像素甚至更高精度静态照片的机型。

9. 输出设备

输出设备的主要作用是把计算机处理的数据、计算结果等内部信息转换成人们习惯接受的信息形式(如字符、图像、表格、声音等)输出。常见的输出设备有显示器、打印机、绘图仪等。

(1)显示器。显示器通过显示卡接到系统总线上,两者一起构成显示系统。显示器是微型计算机最重要的输出设备,是"人机对话"不可缺少的工具。

显示器的种类很多,按所采用的显示器件分类,有阴极射线管(Cathode Ray Tube,CRT)显示器、液晶显示器(Liquid Crystal Display,LCD)等。

(2)打印机。打印机也是计算机系统最常用的输出设备。显示器上显示的内容只能当时查看,不能保存。为了便于用户查看与修改,将计算机输出的内容留下书面记录以便保存,就需要用打印机打印输出。根据打印机的工作原理,可以将打印机分为三类:针式打印机、喷墨打印机和激光打印机。

(3)绘图仪。绘图仪是一种常用的图形输出设备。通过专用的绘图软件,用户的绘图要求变为对绘图仪的操作指令。常见的绘图仪有两种类型,即平板型和滚筒型。

10. 机箱

计算机机箱有卧式和立式两种。在机箱的后部有一个全封闭式的标准化电源。机箱面板上通常有电源开关(POWER)、复位键(RESET)、电源指示灯和硬盘工作指示灯。

1.5.2　微机主要技术指标及配置

微型计算机功能的强弱或性能的好坏,不是由某项指标来决定的,而是由它的系统结钩、指令系统、硬件组成、软件配置等多方面的因素综合决定的。对于大多数普通用户来说,可通过主要指标来评价计算机的性能。

1. 运算速度

运算速度是衡量 CPU 工作快慢的指标,通常以每秒完成多少次运算来衡量,如每秒百万条指令数(MIPS)。运算速度指标不但与 CPU 的主频有关,还与内存、硬盘等工作速度及字长有关。

2. 字长

字长是指参与一次运算的数的位数,字长主要影响计算机精度和运算速度。目前计算机字长一般为 32 位或 64 位。

3. 主存容量

主存容量是衡量计算机存储能力的指标。容量越大,能存入的字数越多,能直接存储的程序越长,计算机计算的能力和规模也就越强。

4. 输入/输出数据传输率

输入/输出数据传输率决定了主机与外设交换数据的速度。通常这是妨碍整机速度提高的瓶颈。所以提高输入/输出数据传输率可以显著提升计算机系统的整体速度。

5. 可靠性

可靠性是指计算机连续无故障运行时间的长短。可靠性越好，表示无故障运行时间越长。

6. 兼容性

在系列机中，高档机能向下兼容低档机运行的大部分软件，但这也不是绝对的。

7. 微机的配置

当前比较流行的微型机配置有以下几种。

◇ 处理器类型：INTEL 或 AMD。

◇ 处理器频率：3.0 GHz 以上。

◇ 内存大小：2 GB 以上。

◇ 硬盘容量：500 GB 以上。

◇ 光驱：DVD 光驱。

◇ 显示器：19 英寸宽屏液晶。

◇ 打印机：激光打印机。

第2章

Windows 7 操作系统

本章将介绍 Windows 7 操作系统的基本操作和使用技巧。Windows 7 操作系统(以下简称 Windows 7)是微软公司推出的计算机操作系统，Windows 7 包含 6 个版本，分别为 Windows 7 Starter(初级版)、Windows 7 Home Basic(家庭普通版)、Windows 7 Home Premium(家庭高级版)、Windows 7 Professional(专业版)、Windows 7 Enterprise(企业版)及 Windows 7 Ultimate(旗舰版)。Windows 7 传承了 Windows Vista 及 Windows XP 的优秀特性，并在其基础上进行全面的更新与调整，以支持更多的应用程序和硬件。Windows 7 是一个集办公、管理、娱乐和安全于一体的操作系统，其灵活的操作界面、高效的搜索和帮助功能、安全的网络连接、方便易用的 IE 浏览器、完善的 Windows 图片处理功能、智能快捷的备份和还原中心、可靠的系统安全特性、便捷的共享及移动 PC 功能使它成为用户的首选。

本章主要内容包括 Windows 7 的启动与退出，开始菜单、窗口、任务栏的操作，个性化系统环境，附件工具，使用资源管理器进行文件与文件夹的选择、复制、删除、移动、搜索、隐藏操作等。

2.1 管理文件和文件夹

2.1.1 基本操作

一、Windows 7 的启动与退出

(一)启动 Windows 7

启动 Windows 7 的操作步骤如下。

第一步：打开显示器(外设)的电源开关。

第二步：按下主机的电源开关，等待系统自动启动，若用户安装了多个操作系统且默认启动的操作系统不是 Windows 7 时，需要在启动项中选择 Windows 7。

第三步：显示器上将显示开机信息，并完成自检，如果安装时设置了多个帐户，按照提示选择相应的帐户并输入密码。

第四步：用户输入密码后，按回车键，系统即可自动登录，进入 Windows 7 操作系统桌面，如图 2-1-1 所示。

第一次按下计算机主机箱上的电源按钮启动计算机称为冷启动；由于死机按下主机箱上的 Reset 按钮启动计算机称为复位启动；使用“Ctrl + Alt + Del”组合键启动计算机称为热启动。

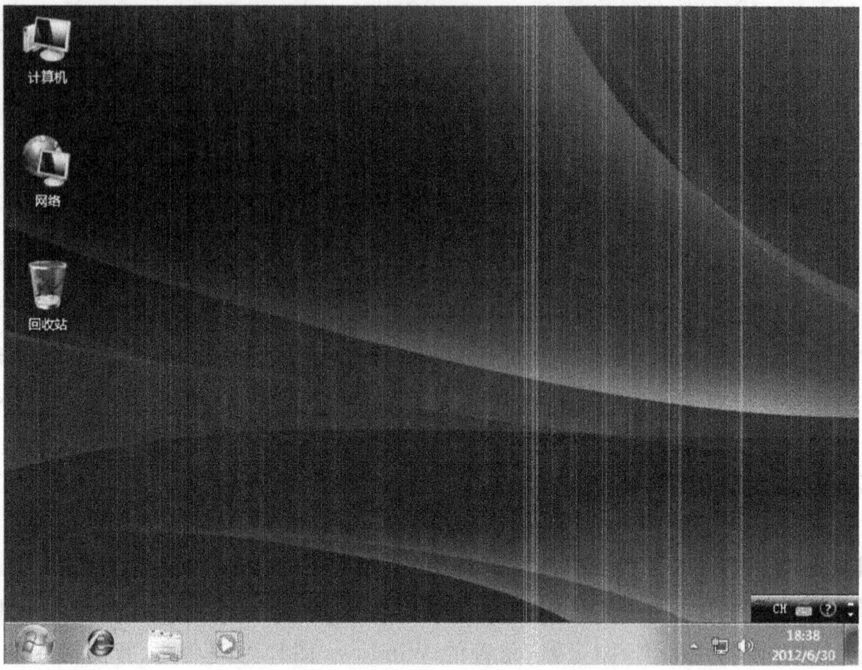

图 2-1-1　Windows 7 操作系统桌面

技能拓展

解决计算机死机的问题，操作方法如下。

使用“Ctrl＋Alt＋Del”组合键启动任务管理器（或使用“Ctrl＋Shift＋Esc”组合键），选择停止响应的程序或进程，单击“结束任务”按钮即可结束没有响应的程序，如图 2-1-2 所示。

如果任务管理器都无法启动，则应按下主机上的 Reset 按钮复位启动。

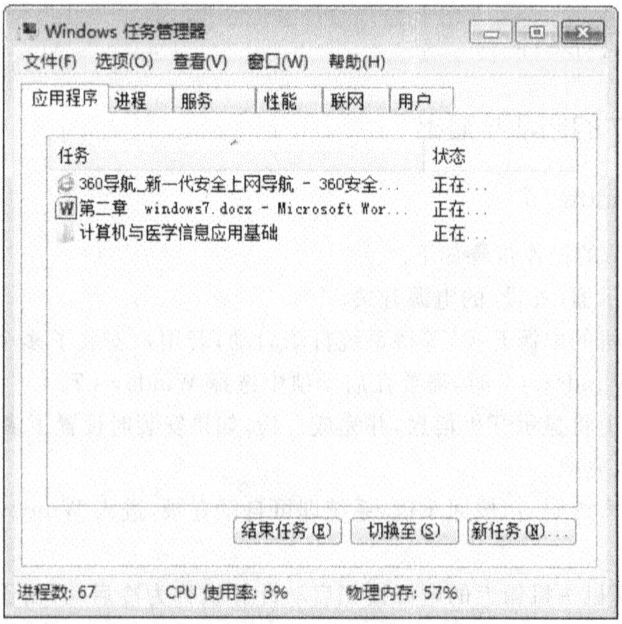

图 2-1-2　“Windows 7 任务管理器”对话框

(二)退出 Windows 7

退出 Windows 7 的操作步骤如下。

第一步:在退出 Windows 7 操作系统前,要关闭所有打开的窗口及正在运行的程序。

第二步:单击“开始”菜单中的“关机”按钮,或使用“Alt+F4”组合键,如图 2-1-3 所示。

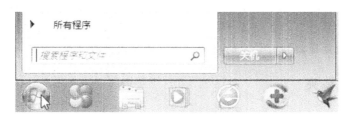

图 2-1-3 单击“关机”按钮

第三步:数秒后,Windows 7 操作系统退出,计算机电源关闭,指示灯熄灭。

第四步:关闭显示器(外设)电源。

与其他版本 Windows 操作系统不同的是,Windows 7 的“关机”按钮右边有一个小三角按钮,单击该按钮将弹出一组菜单命令(图 2-1-4),包括切换用户、注销、锁定、重新启动、睡眠和休眠,下面分别介绍其功能。

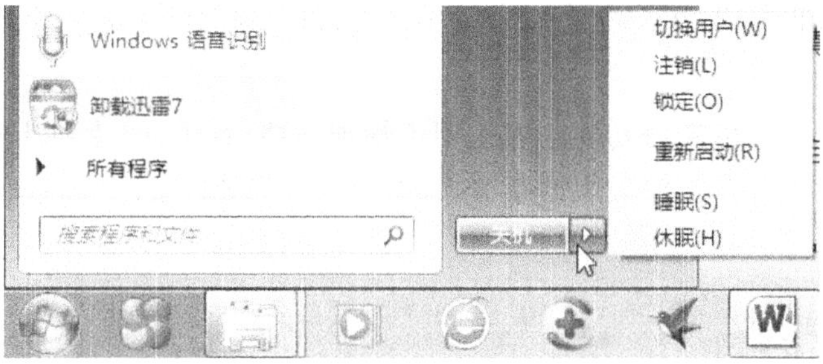

图 2-1-4 Windows 7“关机”菜单项

1. 切换用户

系统将切换到用户帐户界面,此时可切换到其他用户。

2. 注销

计算机注销后,正在使用的所有程序都会关闭,但计算机不会关闭。注销适用于多个用户共用同一台计算机。

3. 锁定

计算机锁定后,已打开的程序依然在运行,适用于当前用户有事离开却又不愿意其他人使用计算机的情况。

4. 重新启动

此选项将关闭并重新启动计算机。

5. 睡眠

系统进入睡眠状态,是一种节能状态,再次开始工作时,可使计算机快速恢复全功率工作(通常在几秒钟之内)。让计算机进入睡眠状态就像暂停 DVD 播放机一样,计算机会立即停止工作,并做好继续工作的准备。

6. 休眠

休眠是一种主要为便携式计算机设计的电源节能状态。睡眠通常会将工作和设置保存在内存中并消耗少量的电量，而休眠则将打开的文档和程序保存到硬盘中，然后关闭计算机。

技能拓展

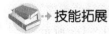

在 Windows 7 中，电源按钮可以由用户根据需要进行设置，具体操作如下。

右击"开始"→"属性"→"开始菜单"→"电源按钮操作"，用户可以选择在按计算机机箱(或便携式计算机边缘)电源按钮时发生的操作。计算机可以进行关闭、睡眠、休眠等操作。

二、文件和文件夹

(一)概念

1. 文件

文件是操作系统存取磁盘的基本单位，可以存放文本、图像和数值数据等信息，是磁盘上存储信息的一个集合。每个文件都有一个唯一的名字，称为文件名，操作系统正是通过文件名对文件进行管理。

2. 文件夹

为了便于管理计算机中的文件，用户需要将文件分门别类保存在不同的逻辑组中，这些逻辑组就是文件夹，文件夹也称为目录。文件夹除了包含各种文件外，还可以包含下一级文件夹。

3. 库

库是 Windows 7 中的新增功能。库是用于管理文档、音乐、图片和其他文件的位置，如图 2-1-5 所示。可以使用与在文件夹中浏览文件相同的方式浏览文件，也可以查看按属性(如日

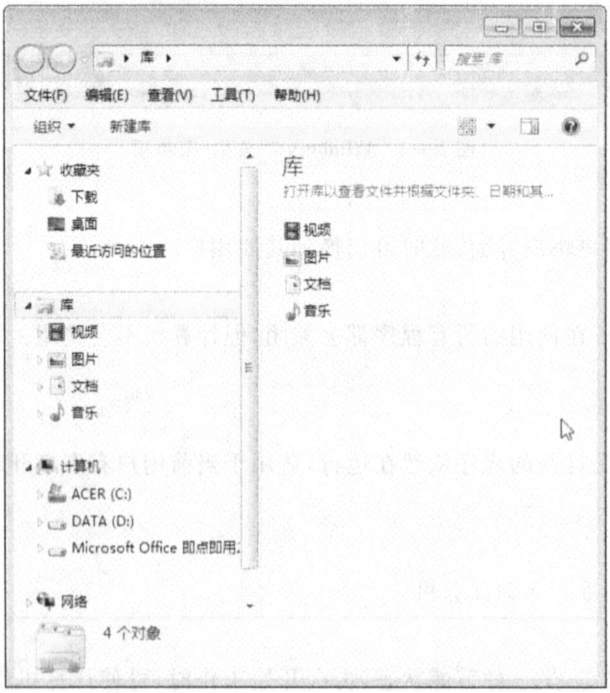

图 2-1-5　Windows 7 的库

期、类型和作者)排列的文件。Windows 7 有四个默认库:文档、音乐、图片和视频。通常也可以新建库、删除库。如果删除库,则会将库自身移动到"回收站",在该库中访问的文件和文件夹存储在其他位置,因此不会删除。但是,如果从库中删除文件或文件夹,会同时从原始位置将其删除。

在某些方面,库类似于文件夹。例如,打开库时将看到一个或多个文件。但与文件夹不同的是,库可以收集存储在多个位置中的文件。这是一个细微但重要的差异。库实际上不存储项目,它们监视包含项目的文件夹,并允许以不同的方式访问和排列这些项目。例如,如果在硬盘和外部驱动器的文件夹中有音乐文件,则可以使用音乐库同时访问所有音乐文件。

4. 文件(文件夹)的命名规则

文件(文件夹)的名称,包括主文件名和扩展名两部分,主文件名可使用英文或汉字,扩展名表示这个文件的类型。

◇ 主文件名最多使用 255 个英文字符或 127 个汉字。

◇ 文件(文件夹)名不能含有以下符号:\、/、|、<、>、:、"、?、* 。

◇ 在同一个文件夹中不允许有名字相同的文件或文件夹。

◇ 不能利用大小写来区分文件名,例如,SXYZ. doc 和 SXyz. doc 表示的是同一个文件。

5. 文件类型

文件的扩展名表示文件的类型。不同类型的文件在 Windows 7 中对应不同的文件图标。大多数的文件在存盘时,应用程序都会自动给文件加上默认的扩展名。表 2-1-1 中列出了常见的文件扩展名及文件类型。

表 2-1-1 常见的文件扩展名及文件类型

扩 展 名	文 件 类 型	扩 展 名	文 件 类 型
. avi	影像文件	. jpg	常用的图形文件
. bmp	位图文件	. mdb/. accdb	Access 数据库文件
. com/. exe	可执行文件	. txt	文本文件
. doc/. docx	Word 文字处理文件	. wav	波形文件
. xls/. xlsx	Excel 电子表格文件	. htm	超文本文件
. ppt/. pptx	PowerPoint 演示文稿文件	. zip/. rar	压缩文件

三、文件或文件夹的基本操作

1. 选择文件或文件夹

在 Windows 7 中,对文件或文件夹的操作,遵循先选择后操作的原则。

◇ 选择单个文件或文件夹:单击目标文件或文件夹。

◇ 选择多个非连续的文件或文件夹:按住 Ctrl 键,分别单击需要选择的文件或文件夹,如图 2-1-6 所示。

◇ 选择多个连续对象:单击选择第一个文件或文件夹,然后按住 Shift 键的同时单击最后一个文件或文件夹,如图 2-1-7 所示。

◇ 全部选择:单击"编辑"→"全选",或按组合键"Ctrl+A"。

◇ 使用复选框方式选择：在资源管理器中，单击“工具”→“文件夹选项”→“查看”→“使用复选框以选择项”命令，如图 2-1-8 所示，单击“确定”按钮即可。打开任意一个资源管理器窗口，用鼠标选取多个文件，此时即可发现在该文件最前端多出一个复选框，如图 2-1-9 所示。

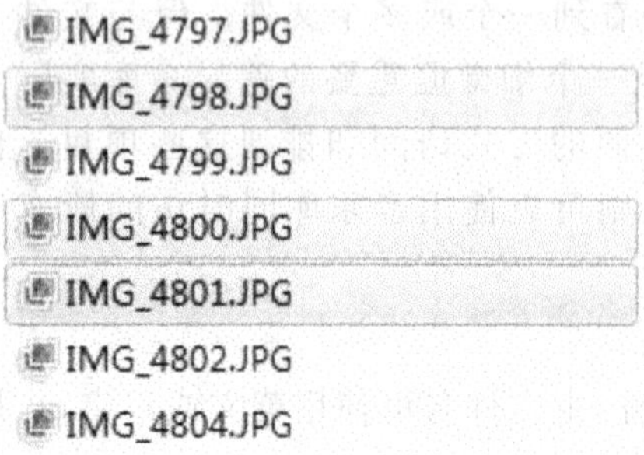

图 2-1-6　选择多个非连续的文件

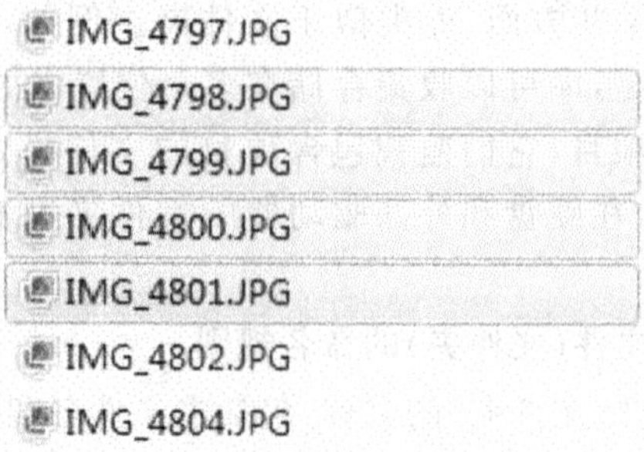

图 2-1-7　选择多个连续的文件

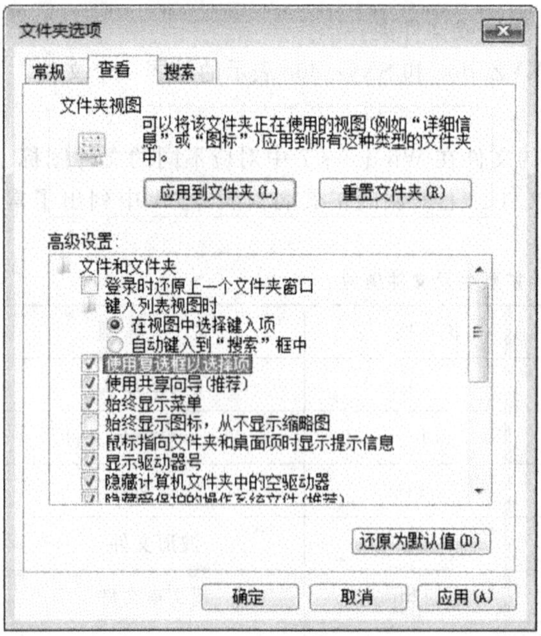

图 2-1-8　“文件夹选项”对话框

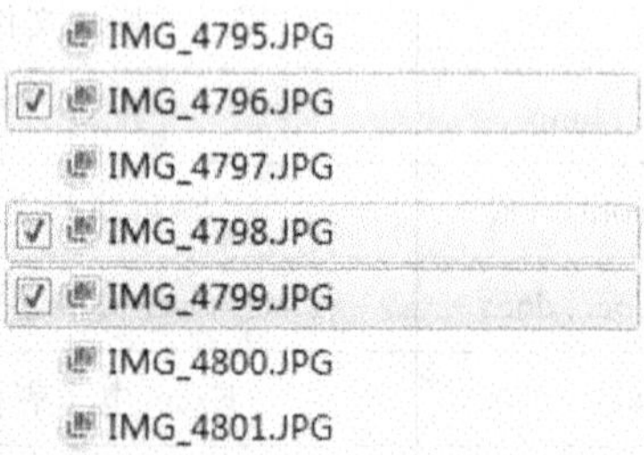

图 2-1-9　使用复选框选择文件

2. 搜索文件或文件夹

当计算机中保存了大量文件，从中查找所需的文件是一件十分不容易的事。Windows 7 有一个明显的特点就是具有强大的搜索功能，每个文件夹窗口中都带有搜索框，如图 2-1-10 所示。

当用户要对某一类或某一组文件进行操作时，可以使用通配符来表示文件名中不同的字符。通配符主要有“＊”和“?”两种，它们的功能与含义如表 2-1-2 所示。

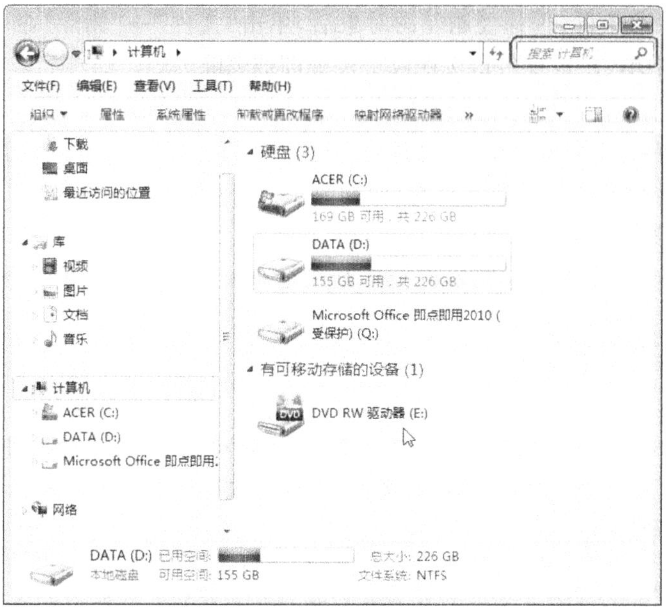

图 2-1-10　搜索框

表 2-1-2　通配符的功能与含义

通配符	含　　义	举　　例
?	表示任意一个字符	? a. doc,表示文件名由 2 个字符组成,而且是第二个字母为"a"的 doc 文件
*	表示任意多个字符	*. xls,表示当前盘上所有的 xls 文件

3. 移动、复制文件或文件夹

将对象从源位置移动、复制到目标位置,操作方法有直接(左键)拖动法、右键拖动法、菜单法和组合键法。

(1)直接(左键)拖动法。

同盘直接拖动为移动操作,异盘直接拖动为复制操作。另一个办法是,按住 Ctrl 键拖动表示复制操作,按住 Shift 键拖动表示移动操作。

(2)右键拖动法。

选定一个或多个对象,用鼠标右键拖动到目标位置,此时会弹出一个快捷菜单,选择复制或移动即可。

(3)菜单法。

选定对象后,单击"编辑",选择"复制/剪切"命令,然后单击目标文件夹,单击"编辑",选择"粘贴"命令。

(4)组合键法。

利用组合键"Ctrl+X"、"Ctrl+C"和"Ctrl+V"分别完成剪切、复制和粘贴操作。

4. 删除和恢复文件或文件夹

在 Windows 7 中,"回收站"是一个特殊的文件夹,回收站的大小是可以由用户自定的。回收站默认在每个硬盘分区根目录下的"RECYCLER"文件夹中,而且是隐藏的。当文件删除并移到回收站后,实质上就是把它放到了这个文件夹,仍然占用磁盘的空间。只有在回收站里删除它或清空回收站才能使文件真正地删除,为计算机获得更多的磁盘空间。

(1)删除文件或文件夹采用的方法。

◇ 通过菜单命令删除:选择要删除的对象后,单击“文件”→“删除”命令,在弹出的“删除文件”提示信息框中单击“是”按钮,文件或文件夹即被删除。

◇ 通过右键快捷菜单删除:右击需要删除的对象,选择“删除”选项。

◇ 选择要删除的对象,按 Delete 键进行删除。

◇ 直接拖动要删除的文件或文件夹到“回收站”。

(2)彻底删除文件或文件夹。

按住 Shift 键的同时删除文件或文件夹,则选定对象被直接删除而不会放入“回收站”中,因而无法还原。

技能拓展

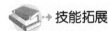

从可移动存储器(如 U 盘、软盘、移动硬盘、网络驱动器)上删除的文件不会放入回收站;文件或文件夹内容太大,超过回收站的容量时,删除的文件不会放入回收站;文件正在使用时,不能对文件进行删除操作。

(3)恢复文件或文件夹。

在“回收站”窗口中,选择要恢复的文件或文件夹,单击鼠标右键,在弹出的快捷菜单中选择“还原”。

在“回收站”窗口中,选择要恢复的文件或文件夹,单击工具栏中的“还原此项目”按钮,也可将文件或文件夹还原到原来的位置。

5. 重命名文件或文件夹

给文件或文件夹重命名,一般是右击需要重命名的文件或文件夹,在弹出的菜单中选择“重命名”,在文件或文件夹名称输入框中输入新文件名,回车即可。

技能拓展

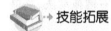

重命名快捷键为 F2;正在使用的文件不能重命名;一般来说,文件的扩展名不能更改,这是因为文件的扩展名关联该文件的应用程序。

6. 创建文件或文件夹的快捷方式

快捷方式是指向文件或文件夹的链接。用户可以为经常使用的文件或文件夹创建一个快捷方式,并将快捷方式放在便于访问的位置(如“桌面”),此后只需要双击快捷方式即可打开相应的文件或文件夹。

在需要创建快捷方式的对象上右击鼠标,在弹出的快捷菜单中选择“发送到”→“桌面快捷方式”选项,创建的快捷方式即可显示在桌面上。

四、剪贴板的使用

剪贴板是 Windows 7 操作系统中一段连续的、可随存放信息的大小而变化的内存空间,通常用来临时存放交换信息。剪贴板用来实现不同应用程序之间的数据交换。

剪贴板是从一个地方复制或移动并打算在其他地方使用的信息的临时存储区域。可以选择文本或图形等对象,然后使用“剪切”或“复制”命令将所选内容移至剪贴板,在使用“粘贴”命令将该内容插入到其他地方之前,它会一直存储在剪贴板中。如复制网站上的一部分文本并将其粘贴到电子邮件中。大多数 Windows 7 程序中都可以使用剪贴板。剪贴板的工作过程如图 2-1-11 所示。

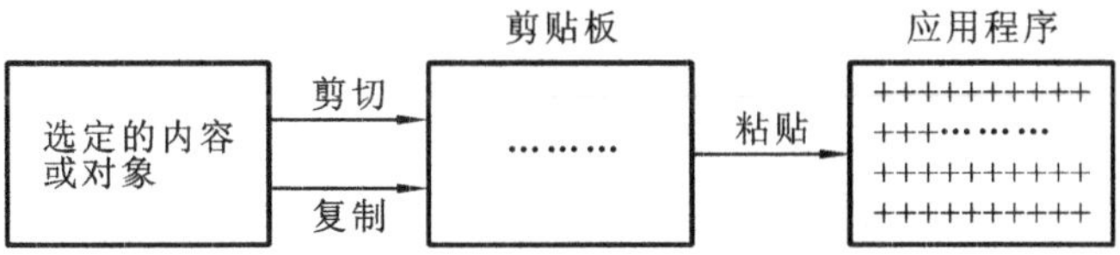

图 2-1-11　剪贴板的工作过程

◇ 复制命令：它是将选定的内容或对象复制一份到剪贴板中。

◇ 剪切命令：同样将选定的内容或对象复制到剪贴板中，不同的是，剪切命令会删除选定的内容。

◇ 粘贴命令：是将剪贴板的内容复制一份到当前位置。

在实际应用中，常使用组合键“Ctrl＋X”、“Ctrl＋C”、“Ctrl＋V”分别完成剪切、复制和粘贴操作。

技能拓展

如果要把屏幕画面复制到剪贴板中，Print Screen 的作用是复制整个屏幕到剪贴板，“Alt ＋ Print Screen”的作用是复制活动窗口画面到剪贴板。

五、窗口组成及操作

1. 窗口的组成

在 Windows 7 中，窗口主要由标题栏、搜索栏、地址栏、菜单栏、工具栏、工作区、任务窗格和状态栏组成，如图 2-1-12 所示。

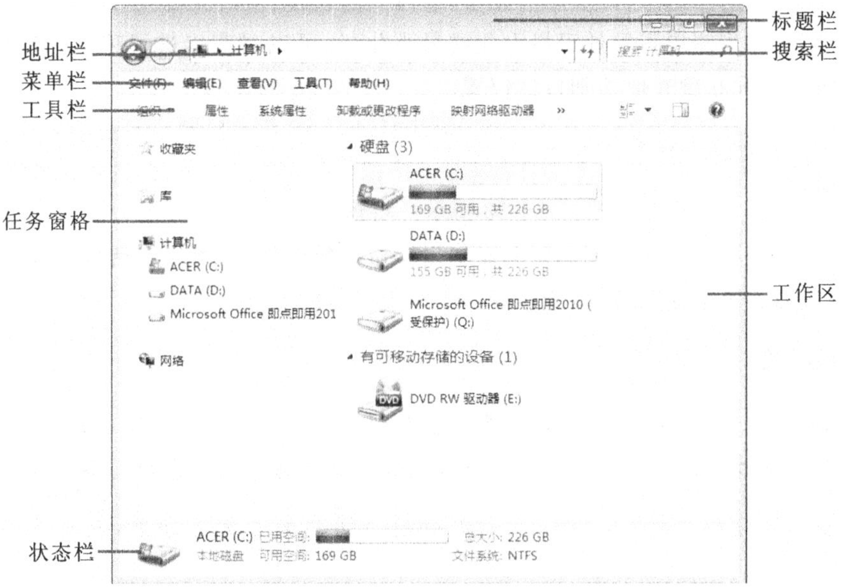

图 2-1-12　“计算机”窗口

◇ 标题栏：位于窗口顶部，标明当前窗口名称，右边有控制窗口大小和关闭窗口的按钮。

◇ 搜索栏：负责全局搜索，它能快速搜索 Windows 中的文档、图片、程序、Windows 帮助甚至网络等信息。Windows 7 系统的搜索是动态的，当我们在搜索框中输入第一个字的时刻，Windows 7 的搜索就已经开始工作，大大提高了搜索效率。

◇ 地址栏：用于显示当前所在的文件夹路径。在早期版本的 Windows 中直接用路径字符串的形式来显示，但在 Windows 7 中则以带链接功能的图标进行显示，单击相应的图标即可打开对应的文件夹，从而大大加快了操作速度。

◇ 菜单栏：位于地址栏的下方，由多个菜单项组成，如“文件”、“编辑”、“查看”等，菜单下有若干菜单命令。

◇ 工具栏：包括一些常用的命令，单击这些按钮或按钮旁边的下拉按钮即可进行相应的操作。当用户不知道工具栏上某按钮的功能时，可将鼠标指针指向该按钮，停留片刻则自动显示其功能名称，称之为“突出显示”。

◇ 工作区：显示操作对象或文件中的全部内容。

◇ 任务窗格：包括“收藏夹”、“库”、“计算机”和“网络”。

◇ 状态栏：标明当前操作对象的基本信息和工作状态。

技能拓展

菜单的键盘操作方法如下：

打开菜单栏：按 Alt＋括号内字符，如打开“文件(F)”菜单，按“Alt＋F”键。

在下拉菜单中，直接按括号内字符，如运行“复制(C)”，直接按“C”。

打开菜单后，深色为当前项，使用上下光标键“↑”和“↓”移动，按回车实现操作。

菜单旁边有组合键，可以直接按组合键实现操作，如“复制(C)　Ctrl＋C”，选择需要复制的对象，直接按“Ctrl＋C”则实现复制操作。

2. 窗口的操作

下面介绍窗口的移动、窗口大小的调整、窗口间的切换、窗口的排列等操作。

(1)移动窗口：当窗口不是处于最大化或最小化时，可以对窗口进行移动。将鼠标指针指向标题栏，按住鼠标左键并拖动到目标位置。

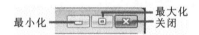

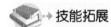

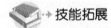

图 2-1-13　窗口调节按钮

(2)调整窗口大小：点击标题栏右边的最小化、最大化、关闭和还原按钮，可以快速实现窗口大小调节操作，如图 2-1-13 所示。将窗口最小化，窗口仍为打开状态，但在任务栏上显示为按钮。最大化后，窗口占据整个屏幕，最大化按钮变为还原按钮。单击还原按钮，能将窗口还原为以前的大小。

技能拓展

在 Windows 7 中，将标题栏拖动到屏幕最上方，可以将窗口最大化。相反将标题栏向下拖动，可以还原窗口。还可以通过拖动窗口边框和窗口角随意调节窗口大小。

(3)在窗口间切换：在 Windows 7 中进行窗口切换是非常方便的，其常用方法有以下两种。

①单击按钮进行切换：将鼠标指针移动到任务栏中打开窗口的图标上，可查看到所有打开的窗口，单击要打开的窗口即可。

②按“Alt＋Tab”或“Alt＋Esc”组合键进行切换：“Alt＋Tab”键将在所有已打开窗口间进

行切换，而“Alt＋Esc”键切换和前者一样，但不包括最小化窗口。

(4)排列窗口：在 Windows 7 中同样可将打开的多个窗口按照一定规则进行排列，如“层叠窗口”、“横向平铺窗口”及“纵向平铺窗口”。在桌面上打开多个窗口并需要在各个窗口之间进行切换时，可以层叠排列窗口；当要同时显示多个窗口时，可以横向或纵向平铺窗口。用鼠标右键单击“任务栏”空白部分，在弹出的快捷菜单中可进行排列窗口的操作。

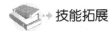

技能拓展

关闭窗口可以使用以下方法：

按“Alt＋F4”键可关闭当前窗口，在桌面的状态下按“Alt＋F4”键表示关闭计算机；

双击标题栏左边的控制菜单图标；

在任务栏上右击窗口图标，选择“关闭窗口”；

单击“文件”→“退出”或“关闭”；

按“Ctrl＋Alt＋Del”组合键启动任务管理器，强行退出。

六、Windows 7 的菜单

在 Windows 系统中，实际操作时经常使用到菜单和工具栏。

1. 菜单的分类

在 Windows 系统中，常用的菜单有开始菜单、控制菜单、快捷菜单和命令菜单四种类型。

◇ 开始菜单：桌面左下角有一个按钮，单击该按钮可以弹出开始菜单，该菜单包括 Windows 7 中大部分应用程序。

◇ 控制菜单：单击窗口最左上角的控制菜单按钮后出现的菜单，包括还原、移动、大小、最大化、最小化和关闭窗口菜单项。每个程序都有一个控制菜单。

◇ 命令菜单：命令菜单是 Windows 7 中最常见的菜单，指各窗口菜单栏下的菜单，如“文件”菜单、“编辑”菜单等。

◇ 快捷菜单：是指右击某对象产生的菜单。快捷菜单和操作对象密切相关，不同对象对应不同的快捷菜单。

2. 菜单符号的含义

有些菜单命令后会有一些符号标记，如…、√、▶等，下面分别介绍这些符号的含义。

◇ 省略号：菜单命令后有“…”表示单击该命令将弹出一个对话框。

◇ 右箭头标记：菜单命令后有“▶”表示该菜单下还有下一级子菜单。

◇ 打钩项：菜单命令后有“√”，表示该项功能当前有效。

◇ 字母：菜单命令后有字母，如“复制(C)　Ctrl＋C”括号中的“C”为热键，打开编辑菜单的情况下直接按“C”键执行复制命令。

◇ 灰色选项：菜单项为灰色显示，表示当前功能暂时不可用。

◇ 组合键：菜单命令后有组合键，如“复制(C)　Ctrl＋C”中的“Ctrl＋C”为组合键，不必打开菜单，直接按“Ctrl＋C”键执行复制命令。

◇ 圆点：一般是多项选一项，如文件“排序方式”中，四种排序方式只能选择其中一种。

七、Windows 7 的对话框

对话框其实是窗口的一种特殊形式，它可以通过选择相应的选项来执行任务或通过输入一些文本以提供信息。对话框有标题栏，没有菜单栏。图 2-1-14 所示为“文件夹选项”对话框。对话框是特殊类型的窗口，可以提出问题，允许通过选择选项来执行任务，或者提供信息。当程序或 Windows 7 需要响应才能继续时，经常会看到对话框。与常规窗口不同，多数对话框无法最大化、最小化或调整大小。但是它们可以被移动。

对话框主要由选项卡、复选框、单选按钮和按钮等组成。

1. 选项卡

图 2-1-14 所示的“常规”、“查看”和“搜索”即为选项卡，单击某个选项卡，在其下方展开相应的选项，即可对具体的属性进行设置。

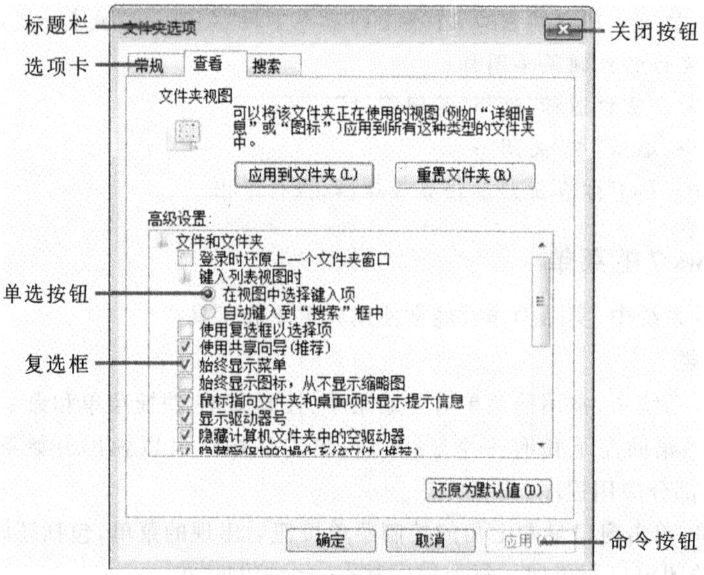

图 2-1-14 “文件夹选项”对话框

2. 复选框

在同一选项区中可同时选中多项复选框，被选中项前面有一个小钩。

3. 单选按钮

和复选框不同的是，在单选按钮选项区的单选按钮中只能选择其中一项。

4. 按钮(命令按钮)

有弹起或凹凸状态的称为按钮，单击该按钮可以执行该命令。

八、资源管理器和计算机文件夹

Windows 7 提供了两个重要的资源管理工具“计算机”和“资源管理器”。从“计算机”文件夹中，可以访问各个位置，如硬盘、CD 或 DVD 驱动器以及可移动媒体。还可以访问可能连接到计算机的其他设备，如外部硬盘驱动器和 USB 闪存驱动器。Windows 7 中的资源管理器和计算机文件夹外观和整体功能都有了很大的变化。

1. 认识资源管理器

按“Win＋E”组合键，或者在“开始”菜单上单击鼠标右键，在弹出的快捷菜单中选择“打开 Windows 资源管理器”选项，即可打开资源管理器，如图 2-1-15 所示。

在 Windows 7 资源管理器的左窗口中，若驱动器或文件夹前面有▷（如 C 盘前面的空心三角符号),表示它有下一级文件夹,单击▷可展开其所包含的子文件夹,相应地,▷也就变为◢。

2. 文件显示模式

为了便于文件操作,在 Windows 7 资源管理器中单击"更多选项"下拉按钮可以打开如图 2-1-16 所示的滑块条,同时"查看"菜单中也列出了文件或文件夹的显示方式。Windows 7 提供了八种显示方式,即超大图标、大图标、中等图标、小图标、列表、详细信息、平铺和内容。

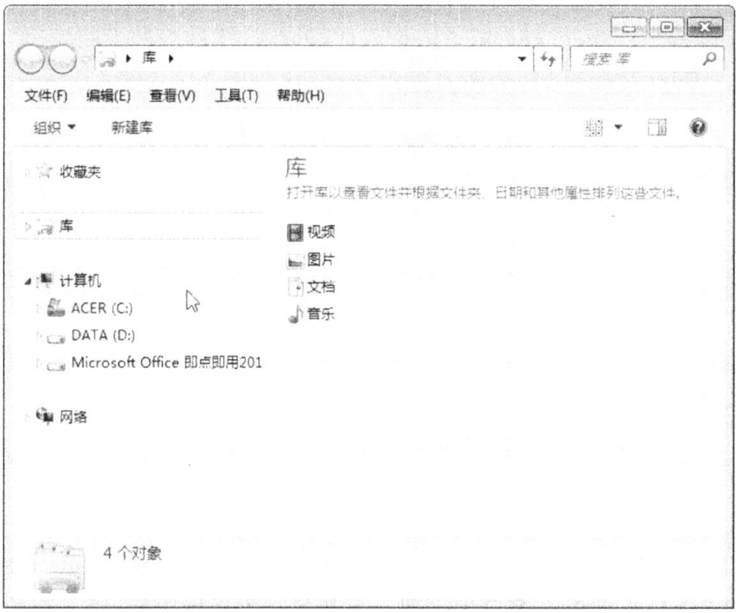

图 2-1-15　Windows 7 资源管理器

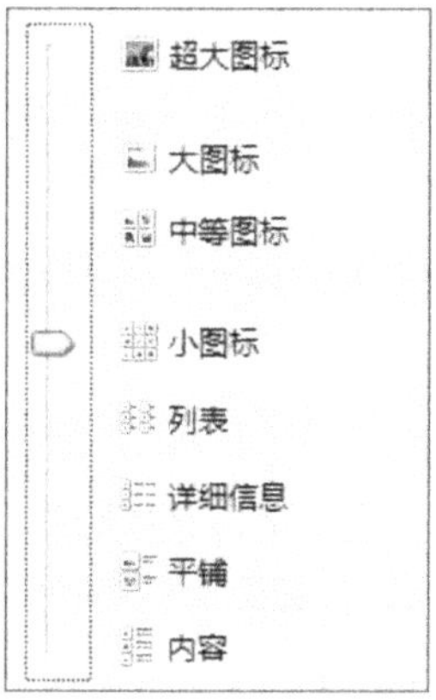

图 2-1-16　设置文件显示模式

3. 恢复资源管理器的菜单栏

对于很多熟悉早期 Windows 版本的用户来说,Windows 7 资源管理器没有菜单栏显得非常不便,此时可以在资源管理器中单击"组织"→"布局"→"菜单栏"来显示或取消菜单栏。

2.1.2　操作实践

(1)在桌面上创建"学号+姓名"的文件夹,如"23 张三",在这个文件夹中建立两个二级文件夹,"姓名"和"期末考试 1",并在"期末考试 1"中再建立两个三级文件夹"AAA"和"BBB"。

(2)在"学号+姓名"文件夹中新建文件"a. txt"、"b. docx"、"c. bmp"、"d. xlsx"。

要完成以上的操作,可以按如下步骤进行操作。

一、文件夹的创建

(1)在桌面上单击右键,在弹出的快捷菜单中选择"新建"→"文件夹"命令,如图 2-1-17 所示。

(2)输入新的文件夹名"23 张三",在新的文件夹外单击鼠标,或按 Enter 键完成创建。

(3)双击打开"23 张三"文件夹,重复(1)、(2)依次完成"张三"、"期末考试 1"文件夹的创建。

(4)双击打开"期末考试 1"文件夹,重复(1)、(2)依次完成"AAA"、"BBB"文件夹的创建。

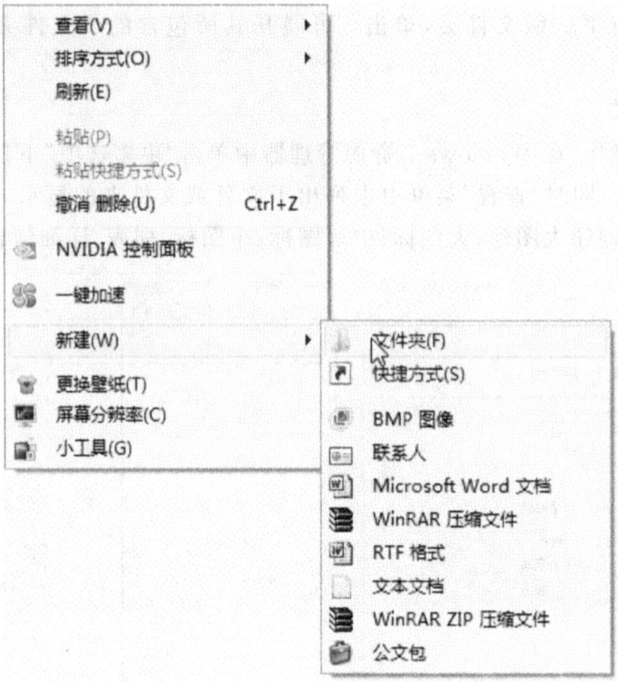

图 2-1-17　创建文件夹

二、文件的创建

(1)打开桌面上的“23 张三”文件夹，在窗口空白处单击鼠标右键，在弹出的快捷菜单中选择“新建”→“文本文档”命令(图 2-1-18)，此时在窗口中出现一个新的文本文档图标，输入新的文件名“a. txt”，在新建文件外单击鼠标，或按回车键完成创建。

(2)使用同样方法，在“23 张三”文件夹中创建“b. docx”、“c. bmp”、“d. xlsx”文档，如图 2-1-19所示。

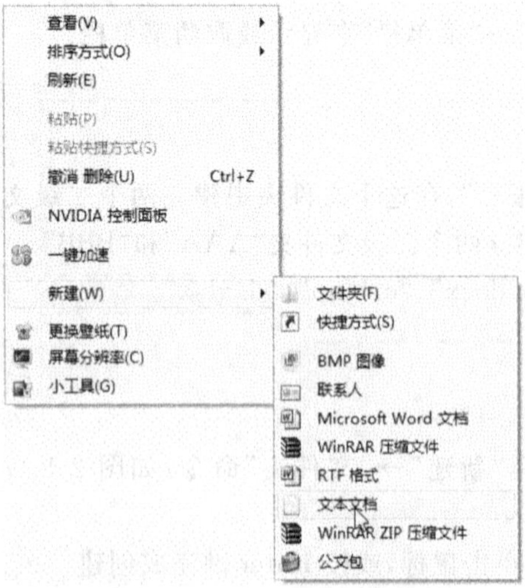

图 2-1-18　创建文本文档

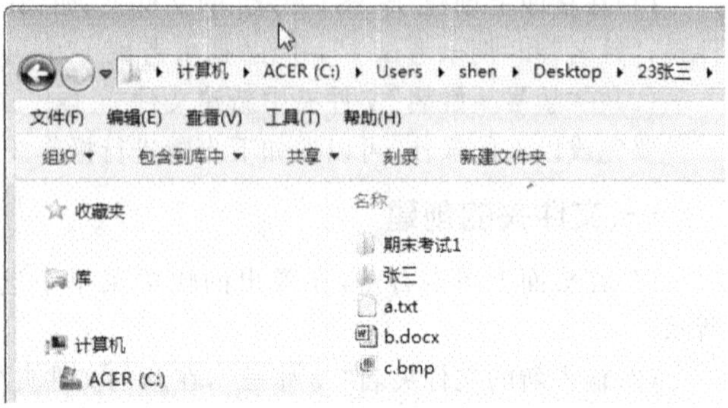

图 2-1-19　创建文件

2.2　文件安全管理

2.2.1　基本操作

一、文件和文件夹的属性

文件属性一般包括“只读”、“隐藏”、“存档”等，下面分别介绍这几种属性的含义。

◇ 只读：只能对文件进行读的操作，而不能删除、修改或保存。

◇ 隐藏：通常情况下不显示该文件，以防止信息泄露或被误删除等。

◇ 存档：表明文件在上次备份后作过修改。

和其他版本的 Windows 系统一样，默认情况下，Windows 7 不会显示系统文件和具有隐藏属性的文件。为防止他人查看用户的私人文件，用户可以自己动手将文件隐藏。下面介绍具体操作方法。

第一步，在需要隐藏的文件或文件夹上单击鼠标右键，在弹出的快捷菜单中选择“属性”选项，如图 2-2-1 所示。

第二步，在弹出的“照片 属性”对话框中，选中“属性”选项区中的“隐藏”复选框，单击“确定”按钮，文件或文件夹即被隐藏，如图 2-2-2 所示。

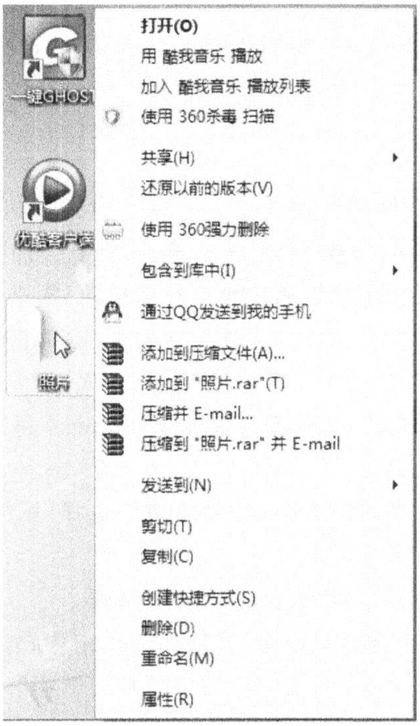

图 2-2-1　选择“属性”选项

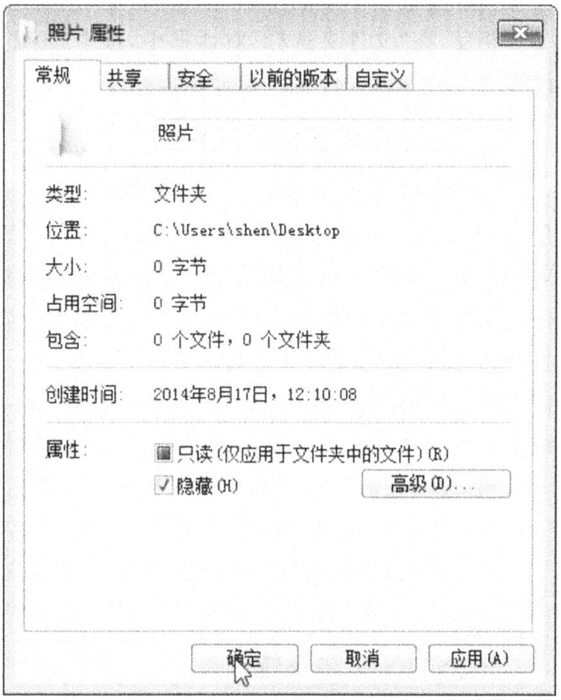

图 2-2-2　“照片 属性”对话框

第三步，若要显示隐藏的文件或文件夹，则单击“工具”→“文件夹选项”命令，如图 2-2-3 所示。

第四步，在弹出的“文件夹选项”对话框中，单击“查看”选项卡，选中“高级设置”列表框中的"显示隐藏的文件、文件夹和驱动器"单选按钮(图 2-2-4),单击"确定"按钮,隐藏的文件或文件夹就显示出来了。

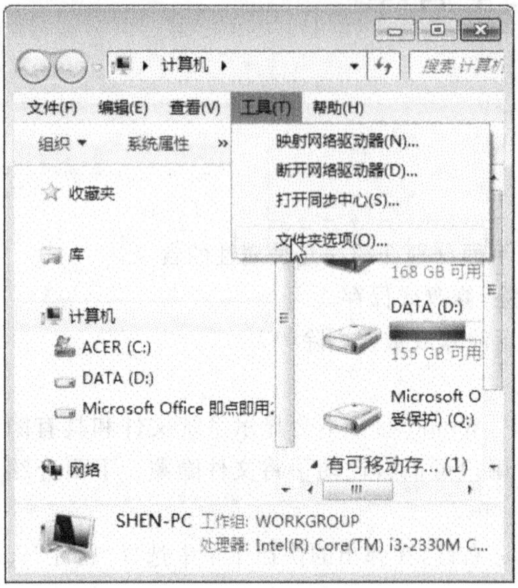

图 2-2-3 "工具"菜单

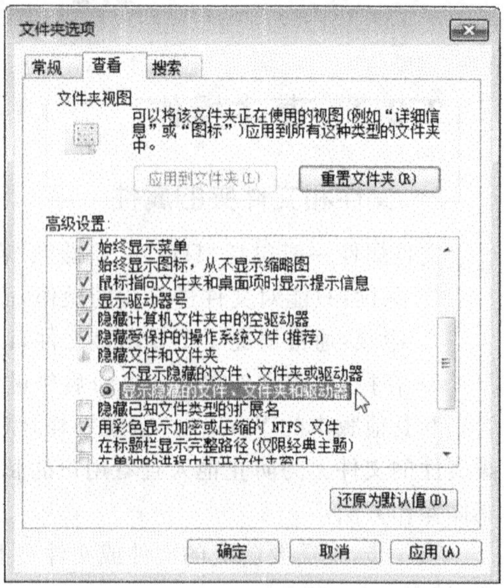

图 2-2-4 "文件夹选项"对话框

如果要取消文件或文件夹的隐藏属性,在完成第四步后,重新设置文件或文件夹的属性,在"隐藏"复选框中取消小钩,单击"确定"按钮即可。

相反,在"文件夹选择"对话框中,选中"不显示隐藏的文件、文件夹或驱动器"单选按钮,则计算机中的隐藏文件就不会显示出来了。

二、加密重要文件和文件夹

加密是安全性最高的方法,而隐藏文件夹则是安全性最低的方法。加密文件系统(EFS)是 NTFS 文件系统所独有的一项功能,用于将信息以加密格式存储在硬盘上。加密是 Windows 7 所提供的保护信息安全的最强的保护措施。EFS 加密方法十分简单,只需选中文件或文件夹属性中的复选框即可启用加密。设置完成后在关闭文件时文件即被加密,但是当打开这些文件时,文件将会自动处于备用状态。如果不再希望对某个文件实施加密,清除该文件的属性中的复选框即可。Windows 7 简易版、Windows 7 家庭普通版和 Windows 7 家庭高级版不支持文件加密。下面介绍加密的具体操作方法。

第一步,在需要加密的文件或文件夹上单击鼠标右键,在弹出的快捷菜单中选择"属性"。

第二步,在弹出的"属性"对话框中,单击"常规"→"高级"项。

第三步,在弹出的"高级属性"对话框中,选中"加密内容以便保护数据"复选框。

第四步,单击"确定"按钮返回"属性"对话框,再单击"确定"按钮,文件加密操作完成。

三、NTFS 文件系统

NTFS(New Technology File System)文件系统是操作系统用于明确磁盘或分区上的文件的方法和数据结构,即在磁盘上组织文件的方法。与 Windows 的某些早期版本中使用的 FAT(File Allocation Table)文件系统相比,NTFS 文件系统为硬盘和分区或卷上的数据提供的性能更好、安全性更高。NTFS 是一个可恢复的文件系统,还提供了磁盘压缩、数据加密、磁盘配额、动态磁盘管理等功能。除了 NTFS 之外，常用的分区格式还有 FAT16、FAT32 和 Linux。Windows 7 操作系统只支持 NTFS 格式。

四、屏幕保护程序

当用户暂时不对计算机进行操作时，可以通过创建屏幕保护程序密码在屏幕保护程序开启时锁定计算机，这样可以省电，延长显示器的使用寿命，同时也提高计算机的安全性。屏幕保护程序密码与登录到 Windows 7 时使用的密码相同。设置屏幕保护的操作步骤如下。

（1）打开“控制面板”，单击控制面板中的“显示”项，如图 2-2-5 所示。

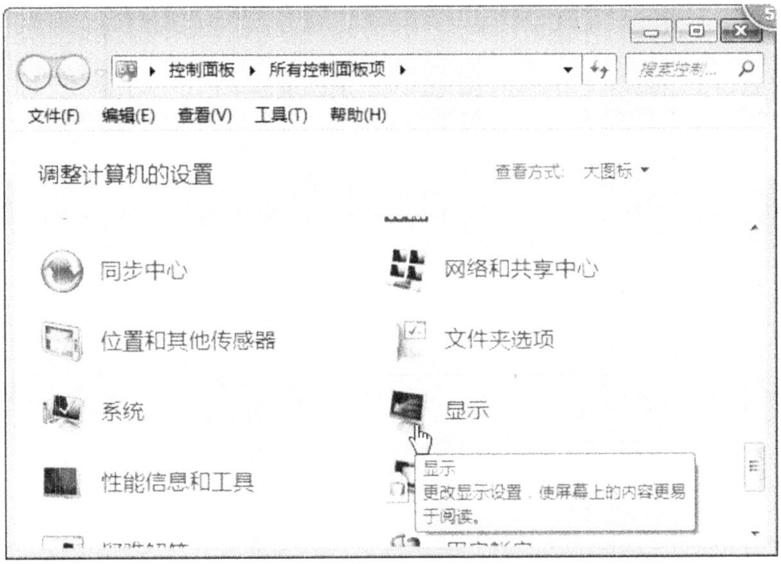

图 2-2-5 控制面板“显示”项

（2）在“显示”窗口中单击“更改屏幕保护程序”，如图 2-2-6 所示。

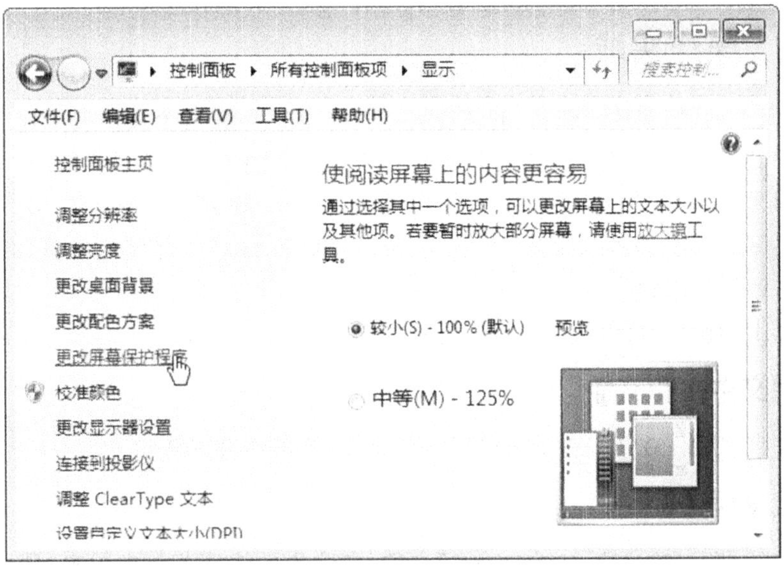

图 2-2-6 “显示”窗口

(3)若要关闭所有的屏幕保护程序，在“屏幕保护程序”下的下拉列表选择“(无)”(图2-2-7)，然后单击“确定”按钮。

若要打开屏幕保护程序，在“屏幕保护程序”下单击列表中的某一项，然后单击“确定”按钮。

若要将 Windows 7 的密码用作屏幕保护程序密码，选中“在恢复时显示登录屏幕”复选框，设置希望启动屏幕保护程序的时间，然后单击“确定”按钮。

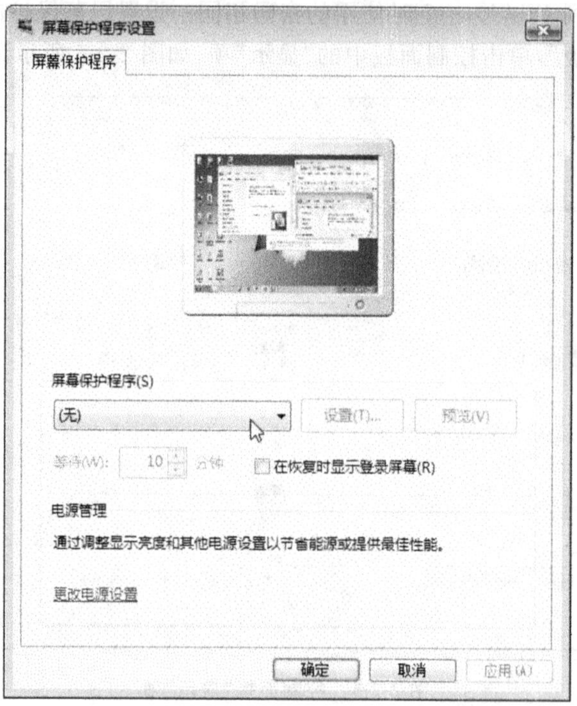

图 2-2-7 “屏幕保护程序设置”对话框

2.2.2 操作实践

(1)在桌面上创建“学号+姓名”的文件夹，如“23 张三”，在这个文件夹中建立两个二级文件夹，“姓名”和“期末考试 1”，并在“期末考试 1”中再建立两个三级文件夹“AAA”和“BBB”。

(2)在“学号+姓名”文件夹中新建文件“a. txt”、“b. docx”、“c. bmp”、“d. xlsx”，并设置“a. txt”和“b. docx”文件属性为隐藏，设置“c. bmp”和“d. xlsx”文件属性为只读，并将“a. txt”文件的扩展名改为“. html”。

要完成以上的操作，可以按如下步骤进行操作。

一、创建文件夹和文件

创建文件夹和文件在 2.1.2 节中已经详细介绍，这里不再重复。

二、隐藏文件

(1)打开“23 张三”文件夹，右击“a. txt”文件，在弹出的快捷菜单中单击“属性”命令，如图2-2-8所示。

(2)在“a. txt 属性”对话框的“常规”选项卡中选择“隐藏”复选框，单击“确定”按钮即可，如图 2-2-9 所示。

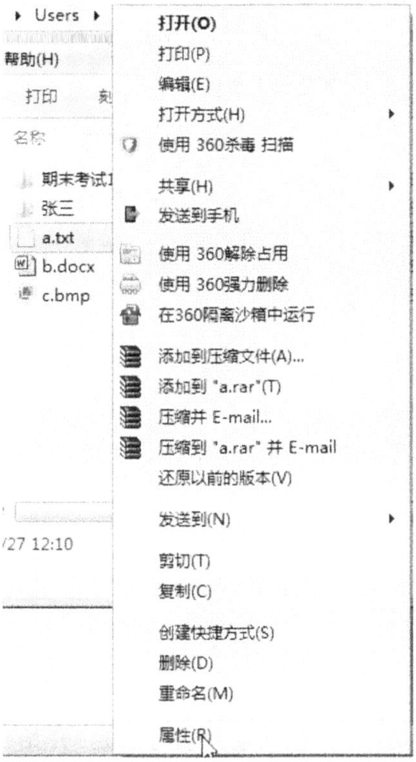

图 2-2-8　快捷菜单

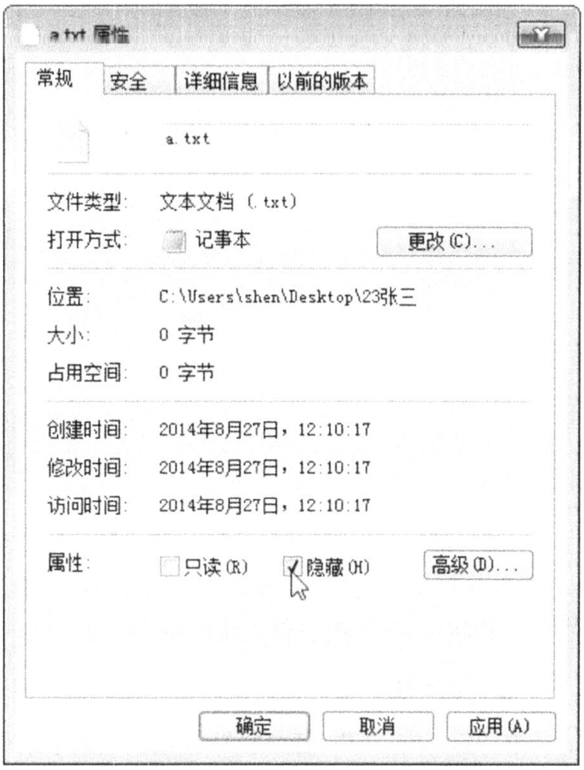

图 2-2-9　“a. txt 属性”对话框

(3)重复(1)、(2)完成“b. docx”文件的隐藏。

三、设置文件的只读属性

(1)打开“23 张三”文件夹，右击“c. bmp”文件，在弹出的快捷菜单中单击“属性”命令，如图 2-2-8 所示。

(2)在“a. txt 属性”对话框的“常规”选项卡中选择“只读”复选框，单击“确定”按钮即可，如图 2-2-9 所示。

(3)重复(1)、(2)完成“d. xlsx”文件的只读属性设置。

2.3　Windows 7 个性化设置

2.3.1　基本操作

一、桌面

桌面就是当前用户登录到操作系统后看到的屏幕区域，用户可以根据需求将一些项目放置在桌面上，相对于以前版本的 Windows 操作系统，Windows 7 桌面除了开始菜单有变化外，右侧还增加了一个边栏，如图 2-3-1 所示。

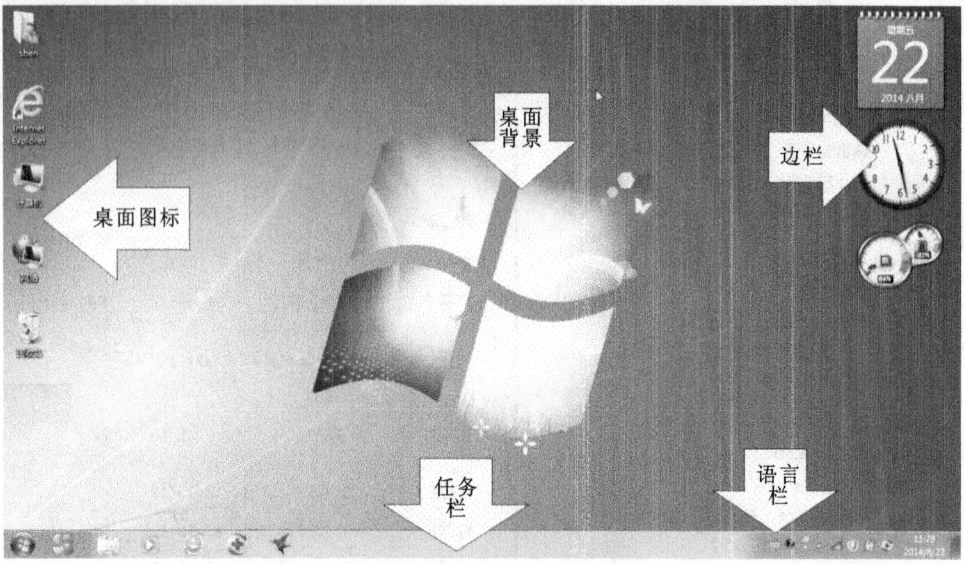

图 2-3-1 Windows 7 桌面

Windows 7 桌面由桌面背景、桌面图标、边栏、任务栏和语言栏组成，其中任务栏又包括“开始”菜单按钮、快速启动栏和通知区等。

二、任务栏

在 Windows 7 中，任务栏默认状态下处于桌面的最下方，任务栏从左到右分别是“开始”菜单按钮、快速启动栏、活动任务区和通知区域（如时钟和区域设置），如图 2-3-2 所示。

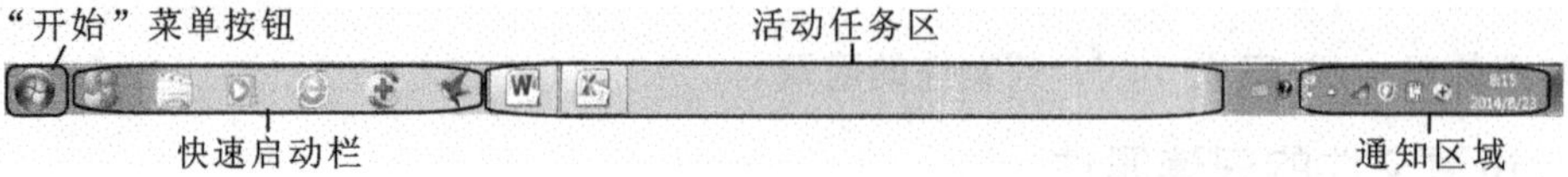

图 2-3-2 Windows 7 任务栏

“开始”菜单按钮在任务栏的最左侧，用鼠标单击“开始”按钮，或使用“Ctrl＋Esc”组合键，就可以打开“开始”菜单。开始菜单中的操作包括打开大多数应用程序、查看计算机中已经保存的文档、设置 Windows 7 和注销用户、关闭计算机等。

快速启动栏位于“开始”菜单按钮旁边，单击其中一个图标，就可以快速打开相应的程序。

活动任务区位于任务栏的中间，由于 Windows 7 是多任务的操作系统，所以支持多任务同时运行，所有需要用户交互的任务启动后都会在任务栏添加一个任务按钮。如果需要在多个程序之间切换，则可以使用鼠标直接单击任务栏上对应的按钮，或按“Alt＋Tab”组合键。

通知区域在任务栏最右边，包括“时钟”、“扬声器”及一些运行的程序图标等。这些图标表示计算机上某程序的状态，或提供访问特定设置的途径。通常看到的图标集取决于已安装的程序或服务以及计算机制造商设置计算机的方式。将鼠标指针移向特定图标时，会看到该图标的名称或某个设置的状态。例如：指向音量图标将显示计算机的当前音量级别；指向网络图标将显示连接到网络、连接速度以及信号强度的相关信息。双击通知区域中的图标通常会打开与其相关的程序或设置。例如：双击音量图标会打开音量控件；双击网络图标会打开“网络和共享中心”。有时，通知区域中的图标会显示小的弹出窗口（称为通知）。例如，向计算机添加新的硬件设备之后，可能会弹出相应设备的通知窗口。

三、分辨率和刷新率

屏幕分辨率指的是屏幕上显示的文本和图像的清晰度，是指显示器所能显示的点数的多少。一般用整个屏幕光栅的列数与行数的乘积来表示。分辨率越高（如 1600 像素×1200 像素），项目越清楚。同时屏幕上的项目越小，屏幕可以容纳的项目越多。分辨率越低（例如 800 像素×600 像素），在屏幕上显示的项目越少，但尺寸越大。可以使用的分辨率取决于监视器支持的分辨率。CRT 监视器通常显示 800 像素×600 像素或 1024 像素×768 像素的分辨率。LCD 监视器（也称为平面监视器）和便携式计算机屏幕通常支持更高的分辨率。监视器越大，所支持的分辨率越高。是否能够增加屏幕分辨率取决于监视器的大小和功能及视频卡的类型。屏幕分辨率越高，文本和图像越小、越清楚。屏幕分辨率越低，文本和图像越大、越不清楚。

刷新率就是屏幕画面每秒被刷新的次数，以 Hz（赫兹）为单位。闪烁可能是 CRT 监视器有问题。LCD 监视器（也称为平面监视器）不会创建闪烁。

闪烁的 CRT 监视器会导致眼睛疲劳和头痛。可以通过加大屏幕刷新频率来减少或消除闪烁。通常刷新频率为 75 Hz 以上产生的闪烁较少。（因为 LCD 监视器不创建闪烁，因此不需要为其设置较高的刷新频率。）

四、语言栏

语言栏通常合并在任务栏中，单击语言栏的图标可以打开输入法菜单，选择相应的输入法即可使用该输入法进行文本的输入，如图 2-3-3 所示。

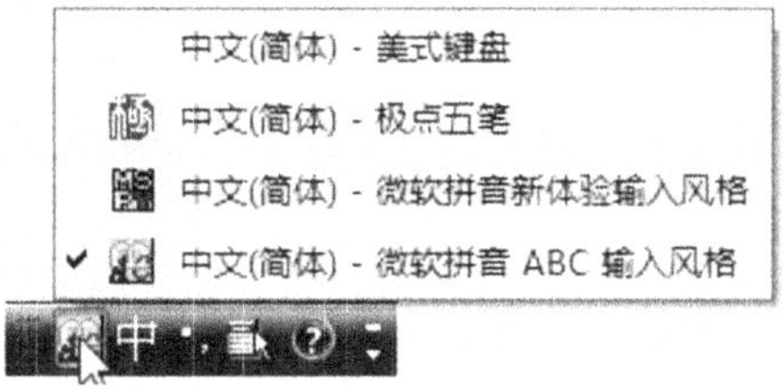

图 2-3-3　Windows 7 语言栏

五、个性化“开始”菜单

“开始”菜单是程序、文件夹和计算机设置的主要通道，用于存放操作系统或设置系统的绝大多数命令，而且还可以使用安装到当前系统里面的所有的程序。“开始”菜单与“开始”按钮是 Microsoft Windows 系列操作系统图形用户界面的基本部分，可以称为是操作系统的中央控制区域。默认状态下，“开始”按钮位于屏幕的左下方，“开始”按钮是一颗圆形 Windows 标志。通常“开始”菜单可以执行以下操作：

◇ 启动某项应用程序；

◇ 搜索指定文件、文件夹或应用程序；

◇ 打开常用文件夹；

◇ 更改计算机的相关设置；

◇ 获取关于操作系统的一些帮助信息；

◇ 关机、切换用户、锁定、重新启动和休眠等。

在 Windows 7 中用户可以自定义“开始”菜单，这样能够让“开始”菜单更符合自己的使用习惯。

①在“开始”菜单按钮上单击鼠标右键，在弹出的快捷菜单中选择“属性”选项，如图 2-3-4 所示。

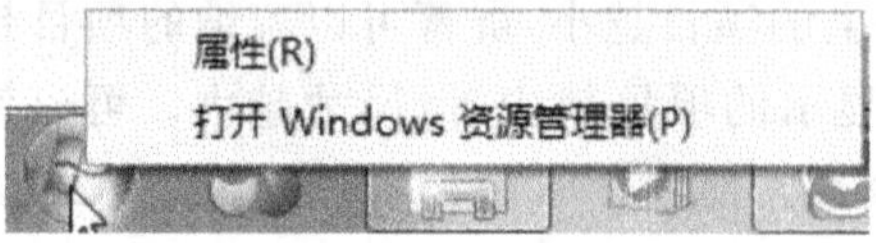

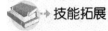

图 2-3-4　“开始”菜单“属性”选项

②在弹出的“任务栏和「开始」菜单属性”对话框中，单击“「开始」菜单”选项卡，单击“自定义”按钮，如图 2-3-5 所示。

③在弹出的“自定义「开始」菜单”对话框中，进行个性化设置，如图 2-3-6 所示。

④单击“确定”按钮，返回到“任务栏和「开始」菜单属性”对话框，依次单击“应用”和“确定”按钮，关闭对话框，完成自定义操作。

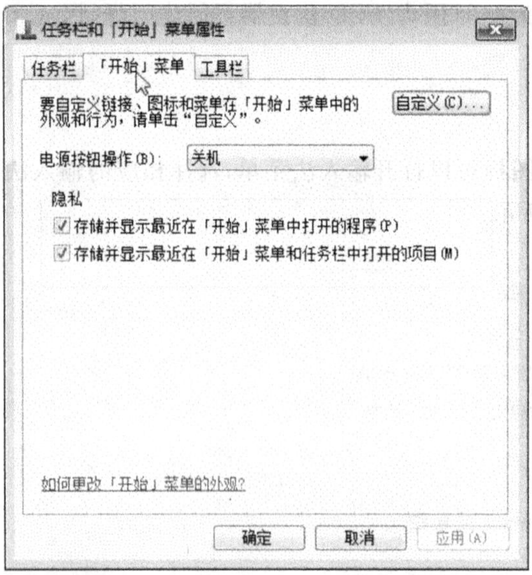

图 2-3-5　“任务栏和「开始」菜单属性”对话框

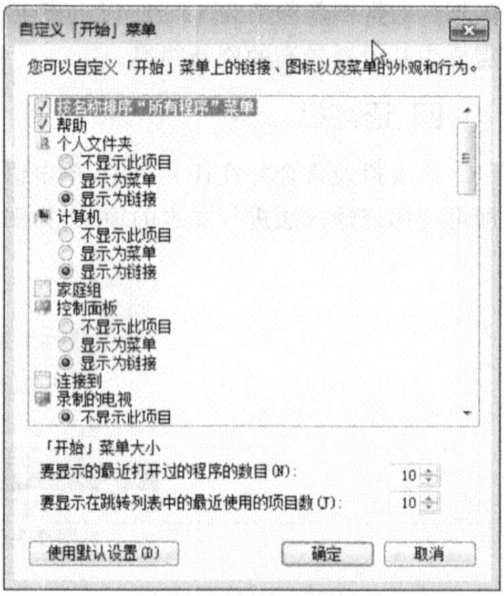

图 2-3-6　“自定义「开始」菜单“对话框

技能拓展

在“自定义「开始」菜单”对话框中，一般建议用户使用默认设置，若想恢复系统默认设置，只需在“自定义「开始」菜单”对话框中单击“使用默认设置”按钮即可。

六、设置用户帐户

在 Windows 7 中，计算机支持多用户多任务，多人使用同一台计算机，每个人都可以使用自己的用户名登录系统，还可以设置更符合自己的个性的用户帐户。一般来说，Windows 7 的用户帐户有以下三种类型。

1. Administrator 帐户

计算机的管理员帐户拥有对全系统的控制权，能改变系统设置，可以安装和删除程序，能访问计算机上所有的文件。除此之外，它还拥有控制其他用户的权限。Windows 7 中至少要有一个计算机管理员帐户。在只有一个计算机管理员帐户的情况下，该帐户不能将自己改成受限制帐户。

2. 标准用户帐户

标准用户帐户是受到一定限制的帐户，在系统中可以创建多个此类帐户，也可以改变其帐户类型。该帐户可以访问已经安装在计算机上的程序，可以设置自己帐户的图片、密码等，但无权更改大多数计算机的设置。

3. Guest 帐户

Guest（来宾）帐户仅有最低的权限，没有密码，无法对系统做任何修改，只能查看计算机中的资料。

4. 更改用户帐户密码

①打开“控制面板”窗口，双击“用户帐户”命令，打开“用户帐户”窗口，如图 2-3-7 所示。

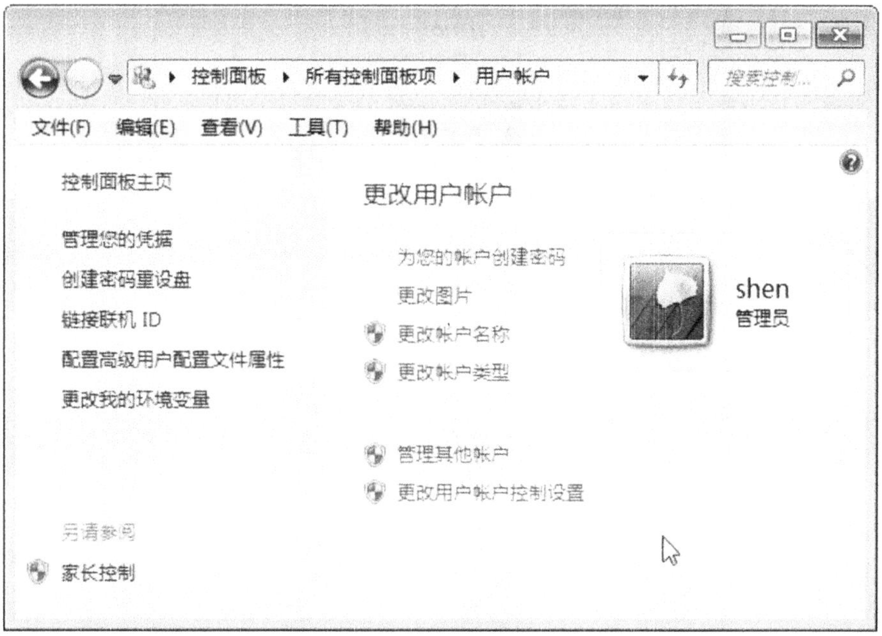

图 2-3-7　“用户帐户”窗口

②在“用户帐户”窗口中，单击“为您的帐户创建密码”，输入密码并确认，创建密码后，用户帐户名称下方将出现“密码保护”字样。

5. 创建新的用户帐户

①在“控制面板”窗口中，单击“添加或删除用户帐户”超链接。

②在“管理帐户”窗口的左下角，单击“创建一个新帐户”。

③在弹出的“创建新帐户”窗口中，输入帐户名称，选中“标准用户”或“管理员”单选按钮。单击“创建帐户”即可。

2.3.2 操作实践

(1)在任务栏中创建一个快捷方式,指向“c:\ProgramFiles\WindowsNT\Accessories\wordpad.exe”,取名为“写字板”。

(2)在桌面上创建一个快捷方式,指向“c:\Windows\system32\calc.exe”,取名为“计算器”。

(3)在边栏的位置增加一个“时钟”。

要完成以上的操作,可以按如下步骤进行操作。

一、在任务栏创建快捷方式

(1)单击“开始”菜单,在搜索框中输入“wordpad.exe”,找到“wordpad.exe”文件,在文件图标上单击右键,选择“打开文件位置”,如图 2-3-8 所示。

(2)打开“wordpad.exe”文件所在位置(也可以省略(1),依次双击“C:”→“Program Files”→“Windows NT”→“Accessories”→“wordpad.exe”),如图 2-3-9 所示。

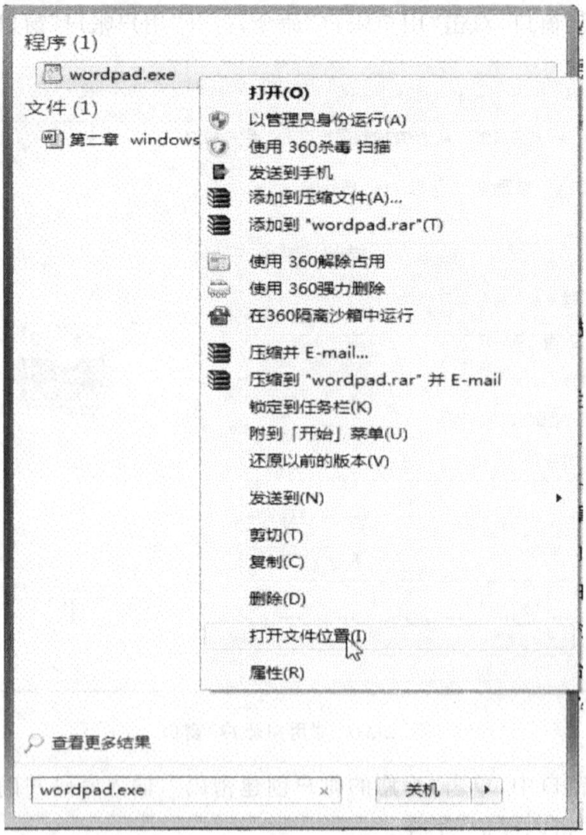

图 2-3-8 搜索“wordpad.exe”

(3)选择“wordpad.exe”程序图标,按住鼠标左键将其拖动到快速启动栏中,“写字板”即添加到快速启动栏中。(若想把程序图标从快速启动栏中删除,只需在该图标上单击鼠标右键,在弹出的快捷菜单中选择“将此程序从任务栏解锁”选项即可。)

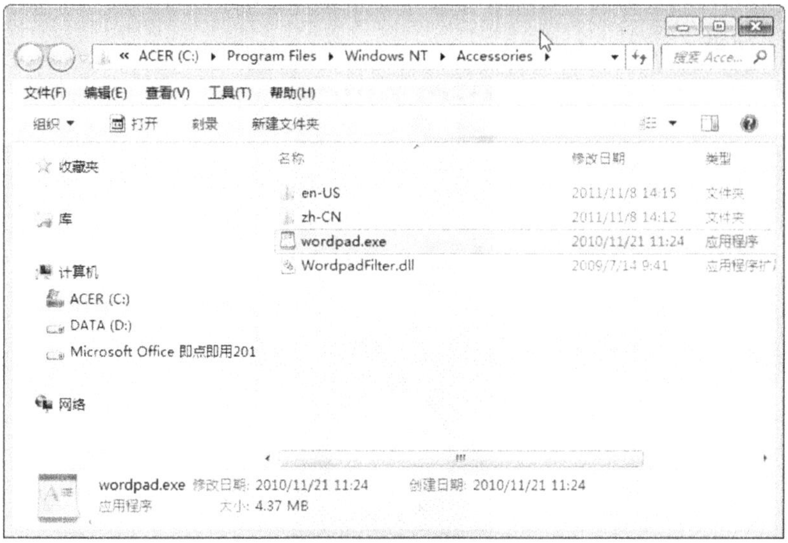

图 2-3-9　写字板程序

二、创建桌面快捷方式

（1）单击“开始”菜单，在“搜索”框中输入“calc. exe”，找到“calc. exe”文件，在文件图标上单击右键，选择“打开文件位置”。

（2）打开“calc. exe”文件所在位置。（也可以省略（1），依次双击“C:”→“Windows” →“system32” →“calc. exe”。）

（3）在“calc. exe”上单击右键，在弹出的快捷菜单中选择“发送到”→“桌面快捷方式”。

（4）在桌面快捷方式“calc. exe”上单击鼠标右键，在弹出的菜单中选择“重命名”，输入“计算器”。

三、在“边栏”上增加“小工具”

（1）在桌面空白处单击鼠标右键，在弹出的快捷菜单中选择“小工具”选项，如图 2-3-10 所示。

（2）在弹出的桌面小工具库窗口中提供了 CPU 仪表盘、幻灯片放映、货币、日历、时钟和天气等工具，如图 2-3-11 所示。

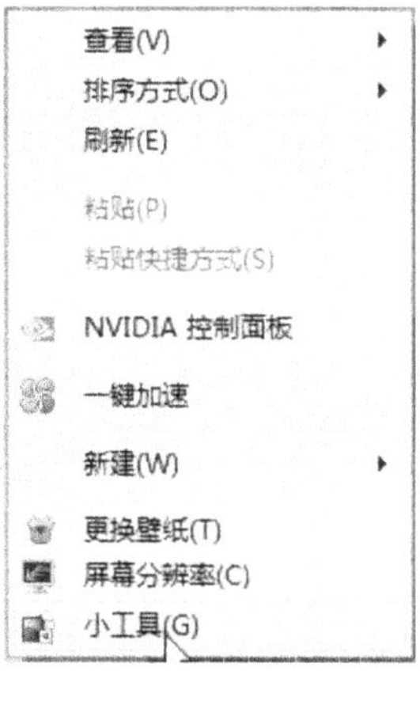

图 2-3-10　选择“小工具”

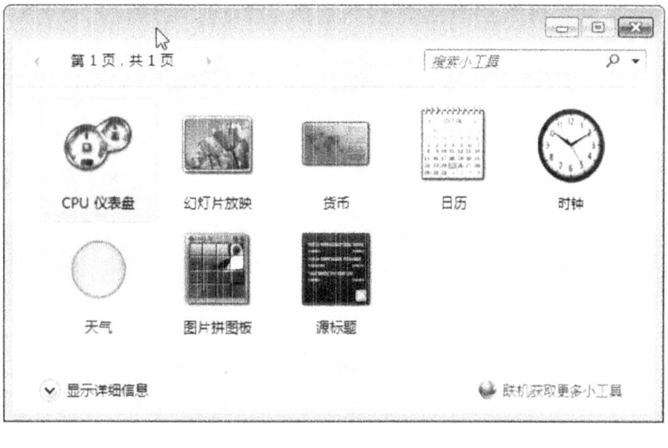

图 2-3-11　桌面小工具库窗口

(3)将鼠标指针移到“时钟”工具图标上并双击鼠标左键，即可在屏幕右侧显示相应的工具，如图 2-3-12 所示。

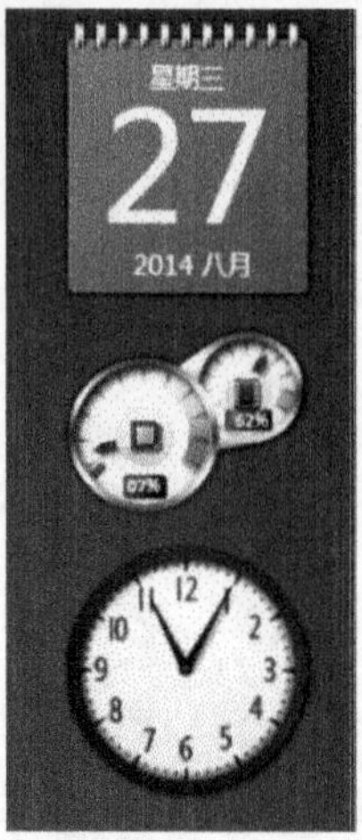

图 2-3-12 桌面上的小工具

第3章

Word 2010

本章将介绍 Microsoft Office 2010 套装软件中的文字处理软件 Word 2010 的基本操作和使用技巧。Microsoft Word 2010 是 Microsoft 公司开发的 Office 2010 系列办公软件的组件之一，集文字编辑、格式排版、文档打印、图文混排、表格制作等功能于一体，是一款功能强大的文字处理软件。Microsoft Word 2010 提供最佳的文档格式设置工具，利用它可以更轻松、高效地组织和编写文档。Microsoft Word 2010 提供了世界上最出色的功能，其增强后的功能可创建专业水准的文档。

本章主要内容包括文档文字的输入、编辑、排版，文档的分栏、分页、页眉和页脚、项目符号设置，使用艺术字、剪贴画、图片、文本框等工具进行图文混排，表格制作等。

3.1 文档的基本操作

3.1.1 基本操作

一、Word 2010 的启动与退出

(一)启动 Word 2010

启动 Word 2010 程序有以下三种方法。

①选择菜单“开始”→“所有程序”→“Microsoft Office”→“Microsoft Word 2010”。

②双击桌面上的 Microsoft Word 2010 程序快捷方式图标。

③双击某个已存在的 Microsoft Word 2010 文档的图标。

(二)退出 Word 2010

Word 2010 程序在编辑结束后，要按正确方法正常退出，否则正在编辑的文档数据会丢失或被破坏，其方法如下。

①单击标题栏上的“关闭”按钮。

②选择“文件”→“退出”命令。

③选择窗口控制菜单里的“退出”命令。

④使用快捷组合键“Alt+F4”。

退出 Word 2010 程序时，若文档未保存，则会弹出相应对话框，询问是否需要对文档进行保存。

二、Word 2010 窗口组成

Word 2010 的窗口组成如图 3-1-1 所示。

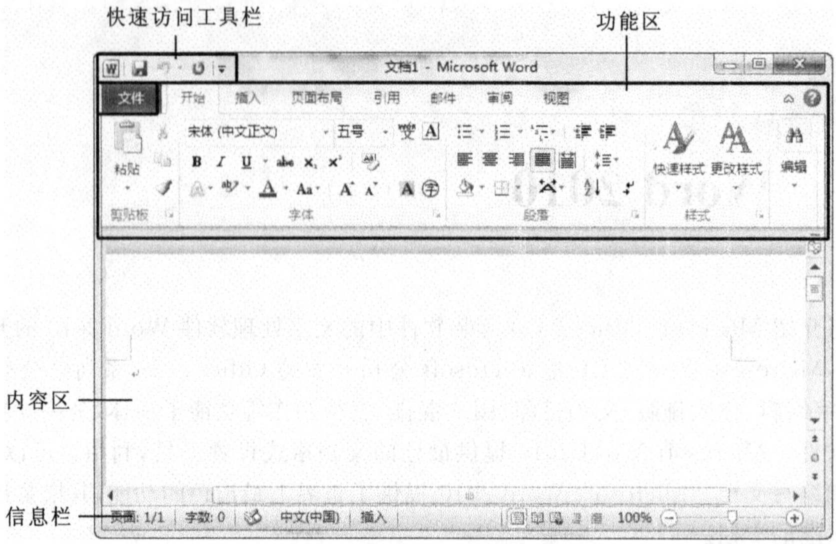

图 3-1-1 Word 2010 窗口组成

Word 2010 取消了传统的菜单和工具栏操作方式，而代之于各种功能区。在 Word 2010 窗口上方看起来像菜单的名称其实是功能区的名称，单击这些名称时不会打开菜单，而是切换到与之相对应的功能区面板。每个功能区根据功能的不同又分为若干个组，每个功能区的功能所述如下。

1. “开始”功能区

“开始”功能区中包括剪贴板、字体、段落、样式和编辑五个组，对应 Word 2003 的“编辑”和“格式”菜单部分命令。该功能区主要用于帮助用户对 Word 2010 文档进行文字编辑和格式设置，是用户最常用的功能区，如图 3-1-2 所示。

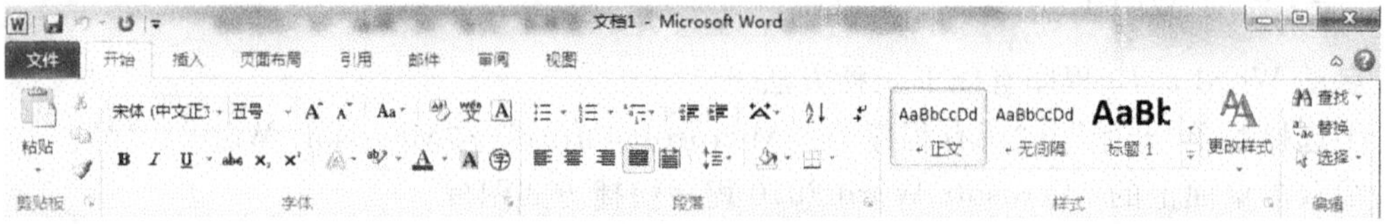

图 3-1-2 “开始”功能区

2. “插入”功能区

“插入”功能区包括页、表格、插图、链接、页眉和页脚、文本和符号几个组，对应 Word 2003 中“插入”菜单的部分命令，主要用于在 Word 2010 文档中插入各种元素，如图3-1-3所示。

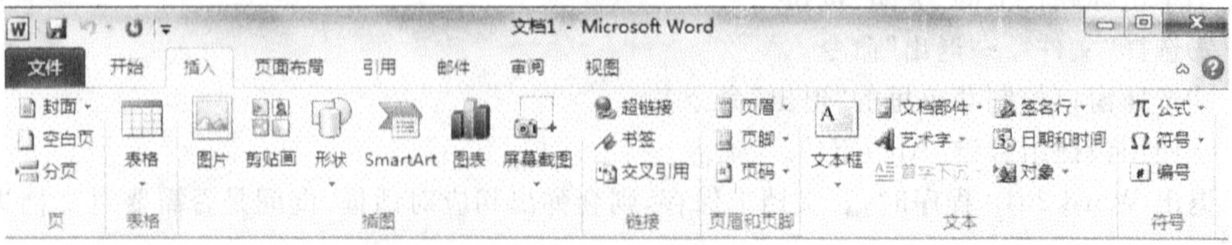

图 3-1-3 “插入”功能区

3. “页面布局”功能区

“页面布局”功能区包括主题、页面设置、稿纸、页面背景、段落、排列几个组，对应 Word 2003 的“页面设置”菜单命令和“段落”菜单中的部分命令，用于帮助用户设置 Word 2010 文档页面样式，如图 3-1-4 所示。

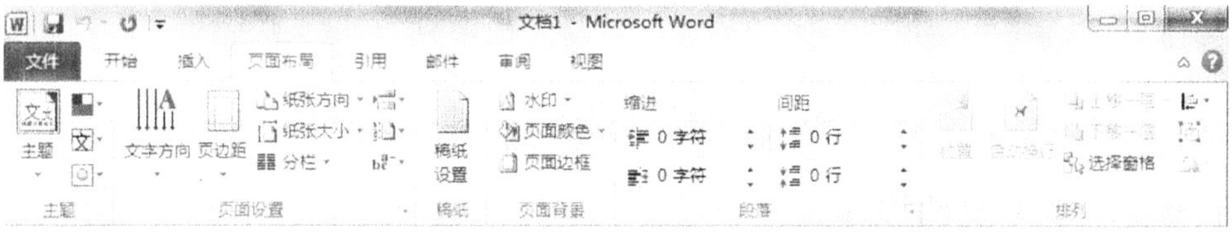

图 3-1-4　“页面布局”功能区

4. “引用”功能区

“引用”功能区包括目录、脚注、引文与书目、题注、索引和引文目录几个组，用于实现在 Word 2010 文档中插入目录等比较高级的功能，如图 3-1-5 所示。

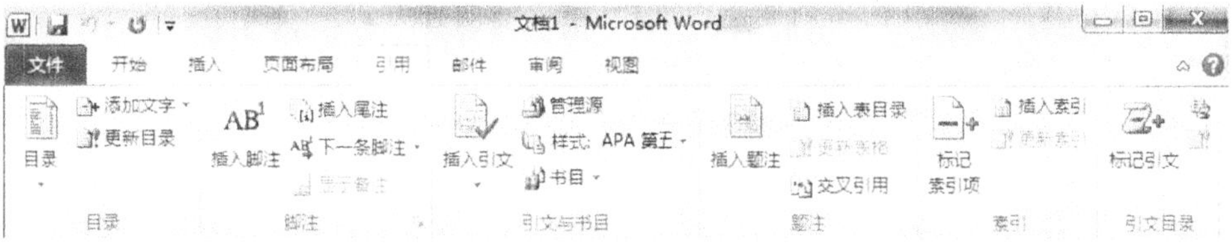

图 3-1-5　“引用”功能区

5. “邮件”功能区

“邮件”功能区包括创建、开始邮件合并、编写和插入域、预览结果和完成几个组，该功能区的作用比较专一，专门用于在 Word 2010 文档中进行邮件合并方面的操作，如图 3-1-6 所示。

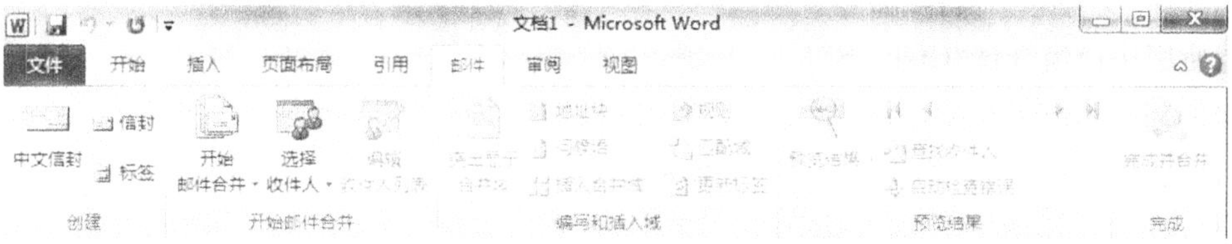

图 3-1-6　“邮件”功能区

6. “审阅”功能区

“审阅”功能区包括校对、语言、中文简繁转换、批注、修订、更改、比较和保护几个组，主要用于对 Word 2010 文档进行校对和修订等操作，适用于多人协作处理 Word 2010 长文档，如图 3-1-7 所示。

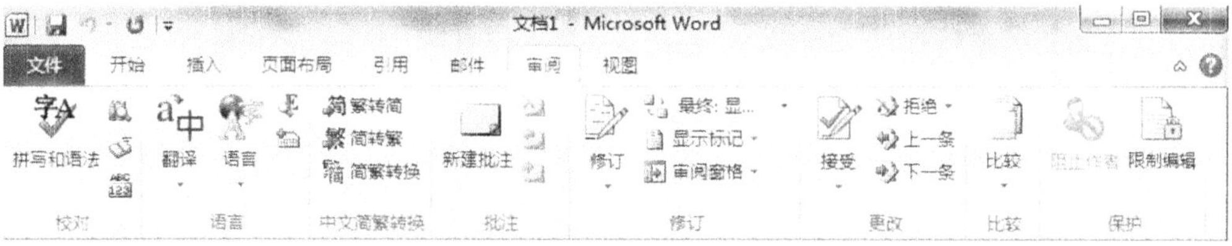

图 3-1-7　“审阅”功能区

7. “视图”功能区

“视图”功能区包括文档视图、显示、显示比例、窗口和宏几个组，主要用于帮助用户设置

Word 2010 操作窗口的视图类型，以方便操作，如图 3-1-8 所示。

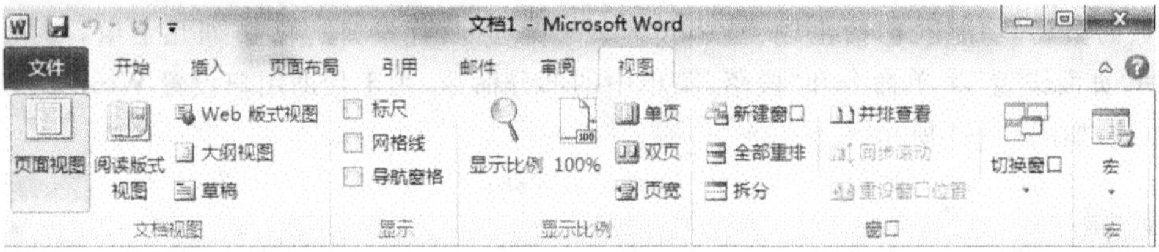

图 3-1-8　“视图”功能区

三、Word 2010 文档操作

（一）新建空白文档

启动 Word 2010 程序，在打开 Word 2010 窗口的同时会自动打开一个空白文档，且命名为“文档 1”。

若在打开的 Word 2010 窗口新建空白文档，有以下两种方式。

①单击“快速访问工具栏”的“新建文档”按钮。

②选择“文件”→“新建”→“可用模板”→“空白文档”命令。

（二）保存文档

用户编辑的文档是暂时存储在计算机内存中的，若要将文档存储在外存就应当进行文件保存操作，称为文档文件存盘。

文档保存方法如下。

①单击“快速访问工具栏”的“保存”按钮。

②选择“文件”→“保存”命令。

③使用快捷组合键“Ctrl＋S”。

如果文档以前未保存，第一次保存文档时会打开“另存为”对话框，如图 3-1-9 所示，用户可以选择设置保存位置、文件名、保存类型等信息。

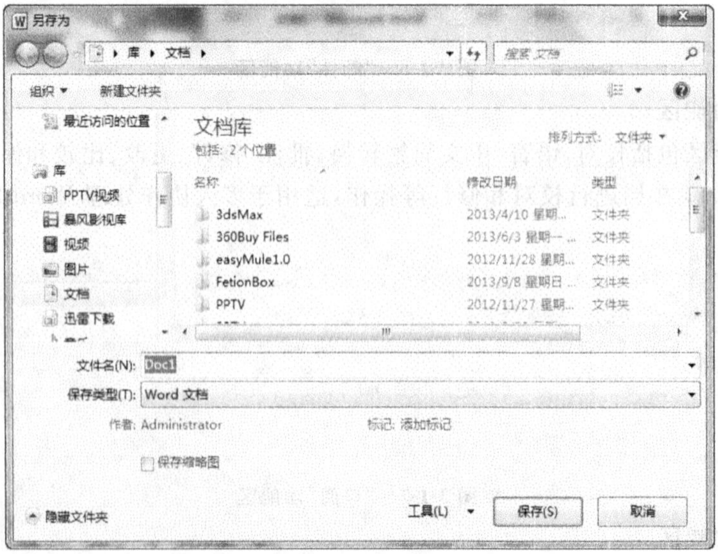

图 3-1-9　“另存为”对话框

如果保存是针对已有文件修改后进行保存操作，则按原文件名保存。如果已有文档保存时要改变保存设置，则选择“文件”→“另存为”命令，这时打开“另存为”对话框，可以对文件进行更名、变更文件存储位置、变更文件类型等操作。

（三）自动保存文档

为防止因系统断电或其他意外而导致文件数据丢失，Word 2010 提供了自动保存功能。如果 Word 2010 发生非正常关闭的意外，当再次启动 Word 2010 时，Word 2010 能自动将原文档从自动保存的临时文件中最大限度地恢复。

自动保存的设置操作如下：选择“文件”→“选项”，打开“Word 选项”对话框，选择“保存”选项卡，如图 3-1-10 所示。在“保存”选项里可设置“保存自动恢复信息时间间隔”等参数。

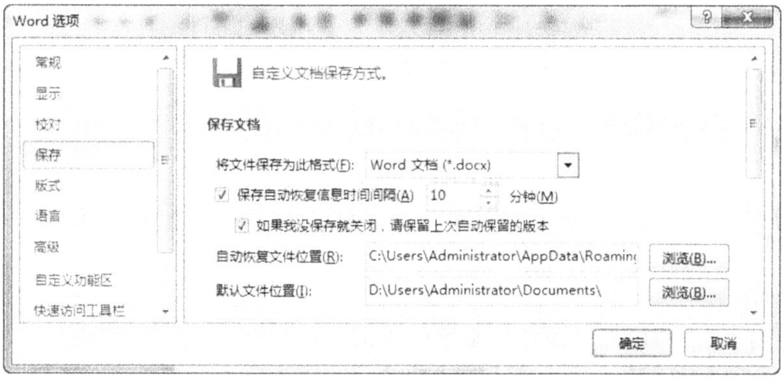

图 3-1-10　自动保存设置

四、输入文档

（一）输入文字

在文档编辑区里有一个不停闪烁的短竖线，称为插入点或光标。输入文字内容时，插入点会自动向前移动。用鼠标和键盘上的方向键可以改变插入点的位置。

（二）输入符号

标点符号可以从键盘输入，也可以从功能区的符号按钮选择，单击“插入”功能区的“符号”功能组的“符号”按钮，打开如图 3-1-11 所示的符号选项面板。

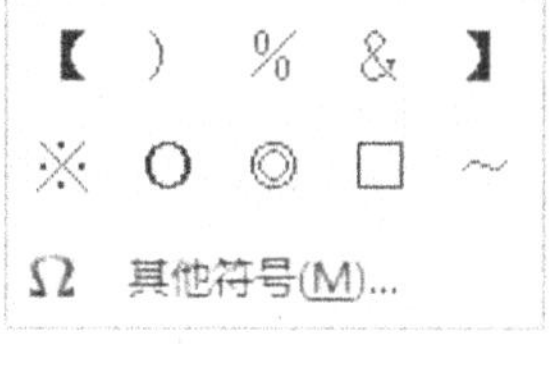

图 3-1-11　符号选项面板

若要在文字中输入键盘上没有的符号，如版权符号、商标符号、段落符号等，可以在“插入”

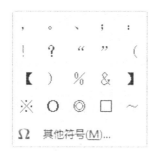

功能区的“符号”功能组里单击“符号”→“其他符号”，打开如图 3-1-12 所示的符号对话框，可以从“符号”和“特殊符号”里选择。

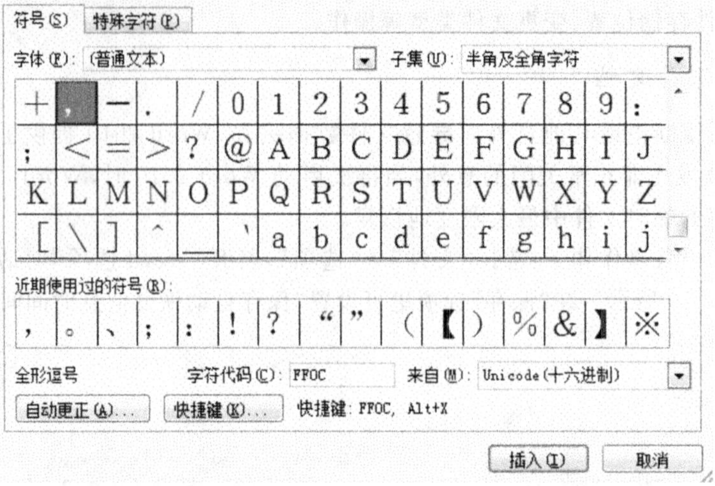

图 3-1-12　符号对话框

（三）换行

1. 自动换行

在文档里输入文字时，文字到达右缩进位置时，Word 2010 会自动换行，并默认首尾字符规则，使后置标点位于行尾。

2. 强制换行

在文档里输入文字时，用户也可以根据需要强制换行，有如下两种方法。

①硬回车。文档的自然段结束时需要强制换行。插入点确定在需要换行的地方，键入 Enter 键，即在插入点处插入硬回车符号“↵”（也称段落标记），表示当前自然段结束，同时插入点自动移动到下一行行首。

②软回车。软回车也称手动换行。插入点确定在需要换行的地方，键入“Shift＋Enter”键，即在插入点处插入软回车符号“↓”（也称换行标记），表示当前行结束，同时会在当前行下面自动添加一新行，插入点自动移动到下一行行首。

硬回车和软回车的区别：硬回车是将文字分成不同自然段；软回车是单纯的换行操作，软回车符前后的文字仍为一个自然段。

五、编辑文档

Word 2010 的编辑操作是指对文档的字符进行插入、修改、移动、复制、删除等操作。

（一）插入点定位

将插入点确定在文档中的某个位置称为插入点定位。插入点定位可以用鼠标定位和键盘定位实现。

1. 鼠标定位

在文档内容区域中需要定位鼠标的位置单击鼠标，可以将插入点定位于此处。

2. 键盘定位

键盘上的方向键可实现插入点相对当前位置上、下、左、右移动到目标位置。

①Home 键:将插入点移动到当前行行首。

②End 键:将插入点移动到当前行行尾。

③Page Up 键:向上翻屏。

④Page Down 键:向下翻屏。

⑤“Ctrl＋Home”组合键:将插入点移动到文档开始位置。

⑥“Ctrl＋End”组合键:将插入点移动到文档结束位置。

(二)插入与改写状态

Word 2010 文档文字输入有插入和改写两种状态,默认是插入状态。在插入状态下,在插入点处输入新内容,原有内容会自动向后移动。在改写状态下,新输入的内容会覆盖原有内容。

可以单击状态栏的“插入”或“改写”按钮进行插入与改写状态的切换,也可以按键盘上的 Insert 键实现插入与改写状态的切换。

(三)选定文本

Word 2010 文档中的文本在进行编辑和排版操作之前,首先要选定文本。文本的选定可以使用鼠标和键盘实现。

1. 使用鼠标选定文本

①选定一个单词:双击待选定的单词。

②选定一句:按住 Ctrl 键,同时单击待选定的句子。

③选定一行:移动鼠标到待选行的左边即选定域,鼠标指针变为向右倾斜的箭头时单击即可。

④选定一个自然段:鼠标移动到待选段落左边的选定域,双击即可。或者,鼠标指向待选段落,然后连续三次单击鼠标,即将此段落选定。

⑤选定整个文档:鼠标移动到文本左边的选定域,连续三次单击即可。或者,在“开始”功能区的“编辑”组里打开“选择”列表,选择“全选”命令。

⑥选定任意连续的文本:将鼠标指向待选文本的起始位置,按下鼠标左键拖动鼠标到待选文本的结束处,释放鼠标,即将鼠标拖动轨迹中的文本选定。另一种方法是,鼠标在待选文本开始处单击,然后按住 Shift 键,鼠标在待选文本结尾处单击,即可将两次单击处之间的文本选定。

⑦矩形块文本:按住 Alt 键,拖动鼠标,可选定拖动开始处和结尾处为对角线的矩形区域内的文本。

2. 使用键盘选定文本

Word 2010 提供了一系列键盘上的组合键来实现文本的选定,组合键操作方式如表 3-1-1 所示。

表 3-1-1 文本选定的键盘操作

组合键	选定范围
Shift＋→	选定插入点右边的一个字符(可连续按→选定多个字符)
Shift＋←	选定插入点左边的一个字符(可连续按←选定多个字符)

续表

组　合　键	选 定 范 围
Shift＋↑	选定到上一行对应位置之间的所有字符
Shift＋↓	选定到下一行对应位置之间的所有字符
Shift＋Home	选定到当前行行首
Shift＋End	选定到当前行行尾
Ctrl＋Shift＋Home	选定到文档的开始处
Ctrl＋Shift＋End	选定到文档的结尾处
Ctrl＋A	选定整个文档

（四）修改文本

在文本输入过程中若发生错误，可以进行修改，其方法如下。

1. 删除单个字符

删除字符使用删除键。按 Backspace 键删除插入点前面的一个字符；按 Delete 键删除插入点后面的一个字符。

2. 删除多个字符

选定要删除的词、句、行、自然段、任意连续文本或整个文档，按删除键 Backspace 或 Delete 执行删除操作。

3. 更改文字块内容

在插入状态，选定要更改的文字块，直接输入文字，即可更改选定文字块。

（五）移动或复制文本

有鼠标操作和剪贴板两种方法实现字符或文本的移动或复制。

1. 鼠标拖动法

①选定要移动或复制的文本；

②将鼠标指向选定的文本；

③按住鼠标左键拖动到目标位置即完成移动操作；鼠标拖动的同时按住 Ctrl 键可完成复制操作。

2. 使用剪贴板

①选定要移动或复制的文本；

②单击“开始”功能区“剪贴板”组的“剪切”或“复制”按钮；

③将插入点定位到目标位置；

④单击“开始”功能区“剪贴板”组的“剪切”或“复制”按钮。

六、格式排版

文档格式主要包括字符格式（字体、字形、字号等）、段落格式（对齐方式、行间距等）、页面格式（纸张大小、页边距等）。

（一）设置字符格式

字符格式的设置包括字体、字形、字号、字的颜色等的设置。字体是指字符的形体，有中文字体和英文字体；字形是指附加的字符形体属性，例如粗体、斜体等；字号是指字符的尺寸大小标准。设置字符的格式可以有以下三种方法。

1. 使用“开始”功能区的“字体”组

通过“开始”功能区的“字体”组的功能按钮可以完成字符格式的设置，它包括字体、字号、增大字体、缩小字体、更改大小写、清除格式、拼音指南、字符边框、字形（粗体、斜体、下划线）、字体颜色等工具按钮。

2. 使用“字体”对话框

单击“开始”功能区“字体组”右下角，打开“字体”对话框，如图 3-1-13 所示。

“字体”选项卡用于设置中（西）文字体、字形、字号、字体颜色、文字效果等格式；“高级”选项卡用于设置字符间距、Opentype 功能等格式。

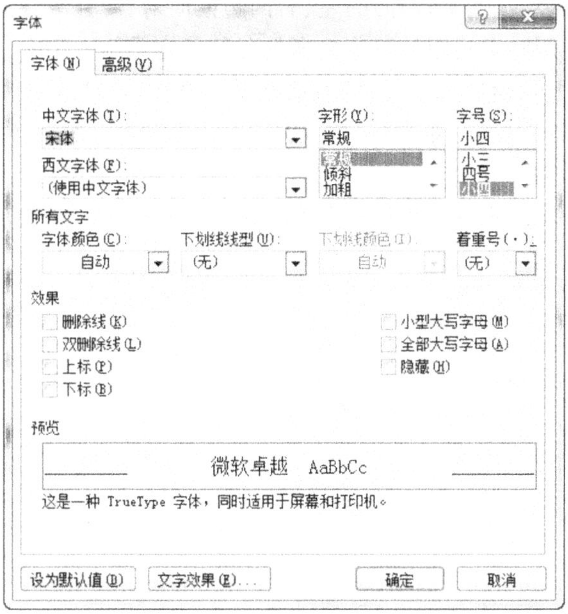

图 3-1-13　“字体”对话框

3. 使用“格式刷”工具

“格式刷”工具可以将选定对象的格式复制到另一个对象上。

在文档排版操作时，需要将多处不连续的文本对象设置为相同的格式，为了不用对每处对象都进行设置操作，可以先将一处对象设置好格式，然后将此格式复制到其他对象。操作方法如下：

①设置好一个对象的格式；

②选定设置好格式的对象；

③单击“开始”功能区→“剪贴板”组→ 格式刷 ；此时鼠标指标变成格式刷样式 ；

④移动鼠标到目标对象，鼠标拖动选定目标对象，格式即已复制。

⑤若要将格式复制到不同位置的多个对象，操作过程为：选定已有格式对象，双击“格式刷”按钮，然后用鼠标拖动的方式分别复制到各个对象；复制完成后按 Esc 键或者再次单击“格式刷”按钮即取消作用。

(二)设置段落格式

段落格式的设置包括对齐方式、缩进、行间距、段间距等格式的设置。设置段落格式通常采用“开始”功能区的“段落”组中的按钮,或者是“段落”对话框。

若对一个段落进行设置操作,先将插入点定位到段落中的任意位置;若对多个段落进行设置操作,先选定这些段落。

1. 对齐方式

Word 2010 的段落对齐方式有左对齐、右对齐、居中、两端对齐和分散对齐等方式。

◇ 左对齐:段落各行向左边界对齐。

◇ 右对齐:段落各行向右边界对齐。

◇ 居中:段落的文本内容在排版区域内居中对齐。

◇ 两端对齐:所选段落(除末行外)的左、右两边同时对齐。

◇ 分散对齐:通过调整字间距使段落文本的各行等宽。

在“开始”功能区的“段落”组或“段落”对话框里,可以设置段落的对齐方式。其操作如下:

①“段落”组按钮:选定段落,单击“开始”功能区的“段落”组的对齐方式按钮,可以完成相应的段落对齐方式的设置。

②“段落”对话框:单击“开始”功能区“段落”组的右下角,打开“段落”对话框,如图 3-1-14 所示。

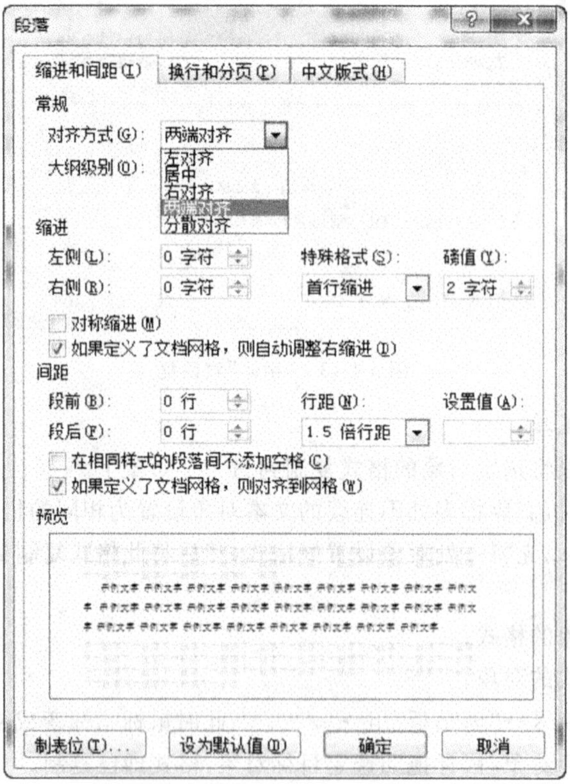

图 3-1-14 “段落”对话框

2. 段落缩进

段落缩进设置可以单击“页面布局”功能区的“段落”组,可以通过“左缩进”和“右缩进”选择框缩进设置操作，也可以通过如图 3-1-14 所示的“段落”对话框设置。

3. 行间距和段间距

行间距指段落中行与行之间的距离。段间距指段落与段落之间的距离。

行间距和段间距的设置可以单击“页面布局”功能区的“段落”组，在“间距”栏进行“段前”、“段后”设置。

或者，单击“开始”功能区的“段落”组的右下角，打开如图 3-1-14 所示的“段落”对话框进行设置，“间距”是设置段落“段前”、“段后”的间距，“行距”是设置行间距。

（三）设置页面格式

Word 2010 可以设置文档纸张大小、页边距、纸张方向等页面属性。单击“页面布局”，在“页面布局”功能区的“页面设置”组，有“文字方向”、“页边距”、“纸张方向”、“纸张大小”等设置列表项可选，以进行页面设置。

也可以单击“页面布局”功能区→“页面设置”的右下角，打开“页面设置”对话框进行设置，如图 3-1-15 所示。

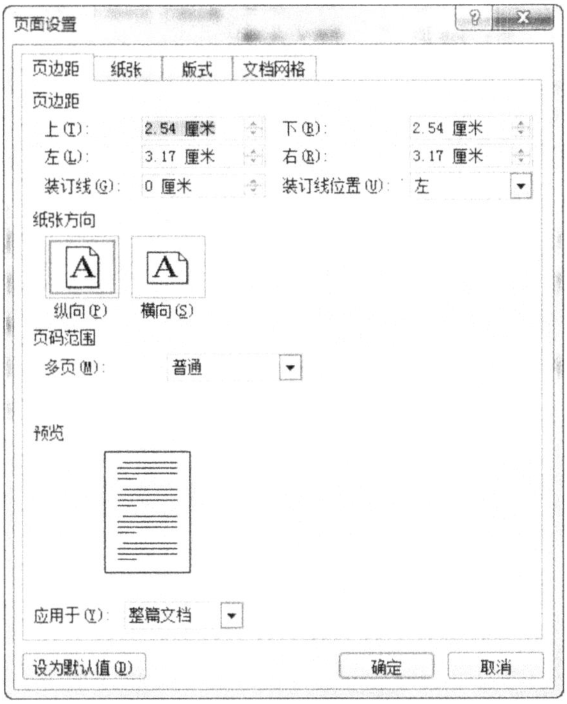

图 3-1-15　“页面设置”对话框

◇ 页边距：指正文编辑区与纸张边缘的距离。Word 2010 打印页边距内的文本，只有页眉和页脚、页码等可打印在页边距上。页边距选项卡内可设置页边距、纸张方向、页码范围等设置项。

◇ 纸张：可设置“纸张大小”和“纸张来源”。“纸张大小”选项指编辑、排版文档时使用的纸张尺寸类型。“纸张来源”指文档打印时是采用自动送纸方式还是采用手动送纸方式。

◇ 版式：设置节的起始位置、奇偶页的页眉和页脚是否相同等属性。

◇ 文档网格：设置文档每一页的行数、列数、文字排列方式等。

七、打印文档

如果系统里已安装好打印机和驱动程序，Word 2010 就可以打印文档了。选择“文件”→“打印”，会出现打印设置页面。在打印设置页面右边是打印预览区域，打印之前可以预先浏览文档的打印效果，若有错误可以及时修改。在打印预览区域右下角可以设置预览文档的显示大小比例。

在打印设置页面左边区域是打印设置选项区，如图 3-1-16 所示。用户可以根据需要设置各种打印参数，以下是打印设置参数说明。

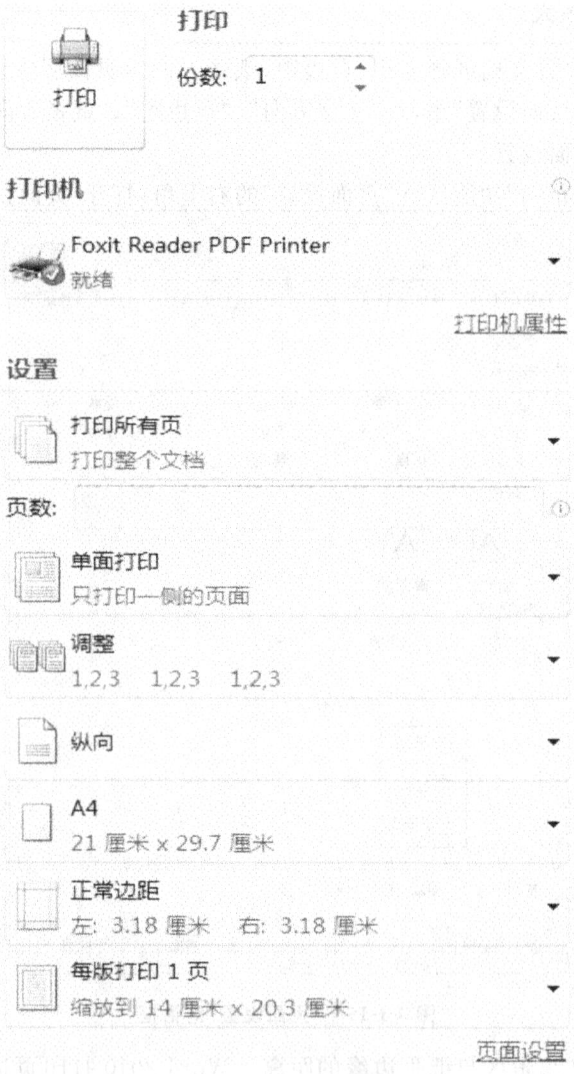

图 3-1-16 “打印”设置

◇“打印”项：可设置打印的份数。

◇“打印机”项：可选择已安装的打印机类型。

◇“设置”选项组：可设置打印的页数、纸张方向、页边距等参数。

◇“页面设置”按钮：可打开“页面设置”对话框进行设置。

八、查找与替换

Word 2010 提供了查找和替换功能，可以查找和替换字、词、句、图形、段落标记和制表符等。

1. 查找无格式文本

查找无格式文本有以下两种操作方式。

单击“开始”功能区“编辑”组的“查找”按钮，打开“导航”对话框，如图 3-1-17 所示。可以在“搜索文档”处输入要查找的文本内容，进行相应查找操作，若查找到匹配的相应文本，文档中凡此文本处皆以黄色底纹标识。

在“开始”功能区的“编辑”组选择“查找”列表框中的“高级查找”选项，打开“查找和替换”对话框，如图 3-1-18 所示，单击“查找”选项卡，在“查找内容”组合框里输入要查找的文本，然后单击“查找下一处”按钮执行查找操作。当查找到匹配的文本时，该文本将被自动设置成选定的文本块。再次单击“查找下一处”按钮，Word 2010 将在剩余的搜索范围内继续查找。

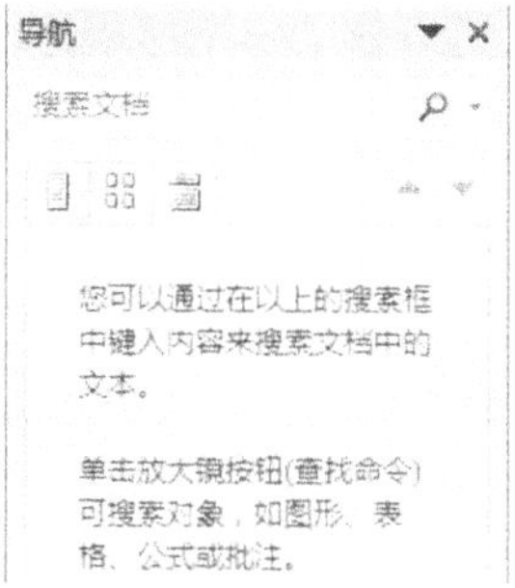

图 3-1-17 查找设置

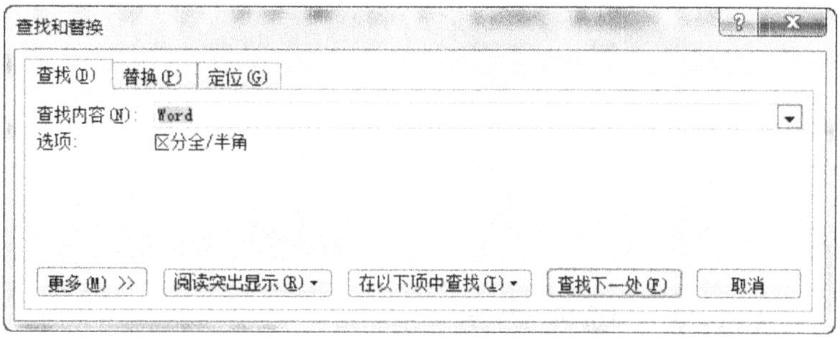

图 3-1-18 高级查找设置

2. 查找有格式文本

查找有格式文本的操作与查找无格式文本的“高级查找”方式基本相同，只是在输入查找内容后，单击“更少”中的“格式”按钮，设置要查找文本的格式，如图 3-1-19 所示。

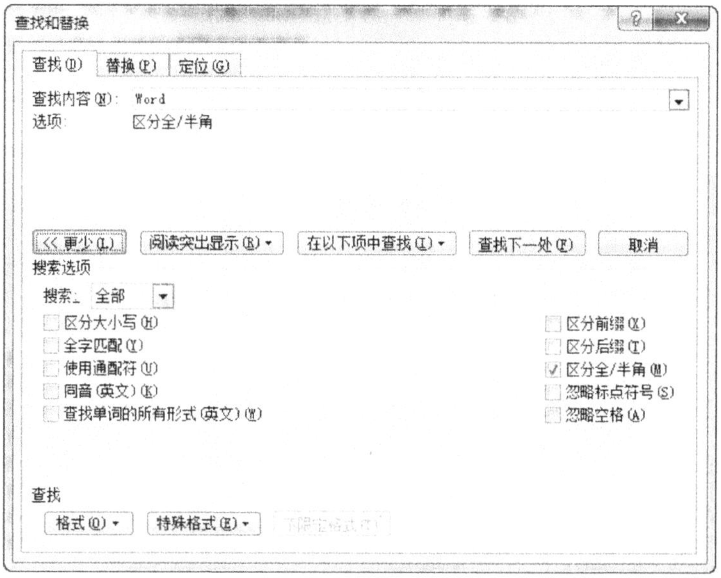

图 3-1-19 查找有格式文本设置

3. 替换文本和格式

单击“开始”功能区“编辑”组的“替换”按钮，打开“查找和替换”对话框的“替换”选项卡，如图 3-1-20 所示。替换操作是在查找基础上对文本进行自动替换。

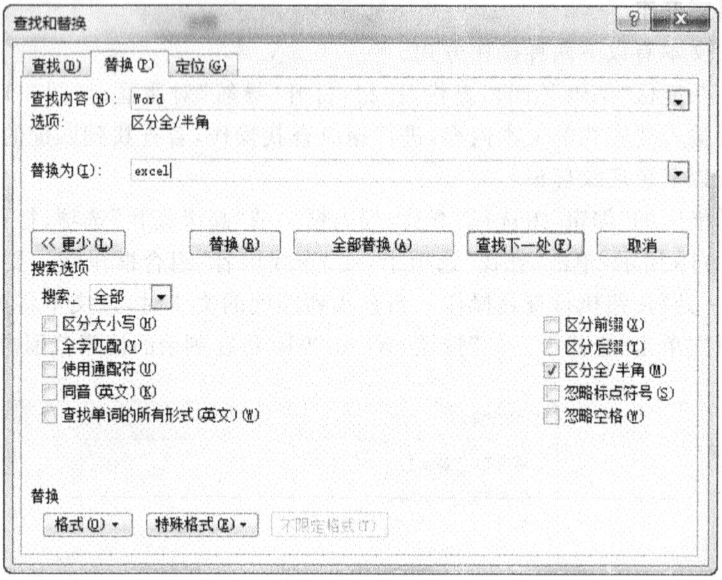

图 3-1-20　替换设置

3.1.2　操作实践

要完成图 3-1-21 所示的“会议通知”的编辑排版，可以按如下步骤进行操作。

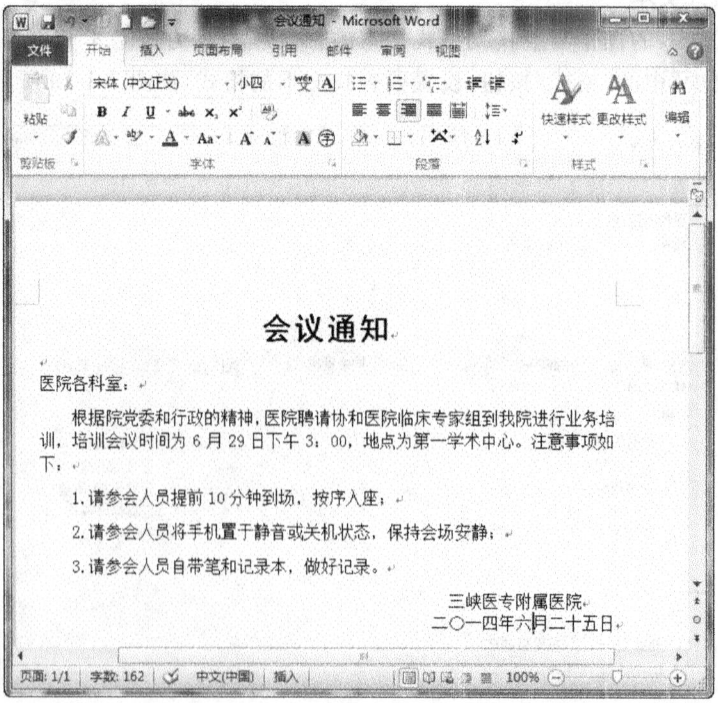

图 3-1-21　会议通知

一、创建文档

（1）双击桌面上的 Microsoft Office Word 2010 程序图标，打开 Word 2010 程序窗口，并自动新建一个名为“文档 n”（$n=1,2,3\cdots\cdots$）的空白文档。

（2）单击“快速访问栏”的“保存”按钮，打开“另存为”对话框。

（3）在“保存位置”下拉列表框中选择文档存盘的路径，在“文件名”组合框中将文件命名为“会议通知”，在“保存类型”列表框中选择“Word 文档”。

（4）单击“保存”按钮，将文档暂时存盘。

二、输入文字

在刚建立的空白文档中完成“会议通知”的文字输入。注意：在每个自然段的结束处按 Enter 键，表示结束本段。

三、页面设置

（1）单击“页面布局”功能区“页面设置”的右下角，打开“页面设置”对话框。

（2）选择“纸张”选项卡，在“纸张大小”下拉列表中选择“A4（21×29.7 cm）”选项，如图 3-1-22所示。

（3）选择“页边距”选项卡，在“页边距”选项组中设置上、下页边距为“2.5 厘米”，左、右页边距为“2.8 厘米”；在“纸张方向”选项组中选择“纵向”；在“应用于”中选择“整篇文档”；如图 3-1-23 所示。

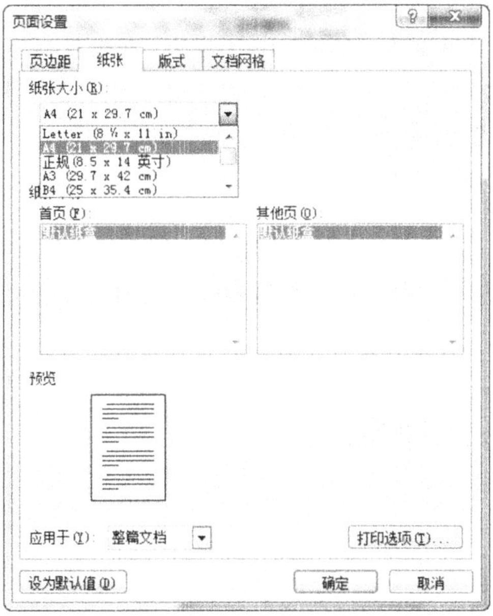

图 3-1-22　设置纸张大小

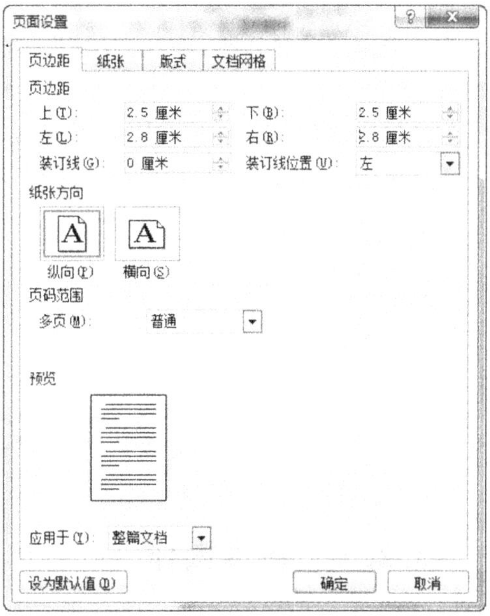

图 3-1-23　设置页边距

（4）单击“确定”按钮，完成页面设置。

四、格式排版

1. 标题排版设置

①用鼠标拖动的方法选定标题“会议通知”。

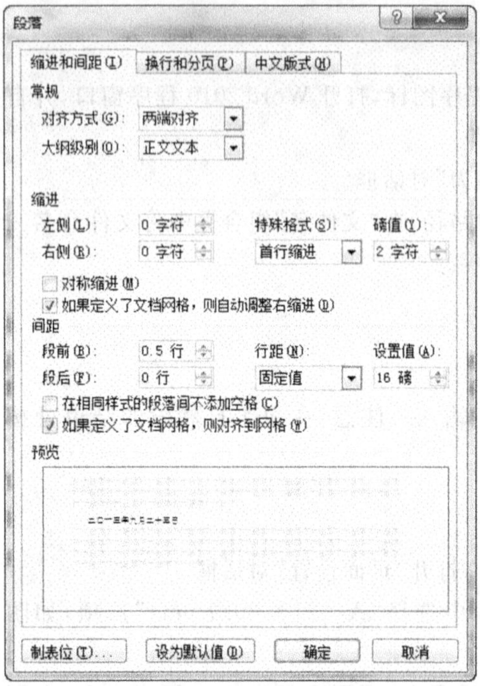

图 3-1-24　设置“段落”属性

②单击“开始”功能区，在“字体”组选择设置字体为“黑体”、字号为“二号”、字形为“B”(加粗)。

③在“段落”组单击居中按钮“≡”，将标题居中。

2. 正文排版设置

①鼠标移动到左边的选定栏，拖动鼠标，选定正文(包括正文抬头、正文、落款和日期)。

②打开“开始”功能区，在“字体”组里设置正文格式，字体为“宋体”，字号为“小四”。

③鼠标移动到左边的选定栏，拖动鼠标，选定正文的所有段落(不包括正文抬头、正文、落款和日期)。

④单击“开始”功能区“段落组”的右下角，打开“段落”对话框，如图 3-1-24 所示，选定“缩进和间距”选项卡，在“对齐方式”下拉列表里选择“两端对齐”选项；在“特殊格式”下拉列表里选择“首行缩进”，并在其后的“磅值”里设置为“2 字符”；在“间距”选项组设置“段前”为“0.5 行”；在“行距”下拉列表框中选择“固定值”，在其后的“设置值”中设置为“16 磅”。

⑤选定落款和日期，单击“开始”功能区“段落”组中的“文本右对齐”按钮，使此两行右对齐。

⑥选定落款，单击“页面布局”功能区，在“段落”组的“缩进”选项组设置右缩进 2 字符。

⑦单击“快速访问栏”的“保存”按钮，将当前排版好的文档存盘。

五、预览文档

选择“文件”→“打印”，打开“打印”设置页面，在右边预览区可对编辑排版完成的文档进行预览。

3.2　文档的格式排版

3.2.1　基本操作

一、视图模式

文档的视图是指文档的显示方式。Word 2010 提供了多种视图模式供用户选择，包括页面视图、阅读版式视图、Web 版式视图、大纲视图和草稿五种视图模式，如图 3-2-1 所示。用户可以在“视图”功能区中选择需要的文档视图模式，也可以在 Word 2010 文档窗口的右下方单击视图按钮选择视图。

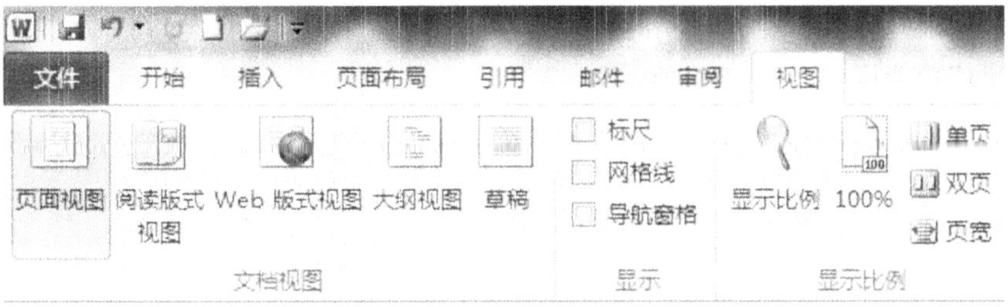

图 3-2-1　“视图”功能区

1. 页面视图

页面视图可以显示 Word 2010 文档的打印结果外观，主要包括页眉、页脚、图形对象、分栏设置、页面边距等元素，是最接近打印结果的页面视图，也是最常使用的一种视图模式。

2. 阅读版式视图

阅读版式视图以图书的分栏样式显示 Word 2010 文档，“文件”按钮、功能区等窗口元素被隐藏起来。在阅读版式视图中，用户还可以单击“工具”按钮选择各种阅读工具。

3. Web 版式视图

Web 版式视图以网页的形式显示 Word 2010 文档，Web 版式视图适用于发送电子邮件和创建网页。

4. 大纲视图

大纲视图主要用于设置 Word 2010 文档和显示标题的层级结构，并可以方便地折叠和展开各种层级的文档。大纲视图广泛用于 Word 2010 长文档的快速浏览和设置。

5. 草稿视图

草稿视图取消了页面边距、分栏、页眉页脚和图片等元素，仅显示标题和正文，是最节省计算机系统硬件资源的视图方式。

二、项目符号与编号

项目符号与编号的作用是以段落为单位的。

1. 项目符号

在“开始”功能区内的“段落”组单击“项目符号”按钮，则会在当前段落首部出现项目符号。单击“项目符号”右边的箭头可选择不同的项目符号样式。按 Enter 键后，新段落将自动生成相同的项目符号。如果连续按两次 Enter 键，则新段落会自动取消项目符号。

2. 编号

项目符号与编号的区别：项目符号使用相同的前导符号，编号是连续变化的数字或者字母。创建编号有如下两种方法。

①在“开始”功能区内的“段落”组单击“编号”按钮，则会在当前段落首部出现编号。单击“编号”右边的箭头可选择不同的编号格式。

②单击“插入”功能区，在“符号”组单击“编号”按钮。

三、页眉和页脚

页眉和页脚是文档中存放特殊内容的区域，通常显示文档的附加信息，常用来插入时间、日期、页码、单位名称、徽标等。页眉处于页面的上边距区域，页脚处于页面的下边距区域。

设置页眉和页脚的操作步骤如下。

①单击“插入”功能区，在“页眉和页脚”组单击“页眉”按钮，选择“空白”项，打开“页眉和页脚工具(设计)”功能区，如图 3-2-2 所示。

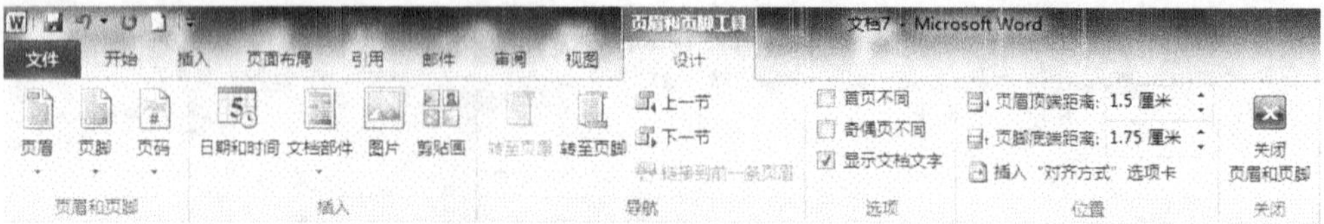

图 3-2-2 “页眉和页脚工具设计”功能区

同时，在文档上边距区域出现页眉编辑区，如图 3-2-3 所示。在页眉编辑区“键入文字”处输入页眉文本内容。可以选择“页眉和页脚工具设计”功能区的选项进行设置。

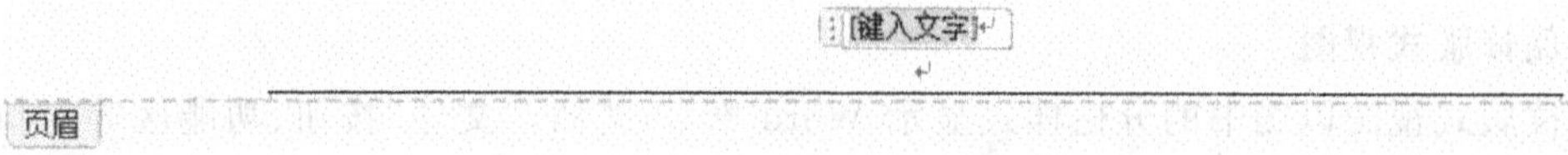

图 3-2-3 页眉编辑区(页上边距位置)

②在“页眉和页脚工具(设计)”功能区，单击“页眉和页脚”功能的“页脚”按钮，选择“空白”项，切换到页脚编辑，如图 3-2-4 所示。

图 3-2-4 页脚编辑区(页下边距位置)

③通过“页眉和页脚工具(设计)”功能区的各个功能按钮插入页码、页数、日期和时间等。

④可以设置页眉和页脚的字符格式、段落格式。

⑤页眉和页脚设置完成，在“页眉和页脚工具设计”功能区的“关闭”功能组单击“关闭页眉和页脚”按钮，返回正文编辑窗口。

四、样式

样式就是应用于文档中的文本、表格和列表的一组格式。当应用样式时，系统会自动完成该样式中所包含的所有格式的设置工作，可以大大提高排版的工作效率。

样式通常有字符样式、段落样式、表格样式和列表样式等类型。Word 2010 允许用户自定义上述类型的样式。同时还提供了多种内建样式，如标题、正文等样式，可以快速对选定内容进行格式设置。

应用样式的操作：选定需要应用样式的段落，在“开始”功能区的“样式”功能组选择某个样式即完成设置。

五、编制目录

目录即文档中的标题的列表，Word 2010 提供了为文档手动生成目录和自动生成目录的功能。

1. 定义文档结构

定义文档结构，就是指定文档中的各级标题和正文文本，或称为指定段落的大纲级别。标题按等级从高到低的顺序分为一级至九级标题，正文文本的大纲级别最低。

定义标题及标题的级别有以下两种方法。

(1)使用标题样式。先选定要作为标题的段落，然后应用 Word 2010 内置的标题样式。用户通过“样式”功能也可以自定义文档中各级标题的样式。

(2)使用大纲级别。单击“视图”功能区，在“文档视图”功能组选择“大纲视图”选项，打开“大纲”功能区，如图 3-2-5 所示，选择段落，设置大纲级别为相应的几级标题。

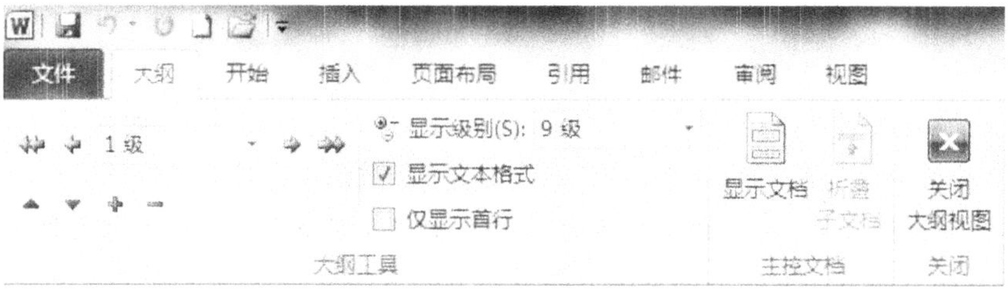

图 3-2-5　“大纲”功能区

2. 生成目录

定义了文档结构，即指定了文档的各级标题后，生成文档的目录操作如下。

①插入点定位在要插入目录的位置。

②单击“引用”功能区，在“目录”功能组单击“目录”，打开“内置”列表，如图 3-2-6 所示，可以选择“手动目录”或“自动目录”，即手动生成目录或者自动生成目录。

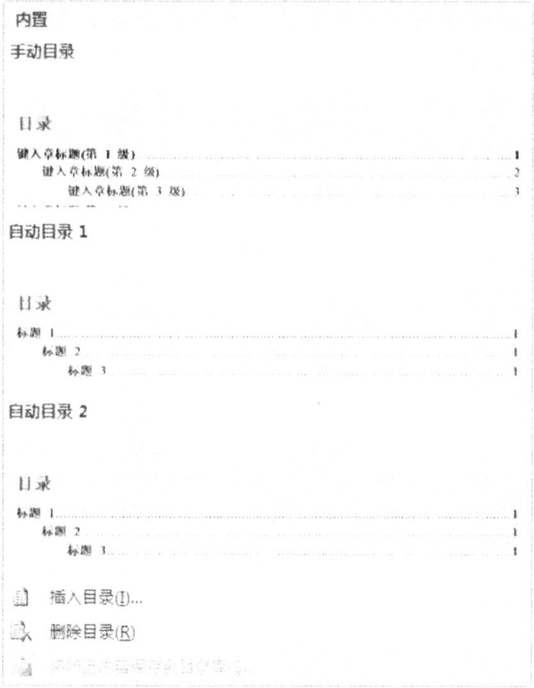

图 3-2-6　目录设置选项

3. 更新目录

如果生成目录后，文档内容进行了修改，导致文档中标题的页码发生了改变，和目录不相符合，此时需要更新目录。更新目录的操作是，单击“引用”功能区，在“目录”功能组单击“更新目录”选项，完成目录的更新。

在定义好某个标题后，利用“格式刷”工具可以将该标题的级别及格式复制给文档中的其他同级标题，这样可以提高定义标题的效率。

六、撤销与重复

在编辑文档和对文档排版时可能会有误操作，Word 2010 提供了撤销和恢复功能。Word 2010 会将前面的操作逐条记录下来，以便用户能够撤销刚刚进行的操作或者重新恢复被撤销的操作。

1. 撤销

如果要取消最近的操作，单击“快速访问工具栏”的撤销按钮。如果要取消以前的操作，单击撤销按钮旁边的向下的箭头，打开列表，选择要撤销的选项。

执行一次撤销操作后，若又要取消刚才的撤销操作，则单击“快速访问工具栏”的“恢复”按钮。

只有执行了撤销操作以后，恢复功能才有效。

2. 重复

Word 2010 能够取消上次操作，还可以重复操作，操作方法是单击“快速访问工具栏”的“重复”按钮。

3.2.2 操作实践

如图 3-2-7 所示的项目计划书较前面小节的基本编辑排版增加了新的版式元素，完成此文档的编辑排版操作步骤如下。

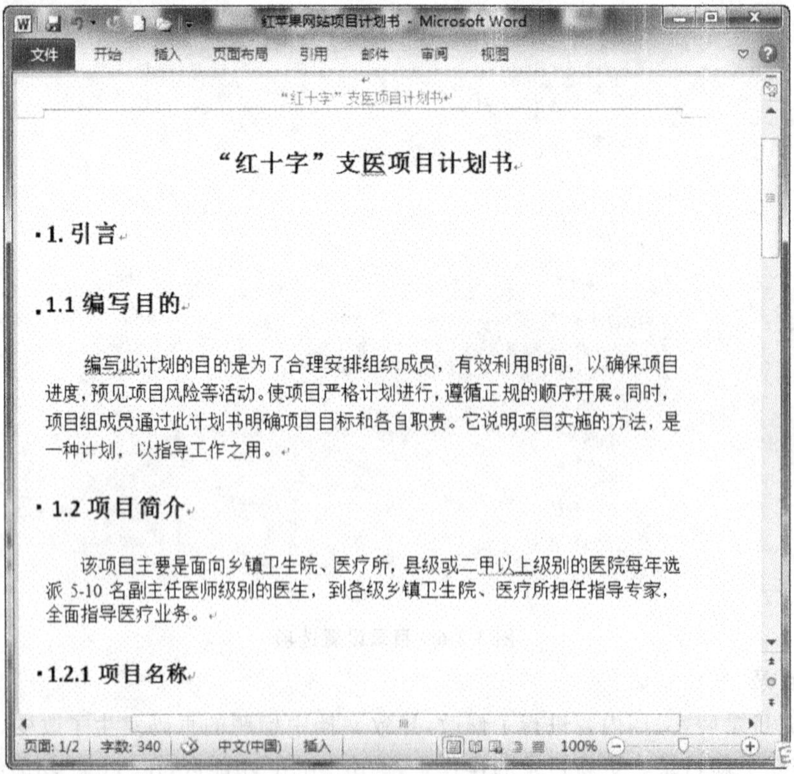

图 3-2-7　项目计划书

一、创建文档

(1)启动 Word 2010 程序，Word 自动打开一个空白文档。

(2)输入图 3-2-7 所示项目计划书的所有文字。

(3)保存文档，文件命令为"'红十字'支医项目计划书"，文件类型为"Word 文档"。

二、设置页眉和页脚

(1)单击"插入"功能区，在"页眉和页脚"功能组单击"页眉"按钮，在打开的列表中选择"空白"，打开"页眉和页脚工具设计"功能区，同时切换到页眉和页脚的编辑状态，插入点自动停留在当前页面的页眉处。

(2)在页眉的"输入文字"处，输入"'红十字'支医项目计划书"，作为各页的页眉。

(3)在"页眉和页脚工具设计"功能区的"页眉和页脚"功能组里单击"页脚"，切换到页脚编辑区，插入点自动定位在页脚处。

(4)在"页眉和页脚"功能组单击"页码"按钮，在打开的列表中选择"当前位置"→"普通数字"，即在页脚处添加了页码。

三、设置格式

(1)选定全部正文(除第一行标题外)。

(2)字体设置。单击"开始"功能区"字体"功能组的右下角，打开"字体"对话框，设置正文的中文字体为"宋体"，西文字体为"Times New Roman"，字号为"小四"，单击"确定"按钮，如图 3-2-8 所示。

(3)段落设置。单击"开始"功能区"段落"功能组的右下角，打开"段落"对话框，设置正文对齐方式为"两端对齐"，特殊格式为"首行缩进"，磅值为"2 字符"，行距为"固定值"，设置值为"18 磅"，单击"确定"按钮，如图 3-2-9 所示。

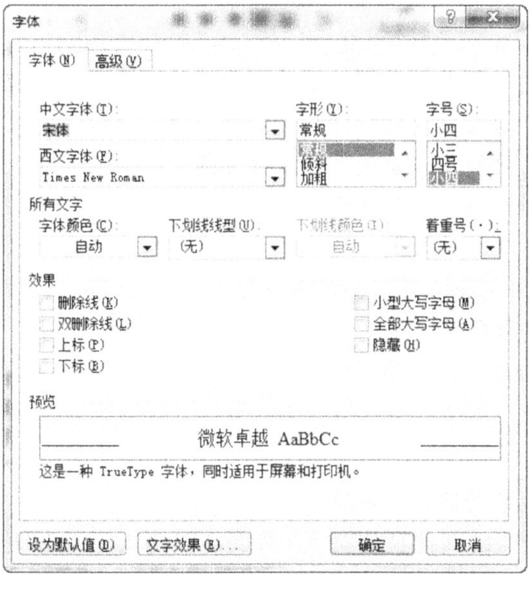

图 3-2-8　设置正文字体格式

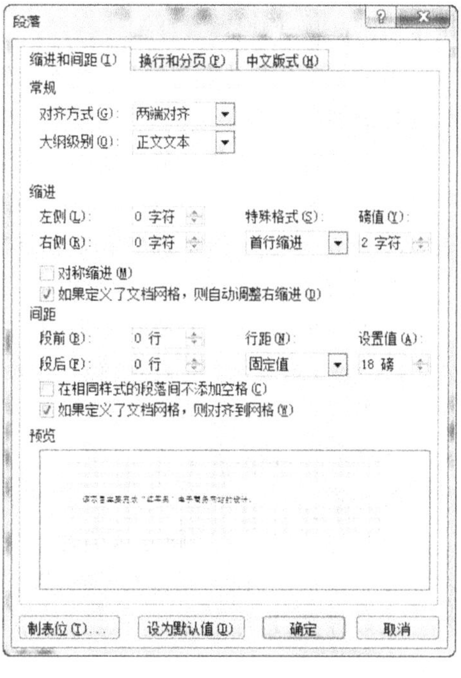

图 3-2-9　设置正文段落格式

(4)插入点定位到文档第一行的标题，在“开始”功能区的“样式”功能组选择“标题”选项，将“标题”样式定义的字体格式和段落格式应用于第一行文字。

(5)同上一步的操作方法，将“样式”功能组的“标题 2”应用于第二级标题(即正文中的“1.引言”及同级标题)；将“标题 3”应用于第三级标题(即正文中的“1.1 编写目的”及同级标题)；将“标题 4”应用于第四级标题(即正文中的“1.2.1 项目名称”及同级标题)。

四、设置项目符号

选定文档中需要设置项目符号的连续段落，在“开始”功能区的“段落”功能组里单击“项目符号”按钮，打开列表，选择实心圆点文档项目符号。

3.3 文档的图文混排

3.3.1 基本操作

Word 2010 文档中常用的图形元素主要包括 Microsoft Office 自带的剪贴画和艺术字、用绘图工具绘制的图形、常见格式的图片文件等。

一、节格式化

节是指一种排版格式的范围。默认方式下，Word 2010 将整个文档视为一“节”，故对文档的页面设置是应用于整篇文档的。一篇文档可以划分为若干部分，每个部分可以是一个段落，或是多个段落，因此将这每个部分称为一个节。每个节可以采用不同的版面布局，即可以设置不同的格式。

相邻的两个节之间用分节符分隔，分节符中存储了“节”的格式设置信息，分节符的格式仅对其前面的节起作用。可以用 Delete 键删除分节符及其前面的节的格式，而该节的格式将继承下一节的格式特征。

节的格式化操作包括分节、页面设置、分页、分栏等。

1. 分节

在普通视图下，节与节之间用一条双虚线分隔，称为分节符。分节的操作是：插入点定位到新节的开始位置，单击“页面布局”功能区中“页面设置”功能组的“分隔符”，打开“分隔符”列表，在“分节符”选项组中选择需要的分节符类型，分节符将新建在插入点之前。

“分节符”选项组集合了四个选项，表示分节符的类型，其含义如下。

①下一页：插入分节符并分页，下一节从下一页顶端开始。

②连续：插入分节符，但不插入分页符，下一节从插入点后面位置开始。

③偶数页：插入分节符并分页，下一节从新的偶数页顶端开始。

④奇数页：插入分节符并分页，下一节从新的奇数页顶端开始。

2. 分页

分页包括软分页和硬分页两种。

①软分页：当到达页面末尾时，Word 2010 会自动插入分页符。

②硬分页：也称为强制分页。如果想要在文档的其他位置分页，那么可以插入手动分页符，有以下两种方法。

方法 1：插入点定位在需要分页的位置，按“Ctrl＋Enter”组合键。

方法 2：切换到“插入”功能区，在“页”功能组单击“分页”选项，如图 3-3-1 所示。

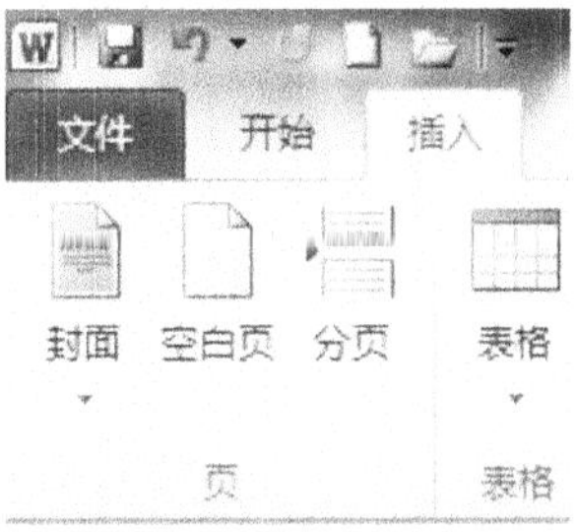

图 3-3-1　“页”功能组

3. 分栏

报纸杂志的排版中常见一页中有多栏版式，前栏末尾与后栏开头相衔接。设置分栏版式的操作如下。

①选定要分栏的文本。

②单击“页面布局”功能区，在“页面设置”功能组单击“分栏”选项，在打开的分栏列表中有“一栏”、“两栏”、“三栏”等选择项可选。若要进行复杂的分栏设置，单击列表中的“更多分栏”，打开“分栏”对话框，如图 3-3-2 所示，用户可以改变栏数（最多可以设置 11 栏）、改变栏间距离、添加栏分隔线等。

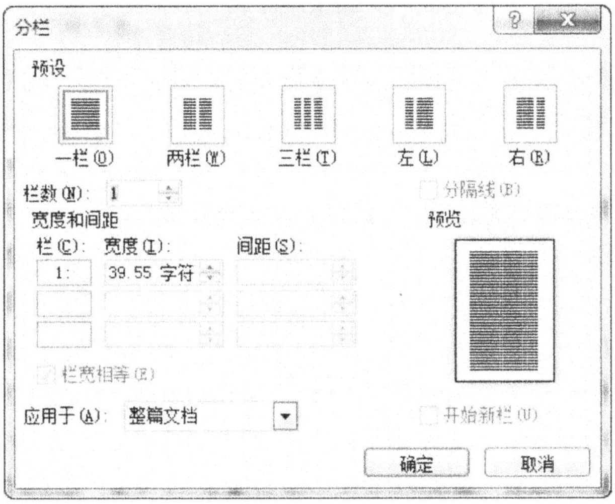

图 3-3-2　“分栏”对话框

当使用以上方法设置的多栏版式的最后一栏可能不是满栏或者为空，此时需要平衡栏的长度，使各栏长度相等。方法是将插入点定位在多栏版式的文本末尾，切换到“页面布局”功能区，在“页面设置”功能组单击“分隔符”，在列表中选择“分节符”选项组的“连续”选项。

二、艺术字

Word 2010 提供了“艺术字”的特殊字体效果，在文档中适当使用艺术字可增强文档的可读性和版式的美感，设置艺术字的操作步骤如下。

(1)将插入点定位到准备插入艺术字的位置。在“插入”功能区中，单击“文本”分组中的“艺术字”按钮，并在打开的艺术字预设样式面板中选择合适的艺术字样式；同时，在插入点位置出现艺术字文字编辑框，在功能区位置打开“绘图工具(格式)”功能区，包括“艺术字样式”功能组，如图 3-3-3 所示。

(2)在艺术字文字编辑框中直接输入艺术字文本即可。

(3)在“绘图工具(格式)”功能区的“艺术字样式”功能组，可以设置艺术字的“文本填充”、“文本轮廓”、“文本效果”等。

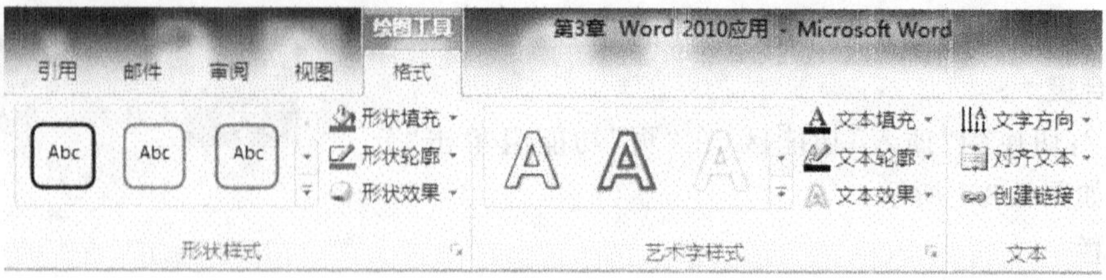

图 3-3-3 “艺术字样式”功能组

三、文本框

利用文本框，用户可以将 Word 文本很方便地放置到 Word 2010 文档页面的任意指定位置，而不必受到段落格式、页面设置等因素的影响。Word 2010 内置有多种样式的文本框供用户选择使用。

插入文本框的操作步骤如下。

①切换到“插入”功能区。在“文本”功能组中单击“文本框”按钮，打开“内置”文本框选项列表。

②在打开的“内置”文本框列表中选择合适的文本框类型，例如选择“简单文本框”，在文档中出现一个虚线环绕的文本框。也可以选择“绘制文本框”或“绘制竖排文本框”，如图 3-3-4 所示。

③所插入的文本框处于编辑状态，直接输入文本内容即可。

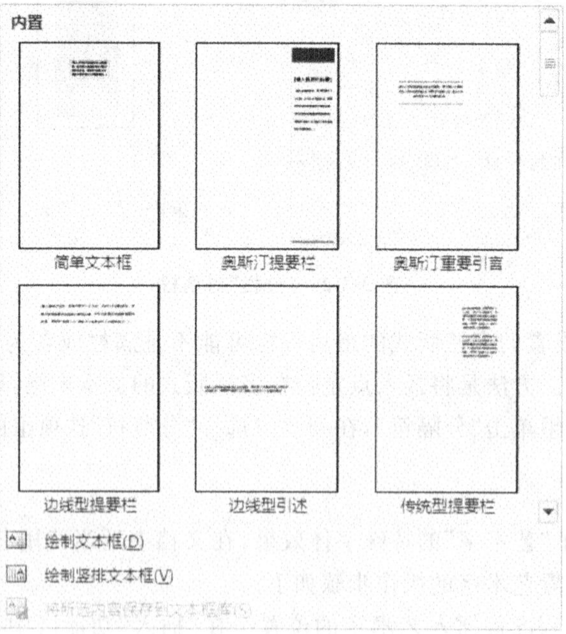

图 3-3-4 文本框列表

四、图形处理

Word 2010 自带图片剪辑库，能够识别多种图形格式，用户可以将大部分图形不经修改地插入当前文档。Word 2010 图形的处理在“插入”功能区的“插图”功能组完成，如图 3-3-5 所示，包括插入图片、剪贴画、形状、SmartArt、图表、屏幕截图等。

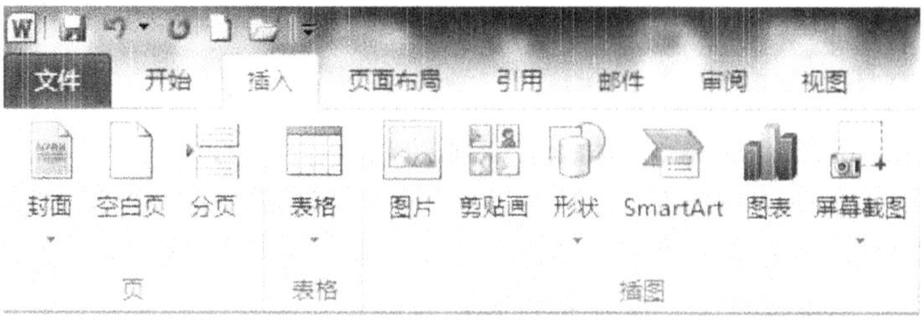

图 3-3-5　“插图”功能组

（一）插入图形

1. 插入图片

将插入点定位在要插入图片的位置，单击“插入”功能区，在“插图”功能组单击“图片”选项，打开“插入图片”对话框，选择相应图片即可。

2. 插入剪贴画

插入剪贴画的操作步骤如下。

①将插入点定位在要插入剪贴画的位置，单击“插入”功能区，在“插图”功能组单击“剪贴画”选项，打开“剪贴画”任务窗格，如图 3-3-6 所示，在“搜索文字”编辑框中输入准备插入的剪贴画的关键字，如“植物”，在“结果类型”编辑框单击下拉三角按钮，在类型列表中仅选中“插图”复选框。

②如果当前计算机处于联网状态，则可以选中“包括 Office. com 内容”复选框。完成搜索设置后，在“剪贴画”任务窗格中单击“搜索”按钮。如果被选中的收藏集中含有指定关键字的剪贴画，则会显示剪贴画搜索结果，如图 3-3-7 所示。

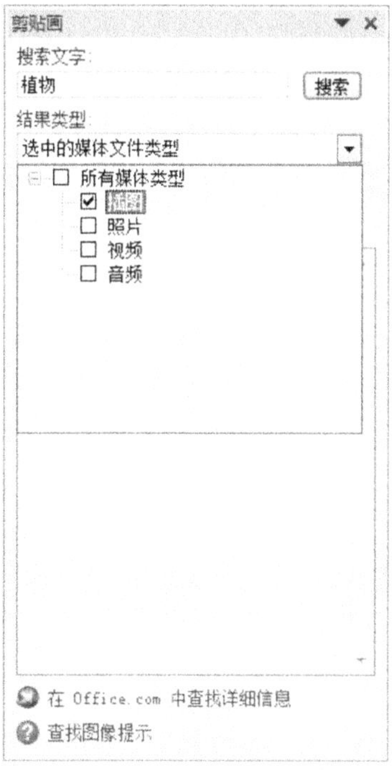

图 3-3-6　剪贴画搜索设置

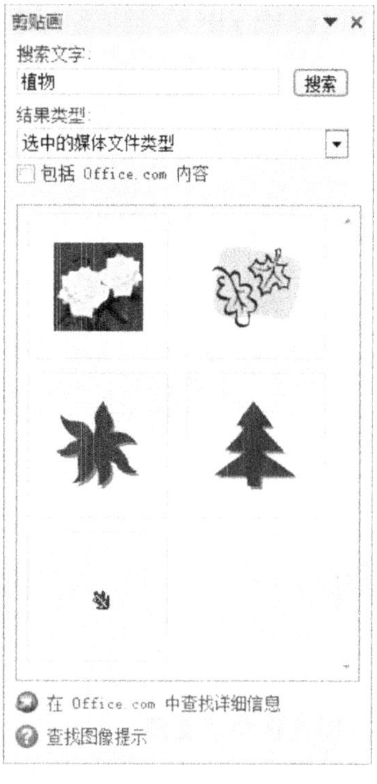

图 3-3-7　剪贴画搜索结果

③单击合适的剪贴画，或单击剪贴画右侧的下拉三角按钮，并在打开的菜单中单击“插入”按钮即可将该剪贴画插入 Word 2010 文档。

3. 插入形状

插入形状是指在文档中插入自选图形，步骤如下。

①将插入点定位在要插入图片的位置，单击“插入”功能区，在“插图”功能组单击“形状”选项，打开形状选项面板，包括最近使用的形状、线条、矩形、基本形状、箭头总汇、公式形状、流程图、星与旗帜、标注等各种类型，选择需要的形状即可。

②当鼠标指针变为十字架形式，按下鼠标左键不放，拖动鼠标，所选形状建立在文档中。

（二）设置图形格式

Word 2010 提供了图片编辑功能，能够直接在文档中编辑和处理图片。

在文档中单击图片，图片自动处于选定状态，此时图片四周出现 8 个控制点，称为控制柄。

1. 图片缩放

①使用鼠标缩放图片。单击选定图片，用鼠标拖动图片上的控制柄即可改变图片尺寸大小。

②精确缩放图片。

方法 1：选定图片，打开“图片工具（格式）”功能区，在“大小”功能组可以通过设置“高度”和“宽度”的数值精确放置图片。

方法 2：选定图片，单击鼠标右键，在弹出的快捷菜单中选择“大小和位置”选项，打开“布局”对话框，选择“大小”选项卡，可以精确设置图片高度、宽度、旋转、缩放、原始尺寸等（图 3-3-8）。

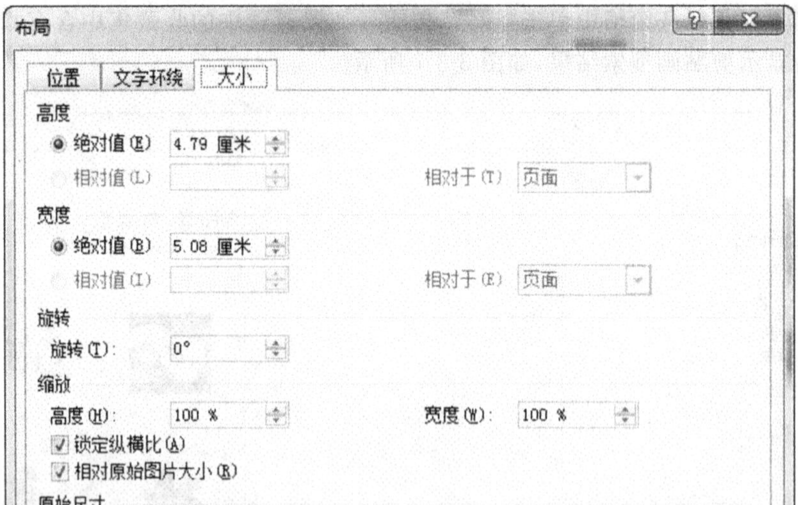

图 3-3-8　图片大小设置

2. 图片移动或复制

用鼠标拖动图片，即可在文档页面上移动图片。或者选定图片，通过“剪切”→“粘贴”移动图片，“复制”→“粘贴”复制图片。

3. 图文混排

图文混排是指图形和文字的布局版式。单击选定图片，会打开“图片工具(格式)”功能区，在“排列”功能组可设置图片的文字环绕方式，如图 3-3-9 所示。

单击“位置”选项，打开如图 3-3-10 所示的选项面板，可选择合适的文字环绕方式。

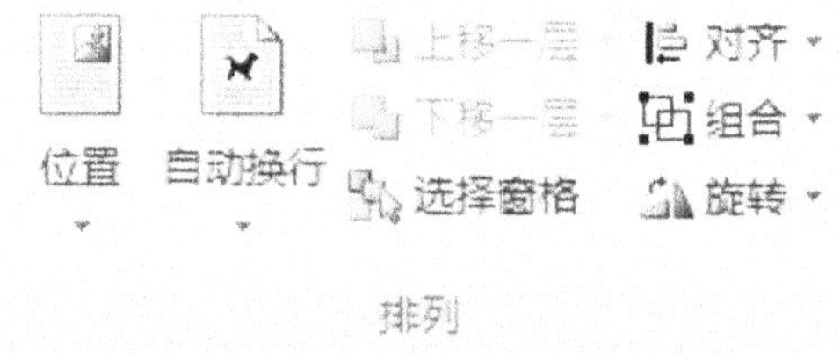

图 3-3-9　“排列”功能组

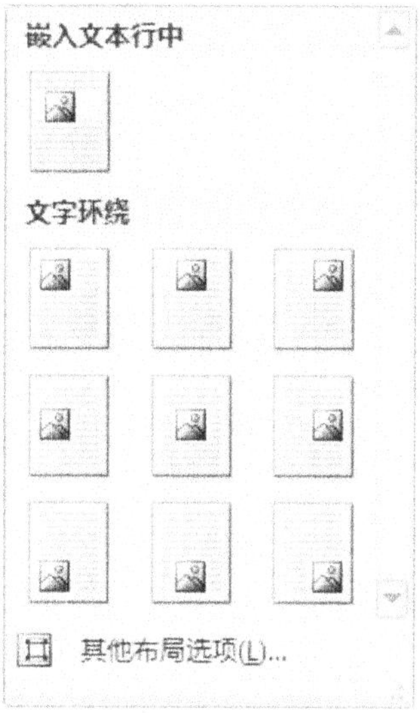

图 3-3-10　“位置”选项面板

单击“自动换行”选项，也可打开文字环绕选项列表，可选择需要的文字环绕图片方式(图 3-3-11)。若在列表中选择“其他布局选项”，将打开如图 3-3-12 所示的“布局”对话框，选择“文字环绕”选项卡，也可进行文字环绕的设置。

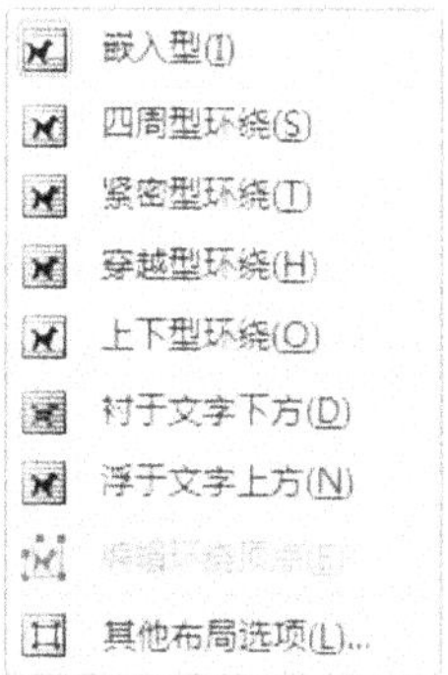

图 3-3-11　文字环绕选项

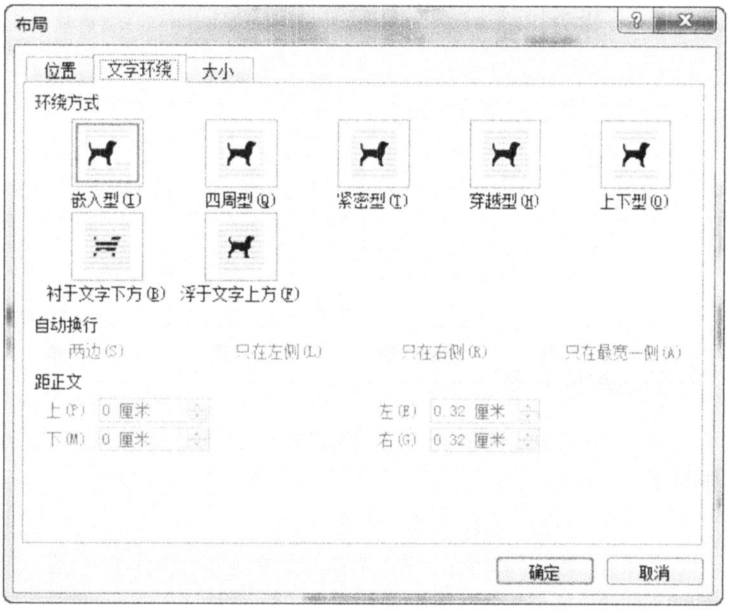

图 3-3-12　“布局”对话框

4. 图片属性设置

单击选定图片，打开“图片工具(格式)”功能区(图 3-3-13)，在“调整”功能组和“图片样式”功能组可以对图片的亮度、对比度、设置透明色、阴影等属性进行设置。或者，鼠标右键单击选定图片，在快捷菜单中选择“设置图片格式”选项，打开“设置图片格式”对话框，进行图片属性设置，如图 3-3-14 所示。

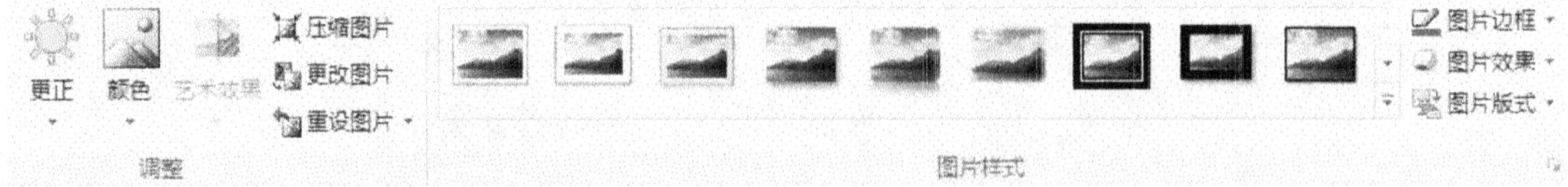

图 3-3-13 “图片工具(格式)”功能区

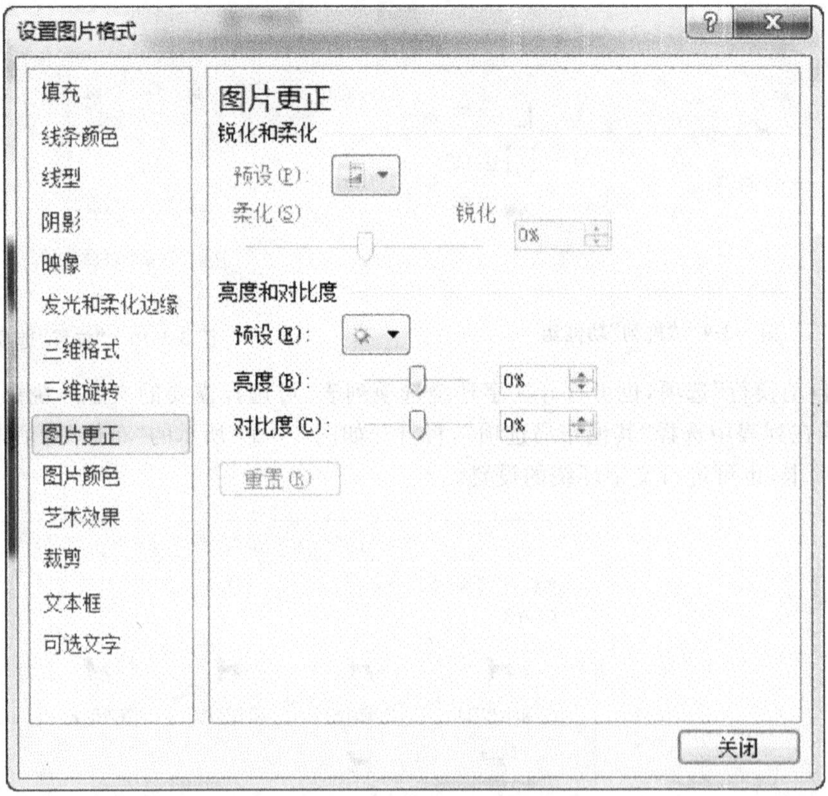

图 3-3-14 “设置图片格式”对话框

五、首字下沉

在报刊排版设计中，一篇文档的第一个字要突出显示，用首字下沉操作可以实现。操作步骤如下。

①将插入点定位在文档段落中。

②单击“插入”功能区，在“文本”功能组单击“首字下沉”选项，在打开的列表中选择下沉的样式。或者，选择“首字下沉”选项，打开“首字下沉”对话框设置，如图 3-3-15 所示。

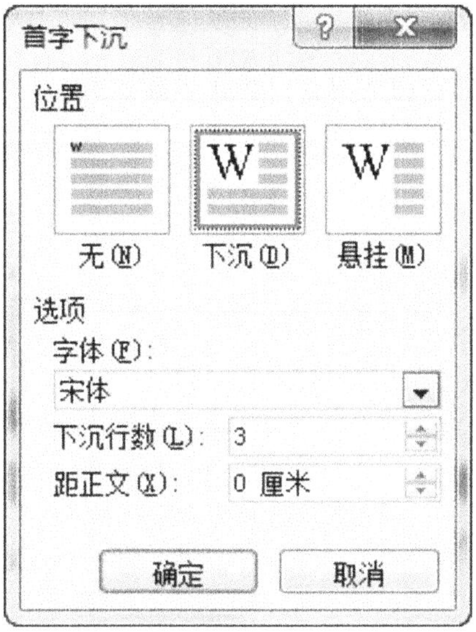

图 3-3-15　"首字下沉"对话框

六、设置对象题注

Word 2010 提供了为图表、表格、公式等对象设置题注(如"图表 1"等),以便对这类对象进行自动编号。

单击"引用"功能区,在"题注"功能组单击"插入题注"选项,打开"题注"对话框(图 3-3-16)。

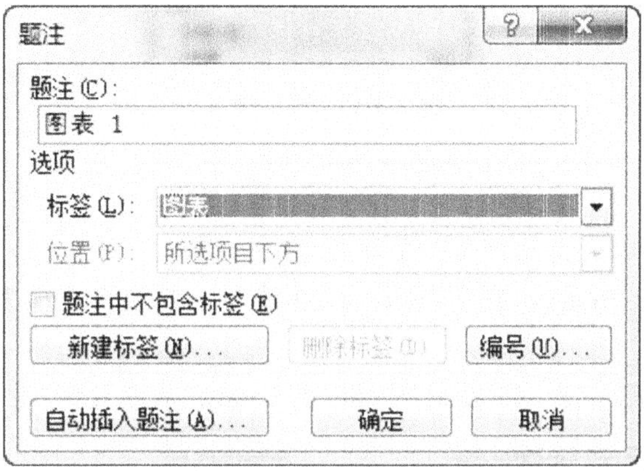

图 3-3-16　"题注"对话框

在"标签"下拉列表中选择需要的编号前缀(如"图表"、"表格"等)。用户也可以单击"新建标签"按钮,在弹出的"新建标签"对话框中自定义新的编号前缀。单击"编号"按钮,在弹出的"题注编号"对话框中则可以自定义编号的数字格式。

此后,每次打开"题注"对话框并单击"确定"按钮,插入点位置就会出现以 1 为间隔递增的图片编号。如果用户在文档中添加了图片,只需要使用"题注"对话框为该图片添加题注,此时 Word 2010 会自动修正后面的图片编号。

3.3.2 操作实践

以图 3-3-17 为例对文档进行图文混排。操作步骤如下。

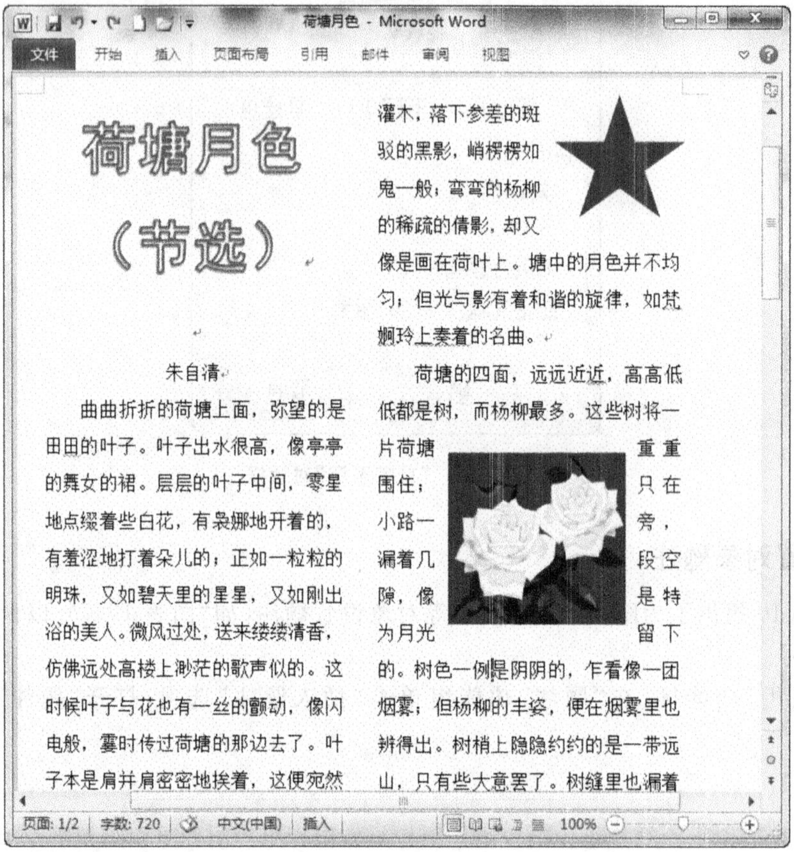

图 3-3-17 图文混排

一、创建文档

（1）启动 Word 2010，会自动打开一个新的空白文档。

（2）单击“页面布局”功能区，在“页面设置”功能组设置纸张大小为“A4”，左、右页边距为“2 厘米”。

（3）单击“快速访问工具栏”的“保存”按钮，将文档以“荷塘月色”为文件名存盘。

二、输入文字及格式排版

（1）在页面第一行输入“荷塘月色（节选）”文字，作为标题，设置字体为“黑体”、字号为“三号”、字形为“加粗”、段落为“居中对齐”。

（2）第二行输入“朱自清”作为副标题，设置字体为“楷体”、字号为“小四号”、段落为“居中对齐”。

（3）从第三行开始输入文章节选文字作为正文，选择正文文字，设置字体为“宋体”、字号为“小四号”、段落格式为“居中对齐”、首行缩进为“2 字符”、行距为“1.5 倍行距”。

三、设置分栏

(1)选定包括标题的所有文字。

(2)单击"页面布局"功能区,在"页面设置"功能组单击"分栏"选项,在打开的选项列表中选择"两栏"。

(3)将插入点定位在文字末尾,在"页面设置"功能组单击"分隔符"选项,在打开的选项列表中选择"分节符"选项组的"连续"。此操作的目的是使分栏后的各栏等高。

四、插入艺术字

(1)选定标题文字"荷塘月色(节选)"。

(2)单击"插入"功能区,在"文本"功能组单击"艺术字",在打开的样式中选择"填充-无,轮廓-强调文字颜色 2",即可在文档中创建艺术字。

五、插入形状(图形)

(1)将插入点定位在文档中,单击"插入"功能区,在"插图"功能组单击"形状"选项,在打开的选项面板中选择"星与旗帜"选项组的"五角星"。

(2)单击"五角星"形状,打开"绘图工具"功能区,在"形状样式"功能组设置"形状填充"为红色,"形状轮廓"为红色。

(3)在"排列"功能组设置:单击"位置"选项,在打开的列表中选择"文字环绕"的"顶端居右,四周型文字环绕"。

六、插入图片

(1)将插入点定位在文档中。

(2)单击"插入"功能区,在"插图"功能组单击"剪贴画"或"图片"选项,在文档中插入一幅剪贴画或图片。

(3)同时打开"图片工具"功能区,在"排列"功能组单击"自动换行"选项,在选项列表中选择"紧密型环绕"。

(4)单击刚刚插入的剪贴画或图片,用鼠标拖动图片四周的控制柄,调整图片大小。

3.4　表格制作

3.4.1　基本操作

Word 2010 的表格由表行和表列分割的小方格构成,每个小方格称为单元格。在单元格内可以输入和编辑文本、数字,可以填充图形,可以对单元格内的数据进行计算处理等。

一、创建表格

创建表格有两类方式:自动制表和绘制表格。

1. 自动制表

(1)使用"插入表格"选择按钮。

在文档中定位插入点,单击"插入"功能区,如图 3-4-1 所示。

在“表格”功能组单击“表格”按钮，出现如图 3-4-2 所示的选项列表，在“插入表格”选项组移动鼠标，会有单元格被选中，当选中的行数和列数符合需要时单击鼠标，即在插入点处得到相应行和列数的空白表格。

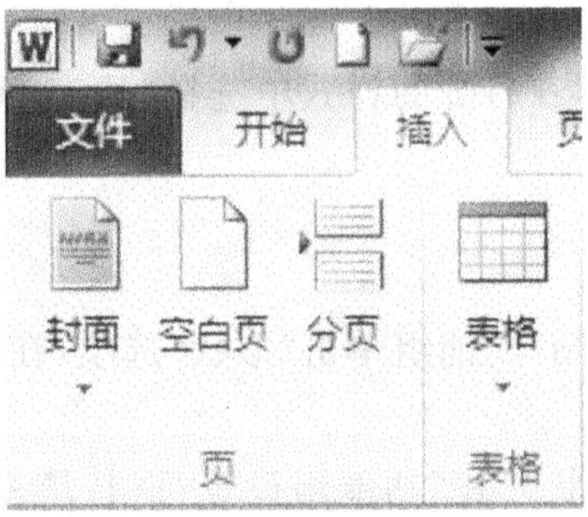

图 3-4-1 “插入”功能区

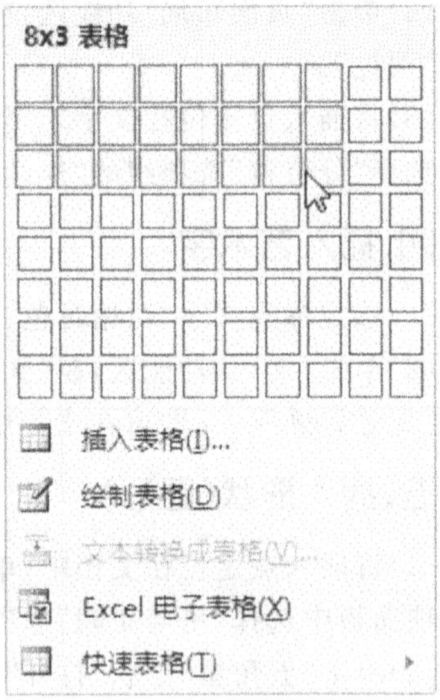

图 3-4-2 表格选项列表

(2)使用“插入表格”对话框。

在文档中定位插入点，单击“插入”功能区，在“表格”功能组单击“表格”按钮，在选项列表框中单击“插入表格”选项，打开“插入表格”对话框，如图 3-4-3 所示，输入需要的行数和列数，单击“确定”按钮，即可在插入点处得到相应的空白表格。

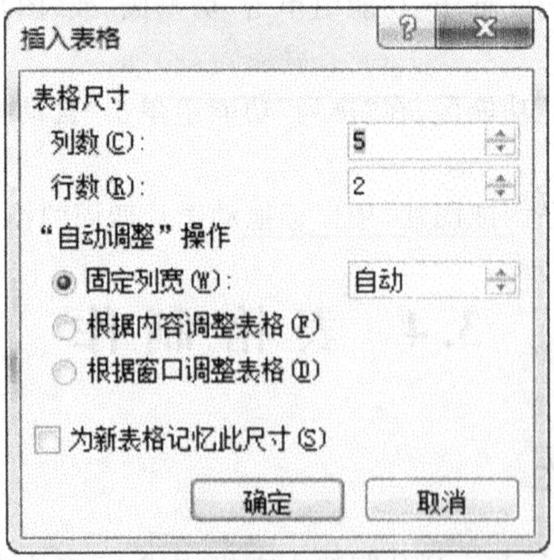

图 3-4-3 “插入表格”对话框

2. 绘制表格

在文档中定位插入点，单击“插入”功能区，在“表格”功能组单击“表格”按钮，在选项列表框中单击“绘制表格”选项，鼠标指针变为铅笔形状，此时若在非表格区域拖动鼠标，则可以获得仅有一个单元格的表格。同时打开“表格工具”功能区，如图 3-4-4 所示。

在“绘图边框”功能组有“绘制表格”和“擦除”选项，如图 3-4-5 所示。

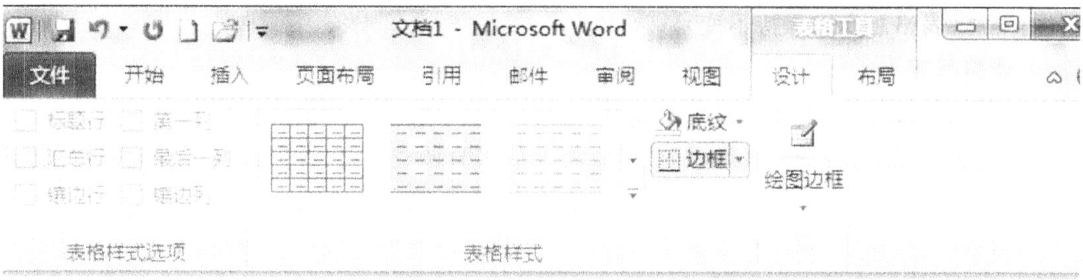

图 3-4-4　“表格工具”功能区

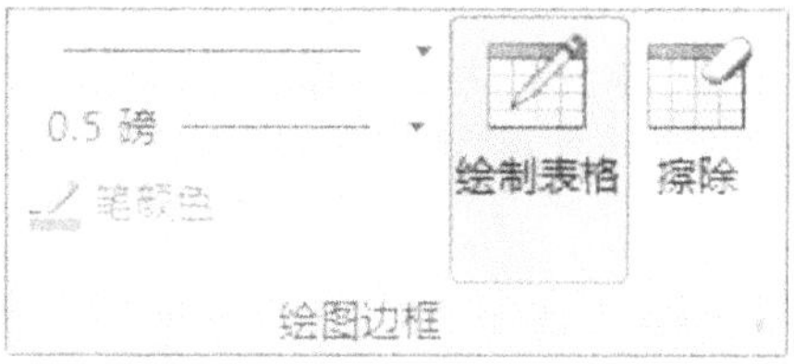

图 3-4-5　“绘图边框”功能组

①单击“绘制表格”按钮，可以设置或者取消表格绘制状态。处于绘制表格状态时，鼠标指针变为铅笔形状，可以绘制表格。

②单击“擦除”按钮，鼠标指针变成橡皮擦形状，可以用于删除表格。将橡皮擦移动到需要删除的表格线上，单击鼠标，表格线即被删除。

③“绘图边框”功能组还有“笔样式”、“笔画粗细”、“笔颜色”选项，可以设置表格边框线的粗线和颜色等。

二、格式化表格

当前插入点所在的单元格称为活动单元格。表格的编辑包括调整表格的行高和列宽，合并、拆分、增加、删除单元格等。单击表格，会打开“表格工具”功能区，单击“布局”选项卡，有“行和列”、“合并”、“单元格大小”等功能组。

1. 调整行高

改变行高是改变本行所有单元格的高度，方法如下。

①当鼠标指针指向水平表格线时，指针将变成水平线调整指针，此时拖动鼠标即可调整本行的高度。

②将插入点定位在表格内，或者选中多行，在“表格工具(布局)”功能区“单元格大小”功能组的“高度”选项组合框中可以设置表格行高，如图 3-4-6 所示。

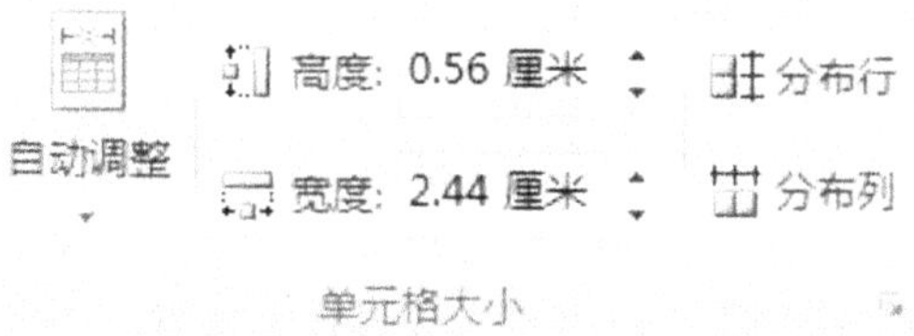

图 3-4-6　“单元格大小”功能组

③将插入点定位在表格内,在“单元格大小”功能组中单击“分布行”选项,可以使当前表格的各行等高(表格总高度保持不变)。

2. 调整列宽

调整列宽可以改变表格中整列的宽度,也可以仅改变选定单元格的宽度,方法如下。

①当鼠标指针指向垂直表格线时,指针将变成垂直调整指针,此时沿水平方向拖动鼠标即可调整本列的列宽。

对选定的一个或者同一列多个连续的单元格执行这样的操作,仅对选定的单元格有效,不影响同一列中其他单元格的列宽。

②将插入点定位在表格内,在“表格工具(布局)”功能区“单元格大小”功能组的“宽度”选项组合框中可以设置表格列宽,如图 3-4-6 所示。

③将插入点定位在表格内,在“单元格大小”功能组中单击“分布列”选项,可以使当前表格的各列等宽(表格总宽度保持不变)。

3. 插入列

用户可以在表格中随时插入列,方法如下。

①将插入点定位在某单元格内,打开“表格工具(布局)”功能区,在“行和列”功能组(图 3-4-7)可以选择“在左侧插入”或“在右侧插入”按钮,即可在插入点所在列的对应一侧插入新列。

②将插入点定位在某单元格内,打开“表格工具(布局)”功能区,单击“行和列”的右下角,打开“插入单元格”对话框,如图 3-4-8 所示。通过此设置对话框可以在表格中直接插入单元格,并且可设置插入点所在单元格右移或下移,也可以在插入点所在行之前插入整行,或者在插入点所在列的左侧插入整列。

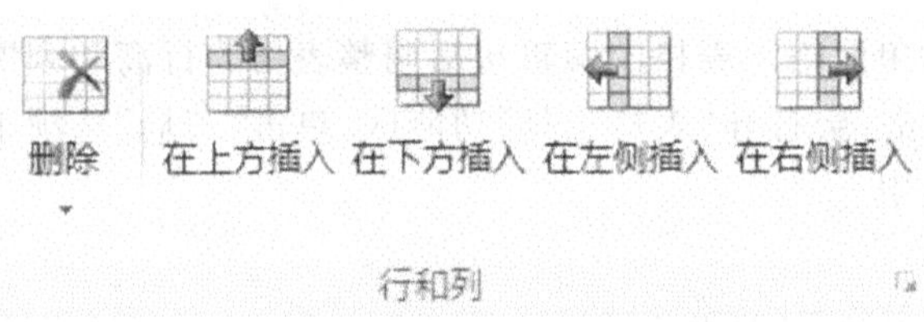

图 3-4-7 “行和列”功能组

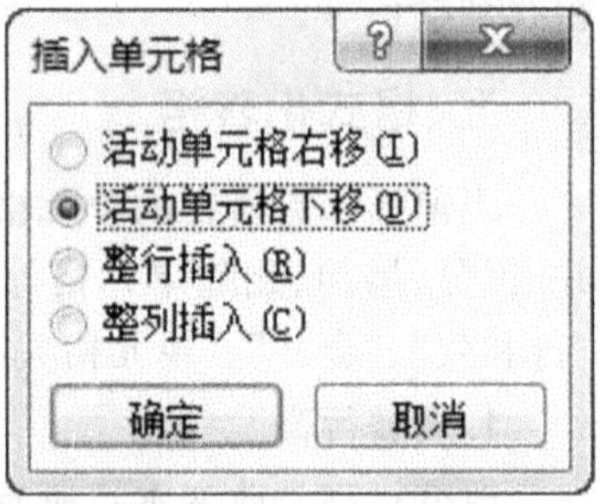

图 3-4-8 “插入单元格”对话框

4. 删除列

删除列的操作方法如下。

①将插入点定位在需要删除的列的某单元格内,或选择多列,打开“表格工具(布局)”功能区,在“行和列”功能组单击“删除”选项,打开如图 3-4-9 所示的选项列表,单击“删除列”选项,即可删除插入点所在列或选定的多个连续列。

②将插入点定位在需要删除的列的某单元格内,或选择多列,打开“表格工具(布局)”功能区,在“行和列”功能组单击“删除”选项,在选项列表中单击“删除单元格”选项,打开如图 3-4-10所示的“删除单元格”对话框,可以进行删除操作的选择。

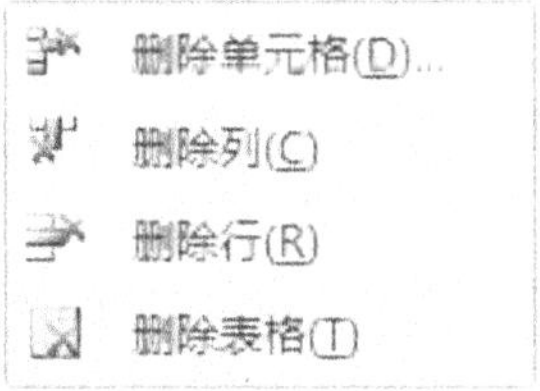

图 3-4-9 “删除列”选项列表

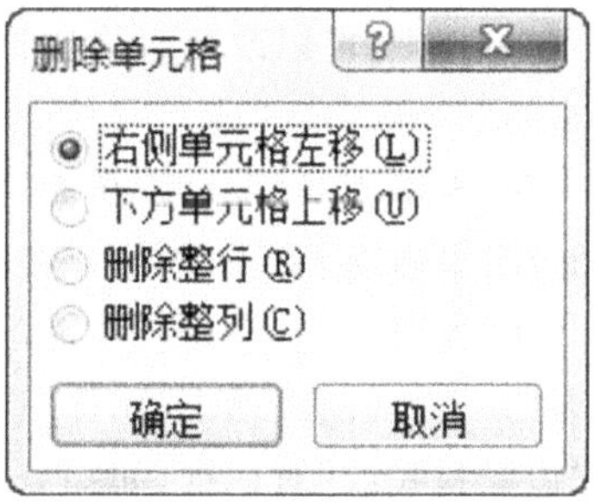

图 3-4-10 “删除单元格”对话框

5. 合并和拆分单元格

1)合并单元格

选定需要合并的连续单元格区域(其整体形状必须为规则的矩形),打开“表格工具(布局)”功能区,在“合并”功能组单击“合并单元格”选项,如图 3-4-11 所示;或者在选定的单元格区域上单击鼠标右键,在弹出的快捷菜单选择“合并单元格”命令,即可将选定的多个单元格合并成一个单元格。

2)拆分单元格

将插入点定位在目标单元格内,打开“表格工具(布局)”功能区,在“合并”功能组单击“拆分单元格”选项,打开“拆分单元格”对话框,如图 3-4-12 所示;或者在目标单元格上单击鼠标右键,在弹出的快捷菜单选择“拆分单元格”命令,也会打开“拆分单元格”对话框,设置拆分的行数和列数,单击“确定”按钮即可。

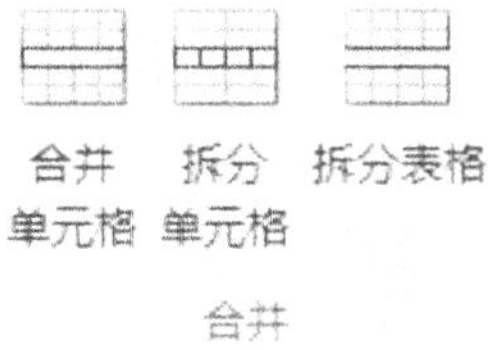

图 3-4-11 “合并”功能组

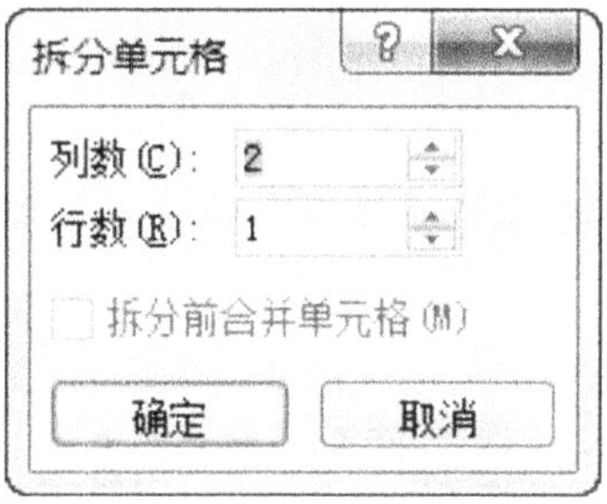

图 3-4-12 “拆分单元格”对话框

3)拆分表格

将插入点定位在表格中的某单元格,打开“表格工具(布局)”功能区,在“合并”功能组单击“拆分表格”选项,即能以插入点所在行的顶线为界,将表格拆分成上、下两个独立的表格。

6. 对齐方式

对齐方式主要是指单元格内容的对齐方式。单元格内容在垂直方向有“靠上”、“中部”、“靠下”三种对齐方式,在水平方向上有“两端对齐”、“居中”、“右对齐”三种方式,它们的组合共有九种方式。

选定需要对齐的单元格,在“表格工具(布局)”功能区的“对齐方式”功能组中选择需要的对齐方式即可,如图 3-4-13 所示。

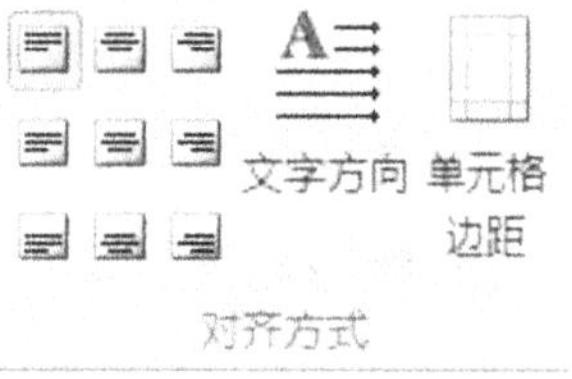

图 3-4-13 “对齐方式”功能组

7. 为表格添加边框和底纹

Word 2010 可以改变表格边框的类型，可以为单元格或整个表格添加背景图片或底纹，操作方法如下。

①在“表格工具(设计)”功能区的“表格样式”功能组单击“底纹”选项可以在列表中选择需要的底纹，单击“边框”选项可以在列表中选择需要的边框类型。

②在“表格工具(设计)”功能区的“绘图边框”功能组的右下角，或者在“表格工具(布局)”功能区的“表”功能组单击“属性”选项，在打开的“表格属性”对话框中单击“边框和底纹”按钮，打开“边框和底纹”对话框，如图 3-4-14 所示。选择“边框”选项卡，可以设置边框类型、线形、网格、边框颜色和宽度等；选择“底纹”选项卡，可以设置底纹和底纹颜色。

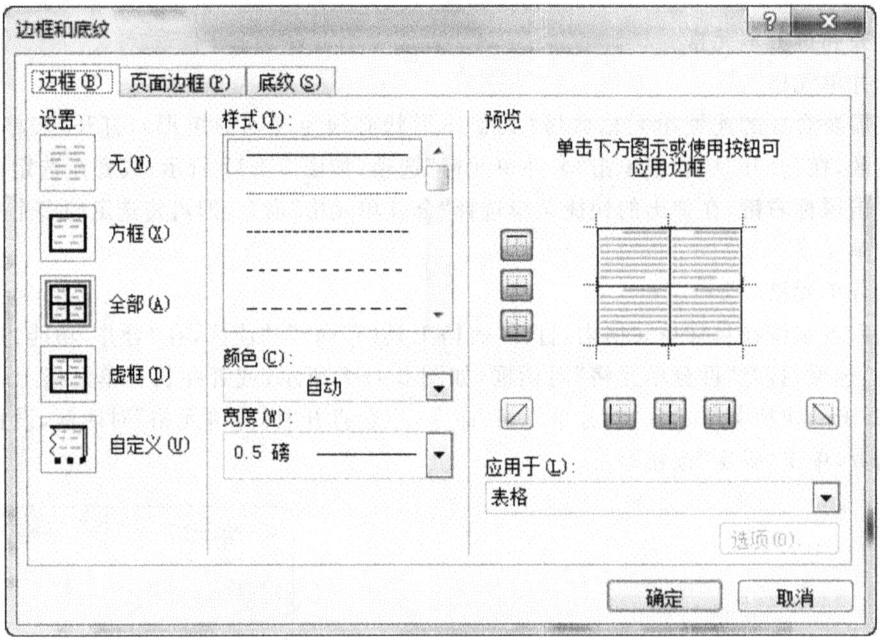

图 3-4-14 “边框和底纹”对话框

三、表格样式

在 Word 2010 文档中，除了前面讲的自动创建表格和手动绘制表格外，还可以使用“表格自动套用格式”功能快速套用 Word 2010 内置的表格样式，以创建或设置表格。

1. 创建套用格式的表格

单击“插入”功能区，在“表格”功能组单击“表格”选项，在选项列表中单击“快速表格”，在打开的选项面板中选择相应的内置的表格样式，即可创建相应样式的表格。

2. 对现有表格设置样式

将插入点定位在表格内，在“表格工具”功能区单击“设计”选项卡，在“表格样式”功能组单击选择需要的样式即可。

四、表格数据计算

Word 2010 可以对表格中的数值进行计算，例如求和、求平均值等。

表格的计算功能可以用两种方法实现：一是通过加、减、乘、除(+、-、*、/)等运算符进行计算；二是用 Word 2010 提供的函数进行计算。

单元格是计算的基本单位，为了识别方便，可给单元格命名。Word 2010 用 A、B、C……等字母对列编号，用 1、2、3……等数字对行编号。单元格名称由它所在行与列的编号组成。例如表 3-4-1 所示的学生成绩表，张龙的计算机成绩"92"所在单元格，位于第 4 列第 2 行，单元格名称为 D2。

表 3-4-1　学生成绩表

姓　　名	语　　文	数　　学	计　算　机	总　　分
张龙	90	86	92	
赵虎	89	85	93	
王朝	86	78	95	

有时需要对一个区域进行计算，用"，"和"："作为分隔符，例如，"B2，D2"表示 B2 和 D2 单元格；而用"B2：D2"表示从 B2 到 D2 的所有单元格，即 B2、C2、D2 单元格。所以，张龙的 3 个数据可以用"B2：D2"表示。

将插入点定位在 B5 单元格，在"表格工具(格式)"功能区单击"布局"选项卡，在"数据"功能组单击"公式"选项，打开"公式"对话框，如图 3-4-15 所示。在"公式"文本框中，默认为 SUM 函数，表示求和，公式"＝SUM(LEFT)"表示对本行左边的数据求和。如果要指定求和范围，可把 SUM 后括号里的内容改为"B2：D2"，表示求 B2 到 D2 区域单元格数据的和。单击"确定"按钮，可得到结果。

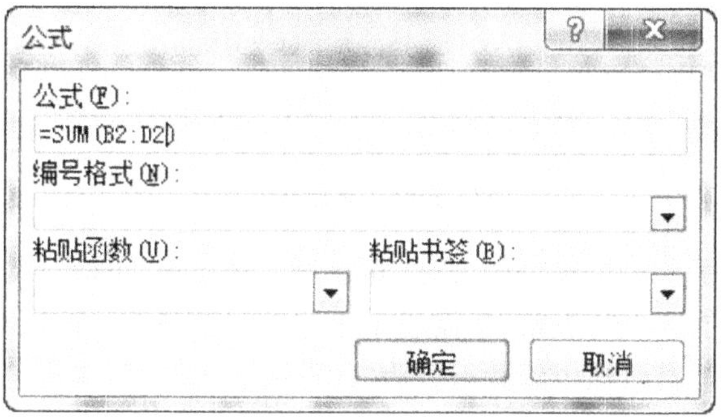

图 3-4-15　"公式"对话框

3.4.2　操作实践

创作如图 3-4-16 健康体检表所示的表格。

一、创建文档

(1)启动 Word 2010 会自动打开一个新的空白文档。

(2)单击"快速访问工具栏"的"保存"按钮，将文档以"健康体检表"为文件名存盘。

二、制作表格

(1)在页面第一行输入"重庆××医专附属二院"，然后按 Enter 键换行；在第二行输入"健康体检表"，居中对齐，然后按 Enter 键换行；第三行输入"单位××医专：体检日期：2014 年 5

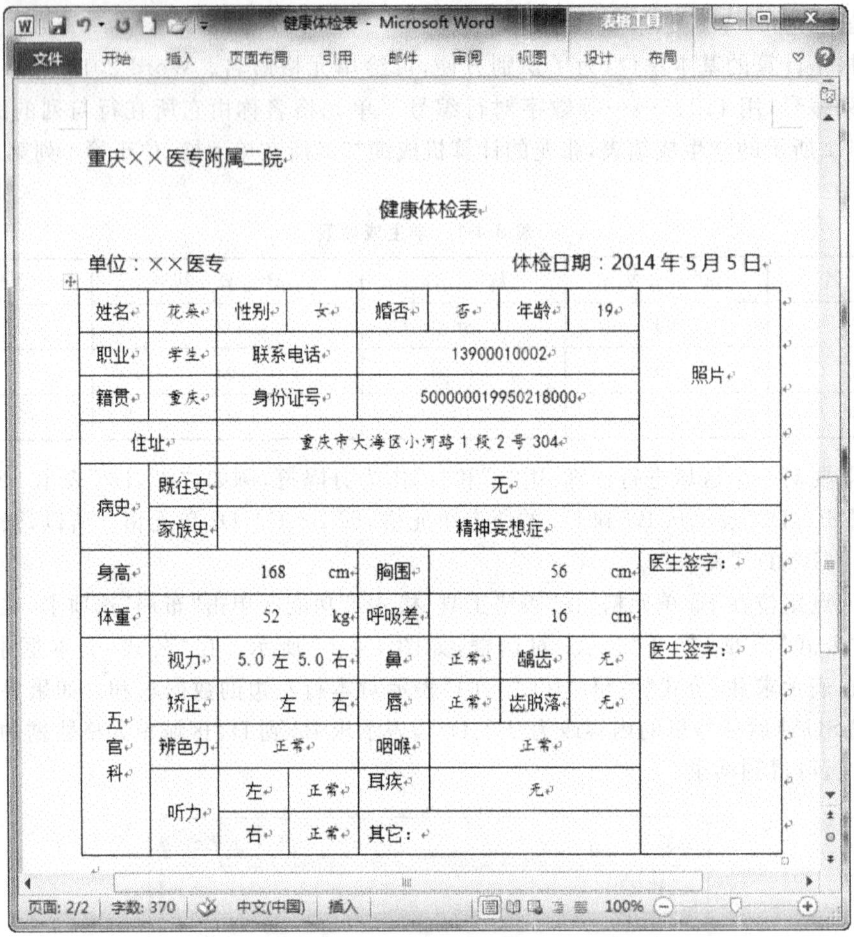

图 3-4-16　健康体检表

月 5 日”。以上三行文字分别设置字体为“微软雅黑”，字号为“小四”。

（2）打开“插入”功能区，在“表格”功能组中单击“表格”选项，单击列表中的“插入表格”选项，在打开的“插入表格”对话框中设置行数为“20”，列数为“10”，单击“确定”按钮。

（3）通过在表格中拖动鼠标的方式选中表格的(2,3)（即第 2 行第 3 列的单元格，以下表示方法相同）和(2,4)单元格，单击“表格工具(格式)”功能区的“布局”选项卡，在“合并”功能组中单击“合并单元格”按钮，即将两个单元格合并为一个单元格。用类似的方法，将表中相应单元格分别合并。

三、完成表格

（1）将表格文字输入表格的相应单元格中，再依次设置好各单元格中文字的字体和字号。

（2）选定表格中的“联系电话”、“身份证号”、“住址”等格，单击鼠标右键，在弹出的快捷菜单中选择“单元格对齐方式”，单击“水平居中”，将文字设置为在各自的单元格中居中对齐；选定“医生签字”等格，将文字设置为“靠上两端对齐”，将“cm” 等格设置为“中部右对齐”。

（3）单击“快速访问工具栏”的“保存”按钮，将完成后的文档存盘。

第4章

Excel 2010

本章将介绍 Microsoft Office 2010 套装软件中的表格处理软件 Excel 2010 的基本操作和使用技巧。Microsoft Excel 2010 是一款功能强大的电子表格软件，更是一款功能强大的数据处理工具，不仅可以制作电子表格、完成许多复杂的数据运算、进行数据的分析和预测，还提供了直观生动的图表功能。

通过本章的学习，主要掌握 Excel 2010 的工作簿、工作表等相关基本概念，学会工作表的操作、输入与编辑工作数据、数据计算与处理、数据分析、工作表美化以及打印工作表等相关操作。

4.1 电子表格概述

4.1.1 基本操作

一、Excel 2010 的启动与退出

(一)启动 Excel 2010

启动 Excel 2010 程序有以下三种方法。

①选择"开始"菜单→"所有程序"→"Microsoft Office 2010"→"Microsoft Excel 2010"。

②双击桌面上的 Microsoft Excel 2010 程序快捷方式图标。

③双击某个已存在的 Microsoft Excel 2010 文档的图标。

(二)退出 Excel 2010

Excel 2010 程序在编辑结束后，关闭程序要按正确方法正常退出，否则正在编辑的文档数据会丢失或被破坏，其方法如下。

①单击标题栏上的"关闭"按钮。

②选择 "文件"→"退出"命令。

③选择窗口控制菜单里的"退出"命令。

④使用快捷组合键"Alt+F4"。

退出 Excel 2010 程序时，若文档未保存，则会弹出相应对话框，询问是否需要保存该文档。

二、Excel 2010 窗口组成

Excel 2010 与 Word 2010 同为 Office 2010 的组件，其界面有相似之处，如 Excel 2010 也有快速访问栏、标题栏、功能区等组成部分。但 Excel 2010 作为一个电子表格软件，主要用于表格数据处理，因此和 Word 2010 在工作界面上又有不同之处，主要体现在功能区以及工作

表编辑区内。

Excel 2010 的窗口组成如图 4-1-1 所示。

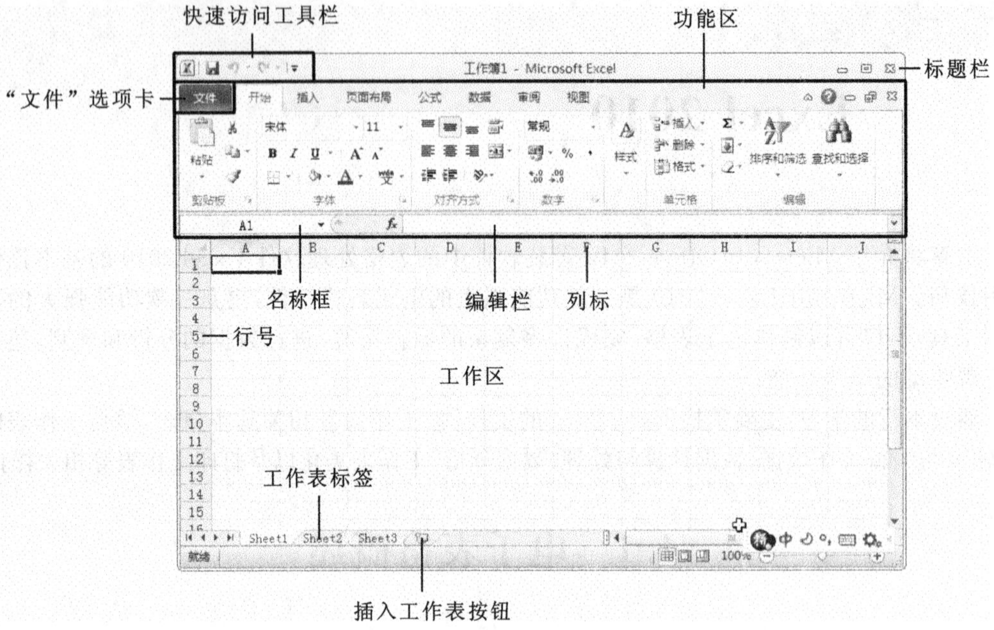

图 4-1-1　Excel 2010 窗口组成

1. 标题栏

标题栏位于操作界面的顶端，主要由文件名称、应用程序和窗口控制按钮组成，默认文件名称为"工作簿 1. xlsx"，应用程序名称为"Microsoft Excel"。

2."文件"选项卡

"文件"选项卡位于工作界面左侧，其功能相当于 Office 2007 中的"Office"按钮，单击该选项卡，在弹出界面的左侧可看到包含新建、打开、保存、关闭等常用功能，如图 4-1-2 所示。

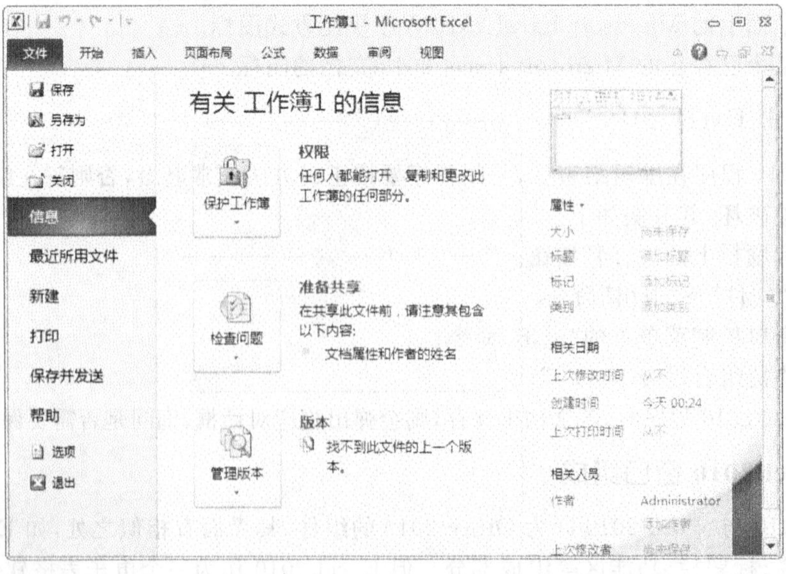

图 4-1-2　"文件"选项卡

3. 快速访问工具栏

快速访问工具栏位于工作界面的左上角，主要放置了常用的命令按钮，默认情况下只包含三个按钮，分别为“保存”按钮，“撤销”按钮和“恢复”按钮。

4. 功能区

Excel 2010 功能区和 Word 2010 功能区一样取消了传统的菜单和工具栏操作方式。每个功能区根据功能的不同又分为若干个组，每个功能区所拥有的功能，较 Word 2010 默认功能区又增加了公式和数据功能区，具体如下所述。

1)“开始”功能区

“开始”功能区中包括剪贴板、字体、对齐方式、数字、样式、单元格和编辑等几个组，对应 Excel 2003 的“编辑”和“格式”菜单部分命令。该功能区主要用于帮助用户对 Excel 2010 文档进行文字编辑和格式设置，是用户最常用的功能区，如图 4-1-3 所示。

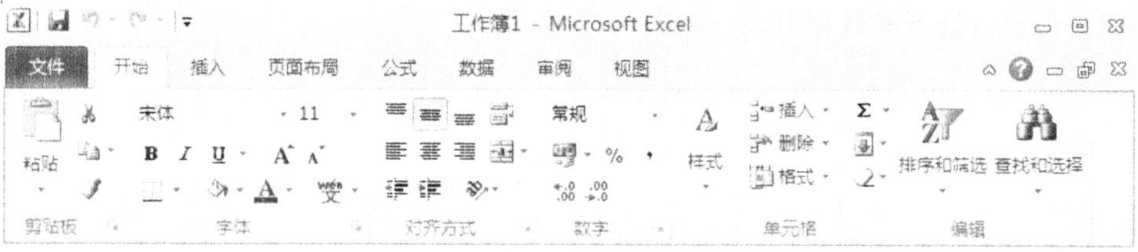

图 4-1-3 “开始”功能区

2)“插入”功能区

“插入”功能区包括表格、插图、图表、迷你图、筛选器、链接、文本、符号等几个组，对应 Excel 2003 中“插入”菜单的部分命令，主要用于在 Excel 2010 文档中插入各种元素，如图 4-1-4所示。

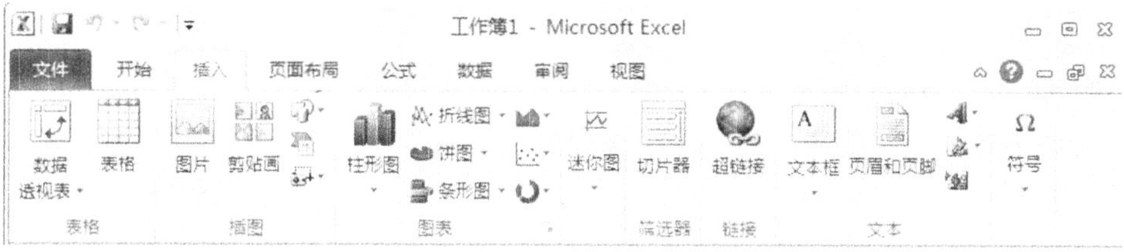

图 4-1-4 “插入”功能区

3)“页面布局”功能区

“页面布局”功能区包括主题、页面设置、调整为合适大小、工作表选项等几个组，对应 Excel 2003 的“页面设置”菜单命令和“段落”菜单的部分命令，用于帮助用户设置 Excel 2010 文档页面样式，如图 4-1-5 所示。

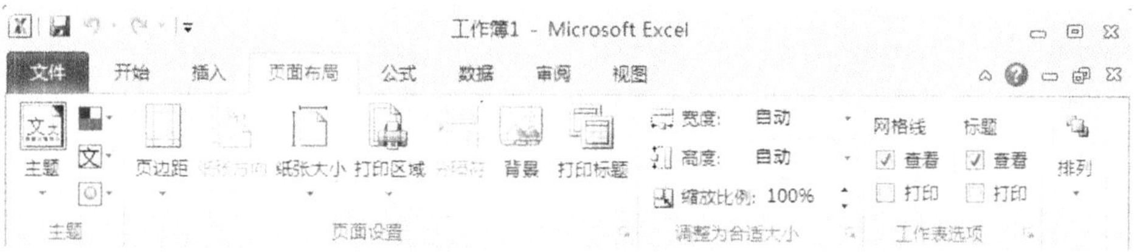

图 4-1-5 “页面布局”功能区

4)“公式”功能区

“公式”功能区包括函数库、定义的名称、公式审核及计算等几个组，用于数据计算，实现 Excel 2010 电子表格较强计算能力的功能，如图 4-1-6 所示。

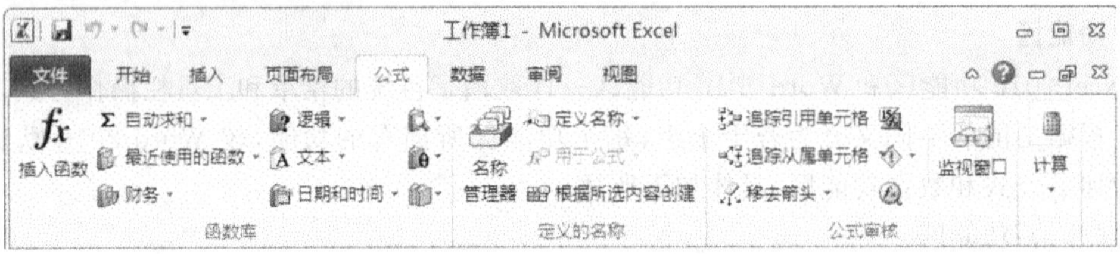

图 4-1-6 “公式”功能区

5)“数据”功能区

“数据”功能区包括连接、排序和筛选、数据工具、分级显示等几个组，该功能区主要用于对工作表的数据进行处理和数据分析，如图 4-1-7 所示。

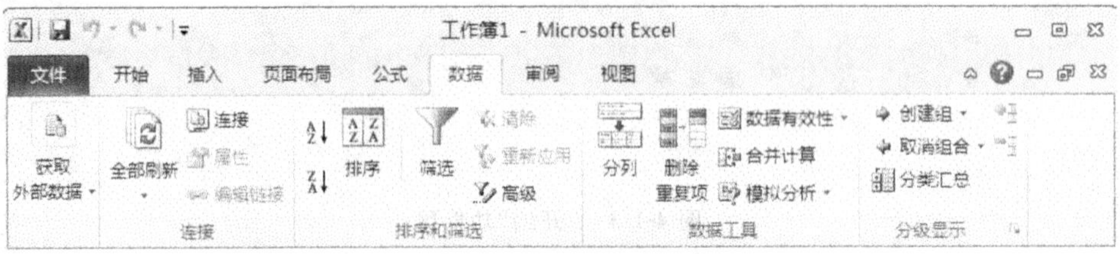

图 4-1-7 “数据”功能区

6)“审阅”功能区

“审阅”功能区包括校对、中文简繁转换、语言、批注、更改等几个组，主要用于对 Excel 2010 工作表进行校对和修订等操作，如图 4-1-8 所示。

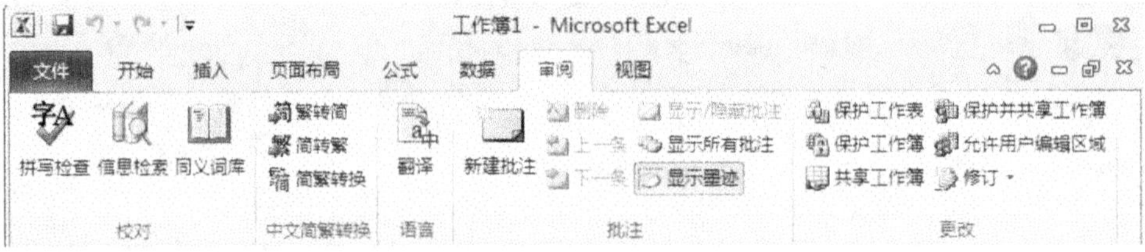

图 4-1-8 “审阅”功能区

7)“视图”功能区

“视图”功能区包括工作簿视图、显示、显示比例、窗口、宏等几个组，主要用于帮助用户设置 Excel 2010 操作窗口的视图类型，以方便操作，如图 4-1-9 所示。

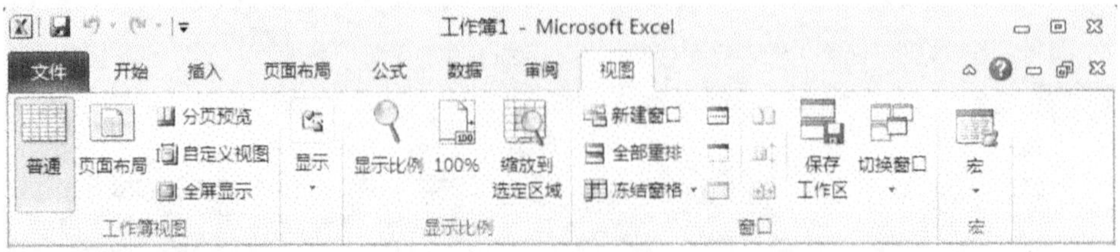

图 4-1-9 “视图”功能区

5. 工作表编辑区

工作表编辑区是制作和编辑表格的主要区域，主要由名称框、编辑栏、列标、行号、工作表标签、工作区和单元格等部分组成。

1）名称框

名称框用于显示或定义所选单元格或单元格区域的名称。

2）编辑栏

编辑栏用于显示或编辑所选单元格中的内容。

3）列标

列标是工作表中列的编号，以字母 A、B、C、D……的形式表示。

4）行号

行号是工作表中行的编号，以数字 1、2、3、4……的形式表示。

5）工作表标签

工作表标签用于显示工作表的名称，默认为 Sheet1、Sheet2、Sheet3 等，单击工作表标签，可以在工作表间切换，被选中的标签所对应的为当前工作表。

6）插入工作表按钮

单击插入工作表按钮，可在工作簿中插入一张新的工作表。

7）工作区

工作区是一张表格，是用于记录数据的区域，在此区域可以对数据进行编辑。

8）单元格

单元格是 Excel 中存储数据的最小单位，以行号和列标的组合表示其地址，如 D 列 6 行的单元格表示为 D6 单元格，如图 4-1-10 所示。

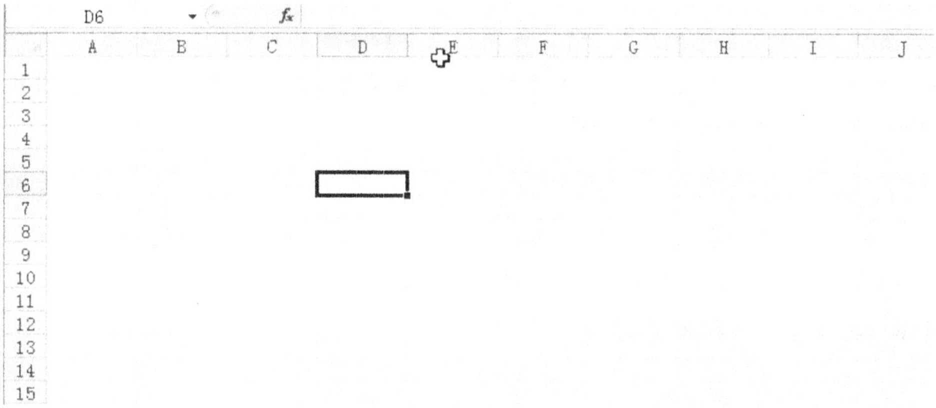

图 4-1-10　单元格

三、工作簿、工作表、单元格

学习使用 Excel 2010 制作表格的第一步是认识工作簿、工作表和单元格，通过对它们的认识来了解表格制作的原理和过程，对之后使用表格进行各种数据的处理和编辑打好基础。

（一）工作簿、工作表、单元格概述

工作簿、工作表和单元格是构成 Excel 文件最基本也是最主要的三大元素，如图 4-1-11 所示。

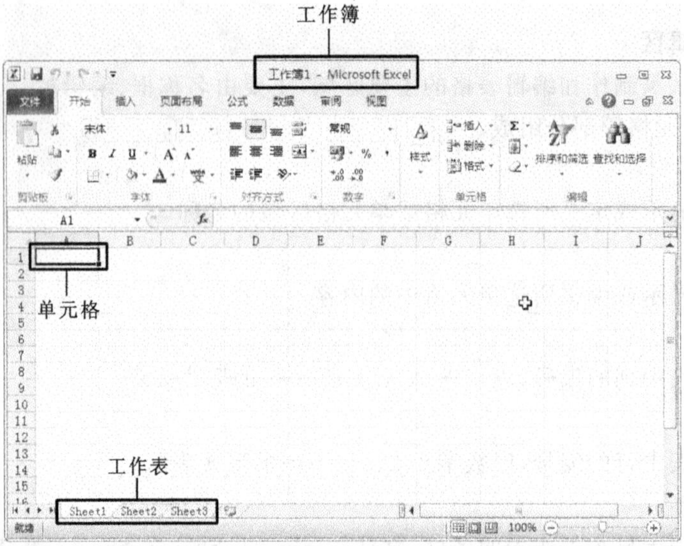

图 4-1-11　工作簿、工作表、单元格

1. 工作簿

工作簿就是 Excel 文件，它主要用于储存和处理工作数据，是工作表的集合体，每个工作簿中至少要包含一张工作表，其中最多可创建 255 张工作表。

2. 工作表

工作表是显示在工作簿窗口中的表格，是工作簿的基本组成单位。一个工作表可以由 1048576 行和 16384 列构成，行的编号从 1 到 1048576，列的编号依次用字母 A、B、C、D、E……表示。行号显示在工作簿编辑区的左边，列标显示在工作簿编辑区的上方。

3. 单元格

单元格是工作表中最小的单位，用行号和列标来标识它的地址，如 A 列第 6 行的单元格地址为 A6。对于连续的单元格区域，需要使用冒号来表示，如 A 列第 2 行单元格和 B 列第 5 行单元格之间的单元格表示为“A2：B5”。

（二）工作簿、工作表和单元格的相互关系

对工作簿、工作表和单元格的认识，可以知道这三者是一种包含和被包含的关系，即单元格是工作表中的组成元素，工作表是工作簿的组成元素。

四、Excel 2010 电子表格操作

（一）新建空白电子表格

启动 Excel 2010 程序，在打开 Excel 2010 窗口的同时会自动打开一个空白电子表格，且命名为“工作簿 1”。

若在打开的 Excel 2010 窗口新建空白文档，有以下两种方式。

①单击“快速访问工具栏”的“新建文档”按钮。

②选择“文件”→“新建”→“可用模板”→“空白工作簿”命令。

（二）保存电子表格

电子表格保存方法如下。

①单击“快速访问工具栏”的“保存”按钮。

②选择“文件”→“保存”命令。

③使用快捷组合键“Ctrl+S”。

如果是电子表格以前未保存，第一次保存电子表格时会打开“另存为”对话框，用户可以设置保存位置、文件名、保存类型等信息。

如果保存是针对已有文件修改后进行保存操作，则按原文件名保存。若已有文档保存时要改变保存设置，则选择“文件”→“另存为”命令，在打开的“另存为”对话框中可以对文件进行更名、变更文件存储位置、变更文件类型等操作。

(三)自动保存文档

为防止因系统断电或其他意外而导致文件数据丢失，Excel 2010 同样也提供了自动保存功能。如果 Word 2010 发生非正常关闭的意外，当再次启动 Excel 2010 时，Excel 2010 能自动将原文档从自动保存的临时文件中最大限度地恢复。

五、编辑工作表

(一)工作表中对象的选择

工作表中的对象包括单元格、行与列。在工作表中确定操作对象，即选择单元格、行或列，是对工作表进行编辑操作的基础。

1. 选择单元格

要在单元格中输入数据或进行其他编辑操作，必须使之成为活动单元格。在工作表中，当鼠标指针为，把它移到目标单元格并单击，即可选择该单元格，该单元格的框线变为粗黑线，称其为单元格指针，并且选择的单元格地址作为名称显示在“名称框”中。

1)选择相邻的单元格区域

用鼠标指针指向要选择的矩形区域的某个角上的单元格，拖动鼠标到对角单元格即可。或者单击该区域某个角上的单元格，按住 Shift 键，再单击对角上的单元格。

2)选择非相邻的单元格区域

单击其中需选单元格，按住 Ctrl 键，再单击其他不相邻所需单元格。

2. 选择行或列

行、列的选择只需在目标行的行号或目标列的列标上单击即可。相邻的多行或多列的选择可与 Shift 键配合使用；非相邻的多行或多列的选择可与 Ctrl 键配合使用。

3. 选择整张工作表

单击工作表左上角行列交叉的全选按钮即可选择整张工作表。

(二)单元格数据输入

Excel 2010 作为主要处理数据的办公软件，可以对文本、数值、日期、时间和符号等多种类型数据进行处理，每个单元格最多可容纳 32767 个字符。

1. 文本型数据

文本型数据在 Excel 中主要用于说明和解释表格中的其他数据，包括汉字、英文字母与空格等不用于计算的数据。输入文本时，单元格自动左对齐。单元格宽度有限，当输入的文本超出单元格的宽度时，如果右侧单元格为空，则超宽部分一直延伸到右侧完整显示；如果右侧单元格有内容，则超出部分自动隐藏。

2. 数值型数据

数值型数据包括 0～9、＋、－、%、.、E、() 等特殊字符。数值数据在单元格中默认向右对齐。

输入分数形式的数据，应先输入“0”和一个空格，然后再输入分数。

3. 日期型数据和时间型数据

输入日期时，年、月、日之间要用“/”或“-”隔开，如“2014/8/20”、“2014-8-20”。

输入时间时，时、分、秒之间要用冒号隔开，如“10:29:20”。

若要在单元格中同时输入日期和时间，日期和时间之间应该用空格隔开。

如果要输入当前日期，按“Ctrl＋;”组合键。

如果要输入当前时间，按“Ctrl＋Shift＋:”组合键。

如果要输入 12 小时制的时间，应在时间后留一空格，并输入“AM”或“PM”表示上午或下午。

4. 快速输入数据

1)填充相邻单元格

当相邻单元格中要输入相同数据或按某种规律变化的数据时，可以使用填充功能实现快速输入，在单元格指针的右下角有一个黑方块，称为填充柄，当用鼠标指针指向填充柄时，指针更改为黑十字，拖动填充柄到相邻单元格可快速填充数据，如图 4-1-12、图 4-1-13 所示。

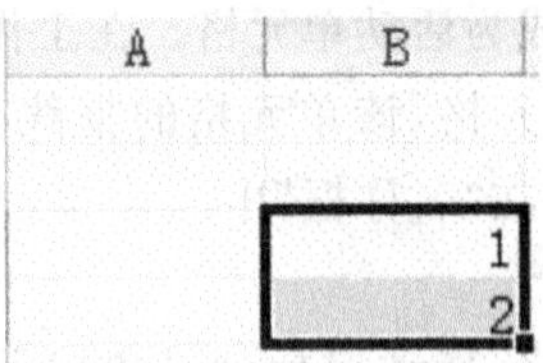

图 4-1-12　填充柄

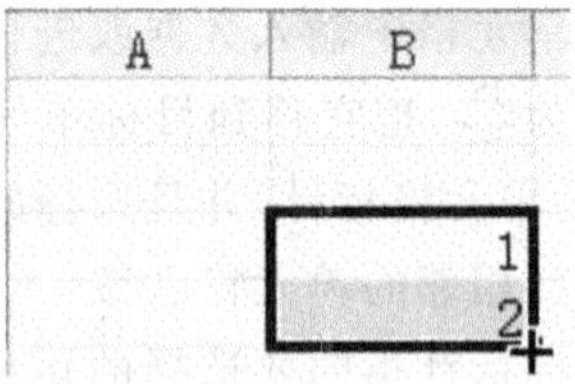

图 4-1-13　填充柄指针

当要在单元格区域输入相同数据时，可在需要输入相同数据区域的第一个单元格中输入数据，然后选择该单元格，拖动填充柄到相同数据区域的相邻单元格即可。

如果需要拖动数字产生一个数字序列，则单击自动填充选项按钮，在弹出的下拉列表中选择“填充序列”选项，如图 4-1-14、图 4-1-15 所示，将生成一个步长为 1 的数字序列。

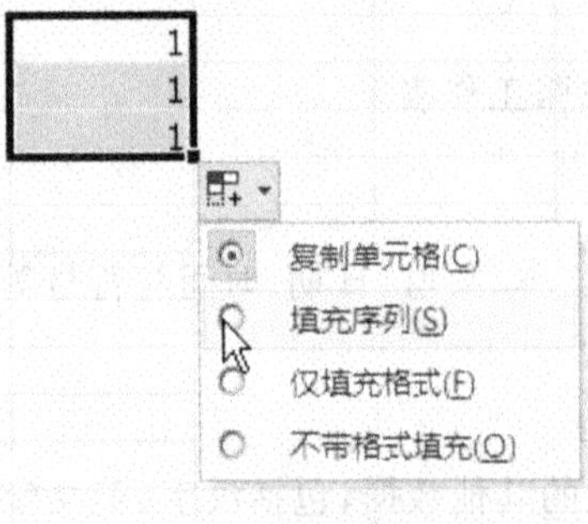

图 4-1-14　填充序列

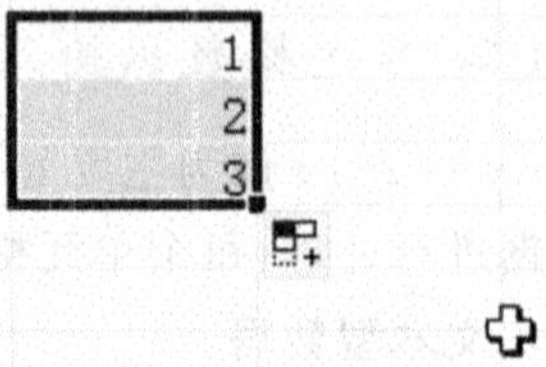

图 4-1-15　步长为 1 的数字序列

2)自动填充序列

使用填充柄可以快速用数字或日期序列等填充某区域中的单元格,如表 4-1-1 所示。

表 4-1-1　自动填充序列示例表

原　数　列	自动填充序列
1,2	3,4,5,……
星期一	星期二,星期三,……
一月	二月,三月,四月,……
6:00	7:00,8:00,9:00,……

自动填充序列也可以填充一个自定义序列。方法是:在"Excel 选项"对话框中选择"常规"项,打开"自定义序列"对话框设置,如图 4-1-16 所示。

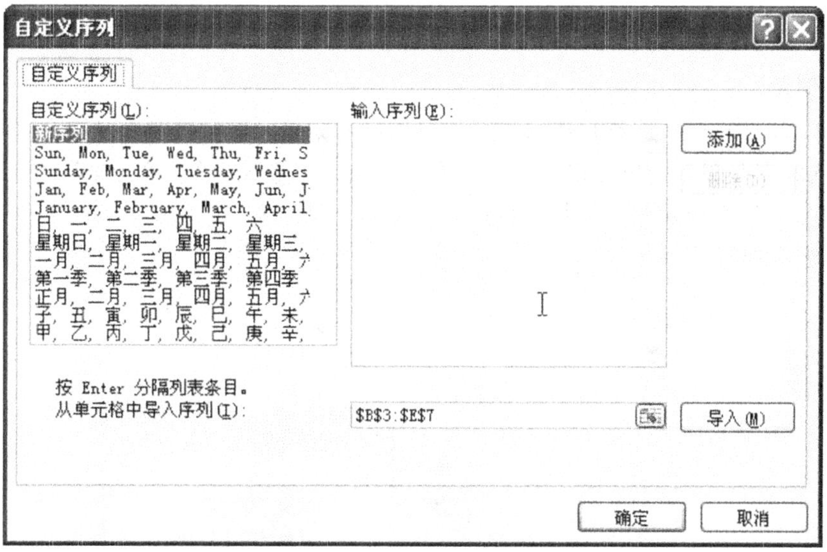

图 4-1-16　"自定义序列"对话框

3)填充复杂数据

选择"开始"功能区的"编辑"项,单击"填充"按钮,在下拉列表中选择"序列"项,打开"序列"对话框,如图 4-1-17 所示,选择类型及设置步长值。

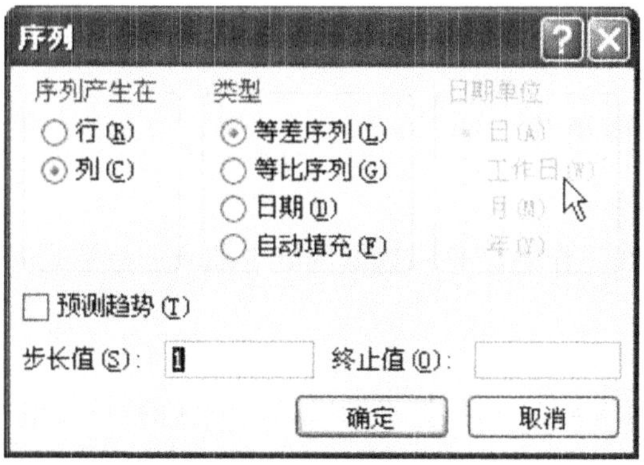

图 4-1-17　"序列"对话框

(三)数据清除与删除

1. 数据清除

数据清除是指对单元格内的数据进行处理,单元格本身不受影响。

方法:选取需要清除数据的单元格或区域,打开“开始”功能区中的“编辑”功能组,单击“清除”按钮,如图 4-1-18 所示。数据清除后,单元格中的相应内容被取消,而单元格本身仍留在原位置不变。

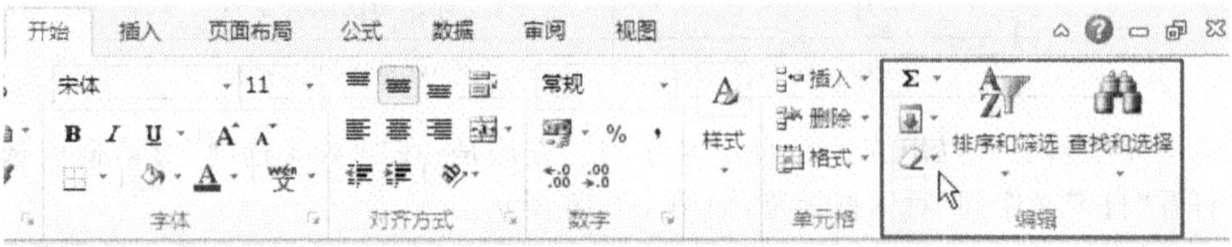

图 4-1-18 清除数据

2. 数据删除

数据删除针对的对象是单元格,删除后,单元格连同里面的数据都会从工作表中消失。

方法:选取需要删除的单元格或区域,打开“开始”功能区中的“单元格”功能组,选择“删除”,出现如图 4-1-19 所示的对话框,可选择“右侧单元格左移”、“下方单元格上移”、“整行”或“整列”选项进行删除。

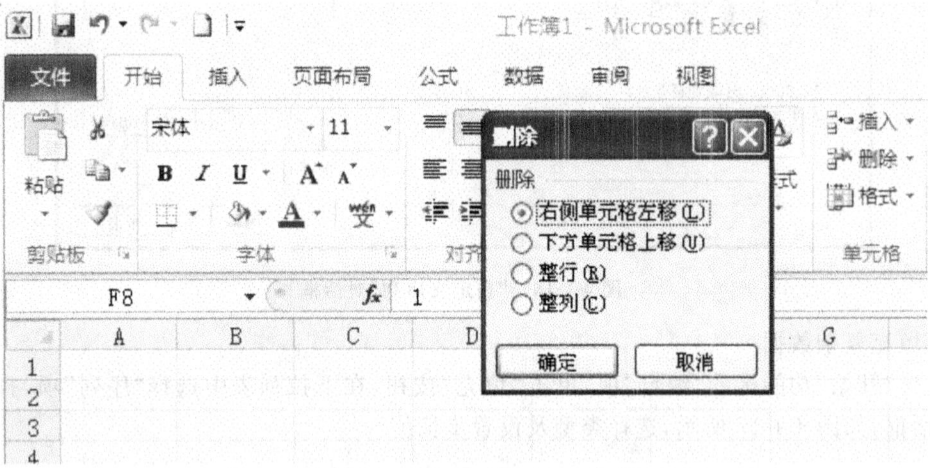

图 4-1-19 数据删除

(四)行与列、单元格操作

1. 插入行或列、单元格

编辑表格时,若需要在工作表已有的数据区域中插入一些数据,就要在工作表中合适的位置插入行或列、单元格。

1)插入行或列

选择要插入行或列的单元格位置,打开“开始”功能区的“单元格”功能组,单击“插入”按钮旁的下三角按钮,在弹出的下拉列表中单击“插入工作表行”选项,即完成插入行操作;若单击

"插入工作表列"选项则完成插入列操作。

2)插入单元格

单击某个单元格,使之成为活动单元格,把它作为插入单元格的位置。打开"开始"功能区中的"单元格"功能组,单击"插入"按钮旁的下三角按钮,在弹出的下拉列表中单击"插入单元格"选项,将弹出"插入"对话框,如图 4-1-20所示。选择一种插入方式,单击"确定"按钮后,即按选择的方式插入单元格或行与列。

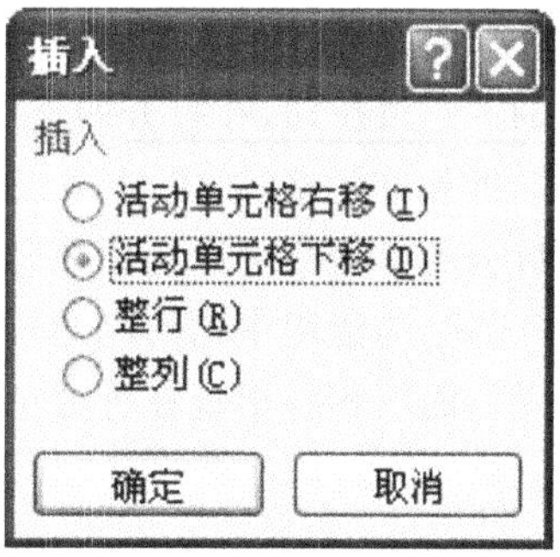

图 4-1-20 "插入"对话框

2. 删除行或列、单元格

1)删除行或列

选择要删除行或列的单元格位置,打开"开始"功能区中的"单元格"功能组,单击"删除"按钮旁的下三角按钮,在弹出的下拉列表中单击"删除工作表行"选项,即完成删除行操作;若单击"删除工作表列"选项则完成删除列操作。

2)删除单元格

单击要删除的单元格,然后打开"开始"功能区中的"单元格"功能组,单击"删除"按钮旁的下三角按钮,在弹出的下拉列表中单击"删除单元格"选项,将弹出"删除"对话框。选择一种删除方式,单击"确定"按钮后,即按选择的方式删除单元格。

3. 调整行高与列宽

1)拖动调整

手动拖动鼠标改变行高与列宽,将鼠标指针移至需要调整行高所在行的行号下边框上,指针变成+形状,上下拖动鼠标可改变行高。如果要改变列宽,方法同上。

2)精确调整

需要调整行高时,选择需要调整的一行或多行,打开"开始"功能区中的"单元格"功能组,单击"格式"按钮,在弹出的下拉列表中选择"行高"选项,打开"行高"对话框,如图 4-1-21 所示。在"行高"文本框中输入行高的具体数值,单击"确定"按钮即可。调整列宽方法相同(图 4-1-22)。

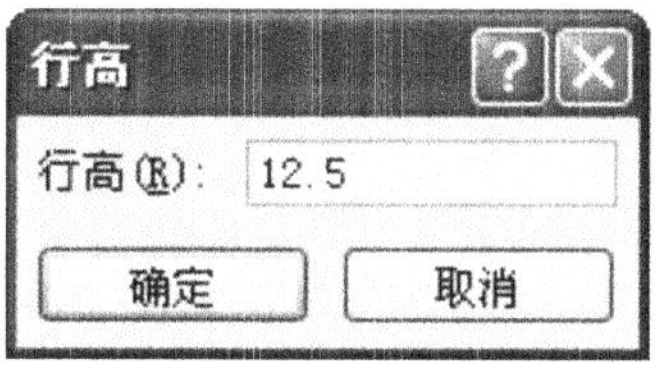

图 4-1-21 "行高"对话框

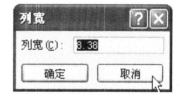

图 4-1-22 "列宽"对话框

3)更改行高或列宽以适合内容

选择要更改行高的一行或多行,打开"开始"功能区的"单元格"功能组,单击"格式"按钮,在打开的下拉列表中选择"自动调整行高"选项即可。更改列宽方法相同。

4. 单元格合并与拆分

在调整单元格布局时,经常需要将几个相邻的单元格合并为一个单元格,以使这个合并后的单元格能够适应工作表的内容。

1)合并单元格

选择要合并的相邻单元格,打开"开始"功能区的"对齐方式"功能组,单击"合并及居中"按钮旁的下三角按钮,在打开的下拉列表中选择"合并单元格"选项即可。

2)拆分单元格

拆分的单元格可以还原成合并前的状态。当选择拆分的单元格时,此时"开始"功能区的"对齐方式"功能组中"合并后居中"按钮显示为选中状态,单击此按钮即可取消之前的合并,合并单元格的内容将出现在拆分单元格区域左上角的单元格中。

(五)工作表

1. 选择工作表

在一个工作簿中存储了多张工作表,当要对某张工作表上的数据进行操作时,则必须选择该工作表,使之成为当前活动工作表。

2. 新建工作表

若要在现有工作表之前插入新工作表,则选择该工作表,打开"开始"功能区的"单元格"功能组,单击"插入"按钮右方的下三角按钮,然后在打开的下拉列表中选择"插入工作表"选项。若要在现有工作表的末尾快速插入新工作表,则单击工作表标签最右侧的"插入工作表"按钮。

3. 删除工作表

选择要删除的工作表,打开"开始"功能区的"单元格"组,单击"删除"按钮旁的下三角按钮,然后在打开的下拉列表中选择"删除工作表"选项。

4. 重命名工作表

一个工作簿中包含多张工作表,默认名称为"Sheet1,Sheet2,Sheet3,……",可以对其更改名字。选择要重命名的工作表,然后在"开始"功能区的"单元格"功能组中单击"格式"按钮,然后在打开的下拉列表中选择"重命名工作表"选项,当工作表标签变为黑色编辑状态时,输入新名称,即可完成对工作表的重命名,如图 4-1-23、图 4-1-24 所示。

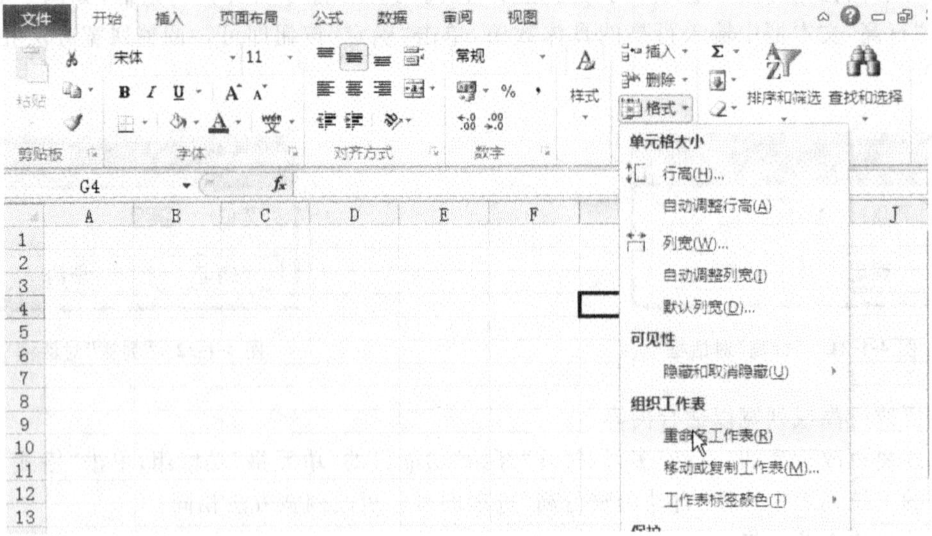

图 4-1-23 "格式"下拉列表框

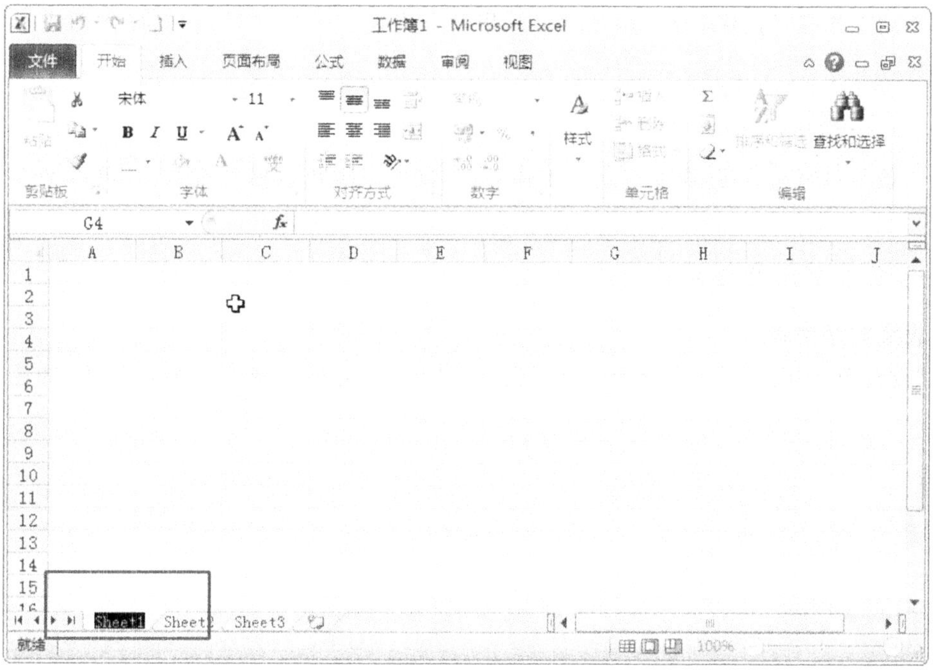

图 4-1-24 重命名工作表

5. 移动和复制工作表

1)移动工作表

在工作簿中选择需要移动的工作表,并按下鼠标左键,使其出现一个向下的黑三角形,然后拖动到新位置,如图 4-1-25 所示。

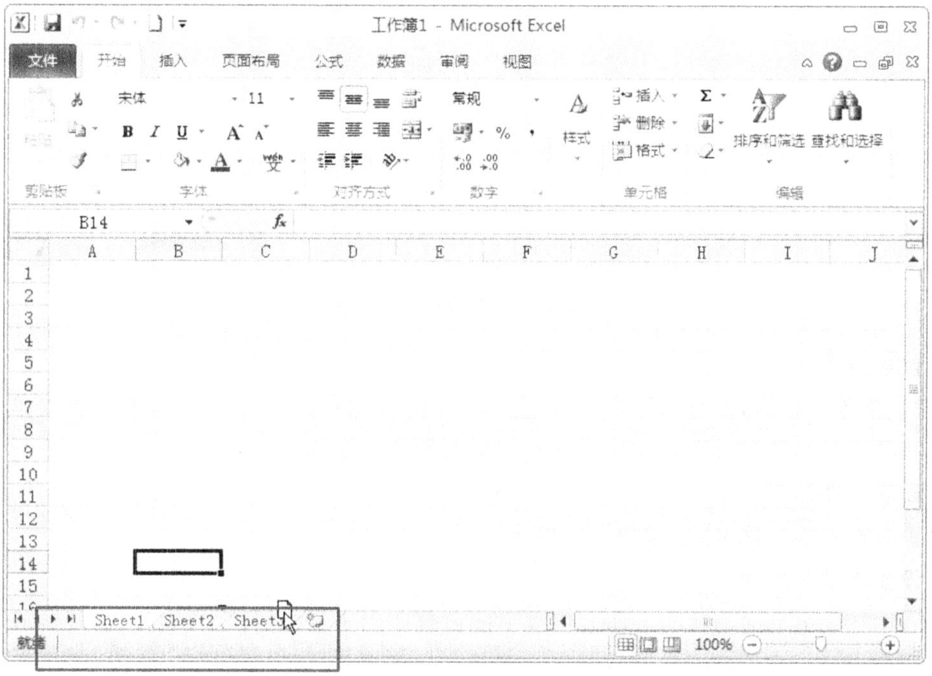

图 4-1-25 移动工作表

2)复制工作表

在移动工作表时按住 Ctrl 键,此时鼠标指针上出现一个“+”号,移动操作即成了复制工作表操作。

六、工作表格式化

工作表编辑完成后,还需要格式化工作表,不仅可以美化表格外观,而且可以增强表格的可读性。

(一)设置单元格格式

1. 设置数字格式

在“设置单元格格式”对话框中选择“数字”选项卡,可设置数字的显示格式,如图 4-1-26 所示。

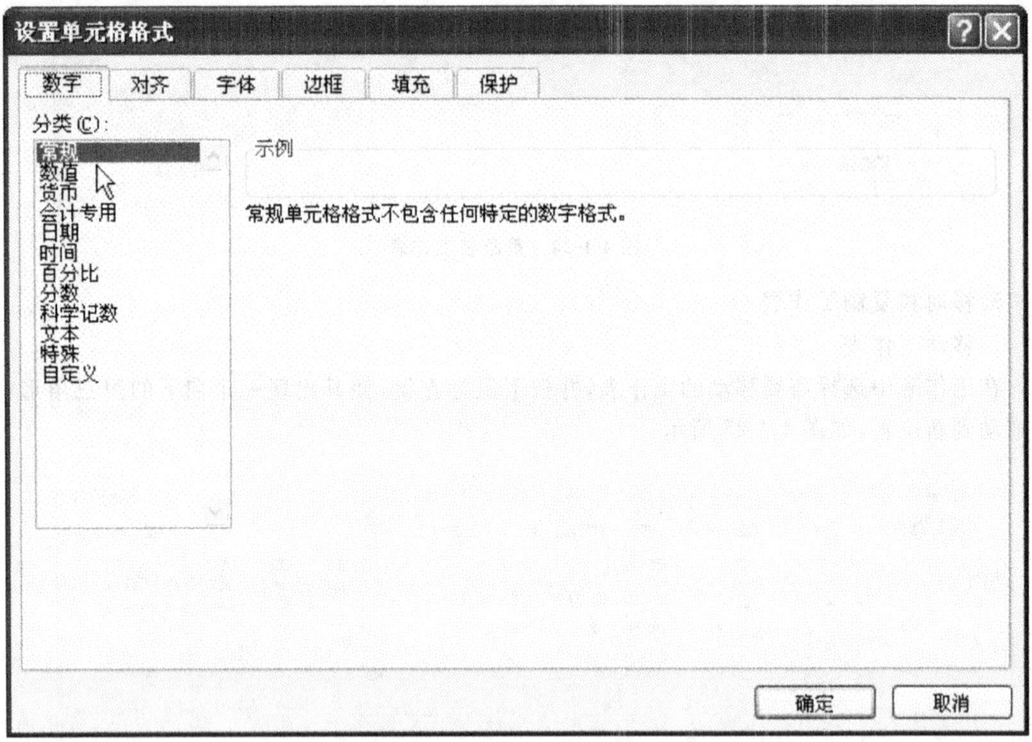

图 4-1-26　数字格式化设置

2. 设置对齐方式

在“设置单元格格式”对话框中选择“对齐”选项卡,如图 4-1-27 所示,用于设置单元格水平方向和垂直方向的对齐方式及文本在单元格的旋转角度等。

3. 设置字体格式

设置表格中的字体格式,如图 4-1-28 所示。

4. 设置边框与底纹

Excel 2010 中呈网格状的水印表格线不能被打印出来,如想打印成表格,需要为其设置边框线。

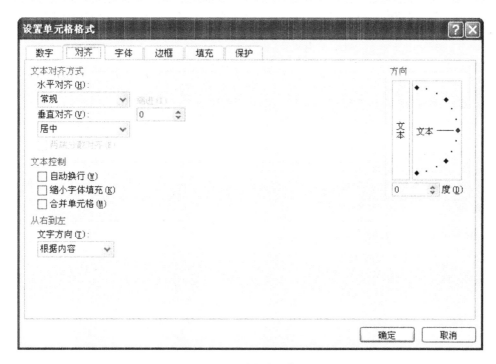

图 4-1-27　对齐格式化设置

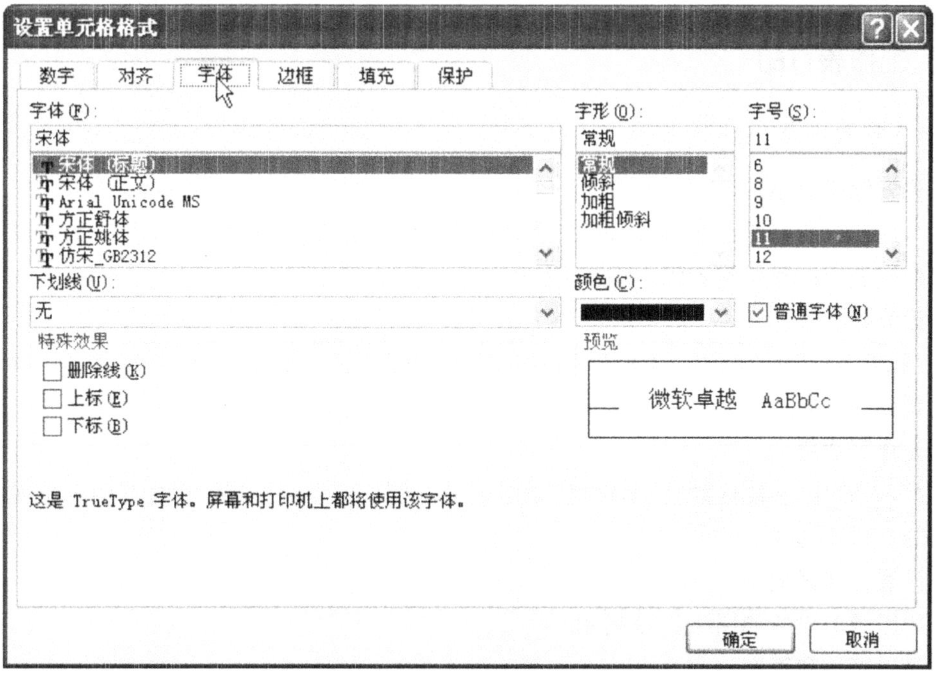

图 4-1-28　字体格式化设置

5. 设置填充色

在“设置单元格格式”对话框中选择“填充”选项卡，在此可以设置选定单元格或区域的背景色或背景图案，如图 4-1-29 所示。

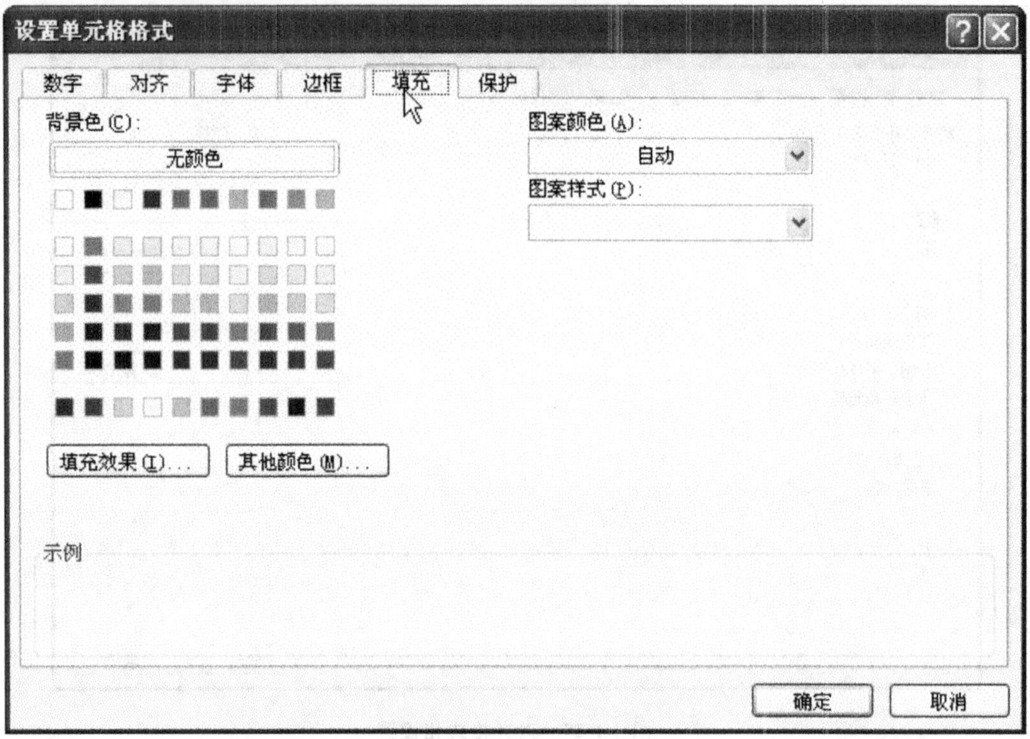

图 4-1-29 填充色设置

七、工作表打印

(一)页面设置

1. 设置纸张大小

在"页面布局"功能区的"页面设置"功能组中,单击"纸张大小"按钮,在打开的系统预设的纸张规格列表中设置所需纸张大小。

2. 设置纸张方向

在"页面布局"功能区的"页面设置"功能组中,单击"纸张方向"按钮,选择"横向"或"纵向"选项设置纸张方向。

3. 设置页边距

在"页面布局"功能区的"页面设置"功能组中,单击"页边距"按钮,在打开的下拉列表中选择所需的页边距选项。

4. 设置打印区域

打印区域的设置如图 4-1-30 所示。

5. 设置页眉和页脚

在工作表中设置页眉和页脚,可以添加打印时间和页码等内容,以便查阅工作表时,更清楚地了解相关信息。

在"插入"功能区的"文本"功能组中单击"页眉和页脚"按钮,自动进入"页面布局"视图方式,此时页眉和页脚处于编写状态,可进行写入内容操作,如图 4-1-31 所示。

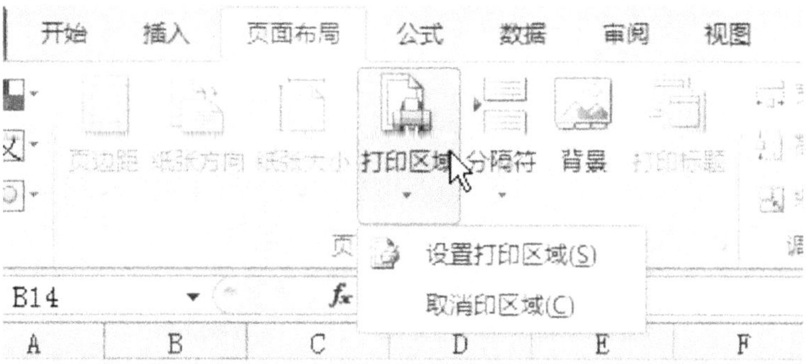

图 4-1-30　设置打印区域

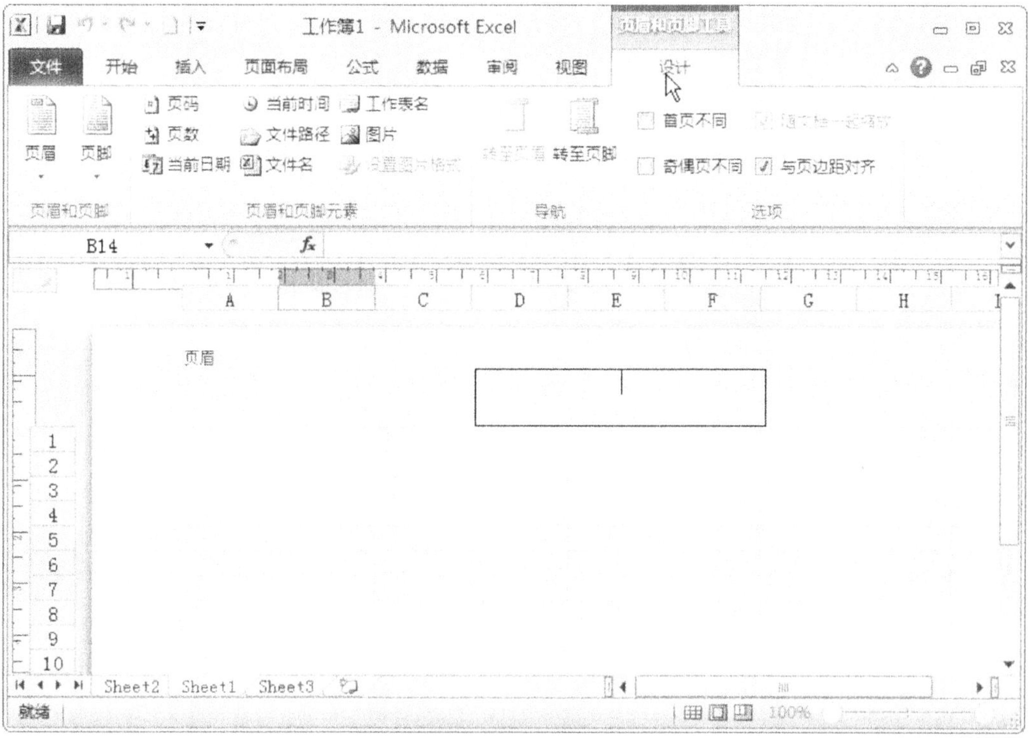

图 4-1-31　页眉、页脚编辑状态

(二)打印预览

工作表在打印之前,应先预览打印效果是否符合要求。

在“文件”选项卡中选择“打印”项中的“打印预览”命令即可浏览打印界面(图 4-1-32)。

(三)打印输出

打印效果预览满意后,就可以在打印机上进行打印输出。

打印之前设置打印参数(图 4-1-33),如选择打印机,设置打印范围、打印内容、页数等。

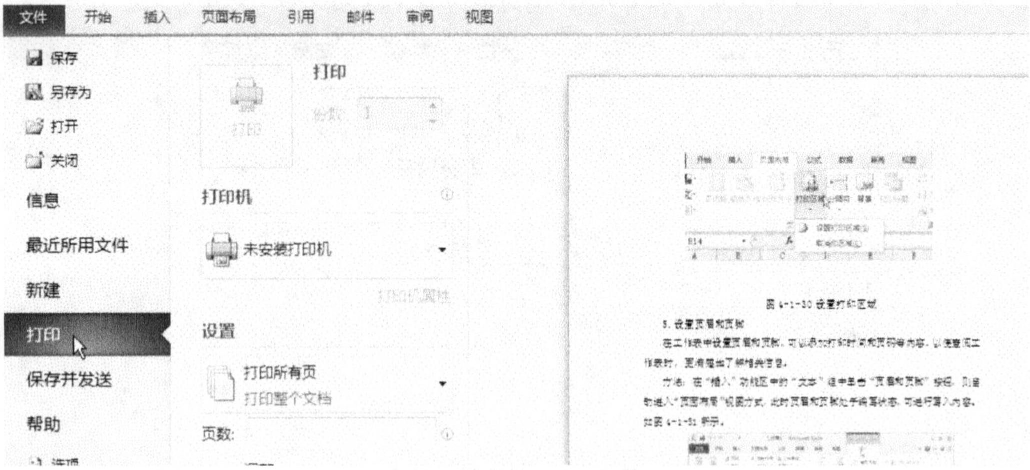

图 4-1-32　打印预览

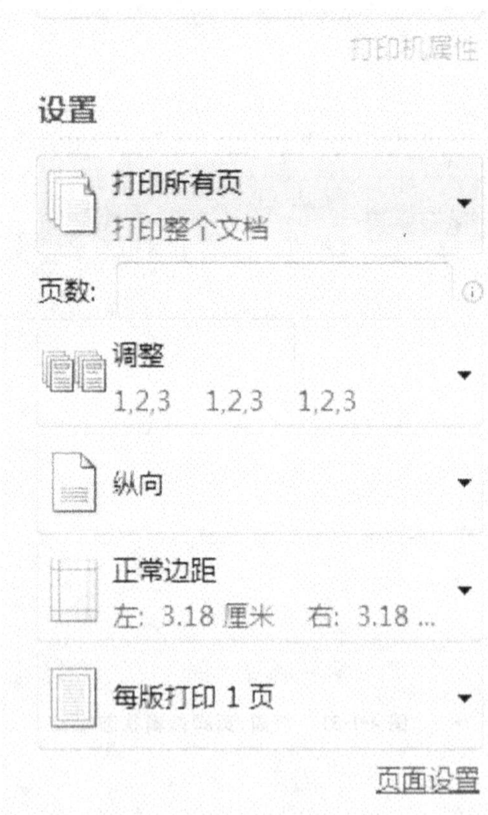

图 4-1-33　打印参数设置

4.1.2　操作实践

要完成图 4-1-34 所示工作表数据的录入及设置，可以按如下步骤进行操作。

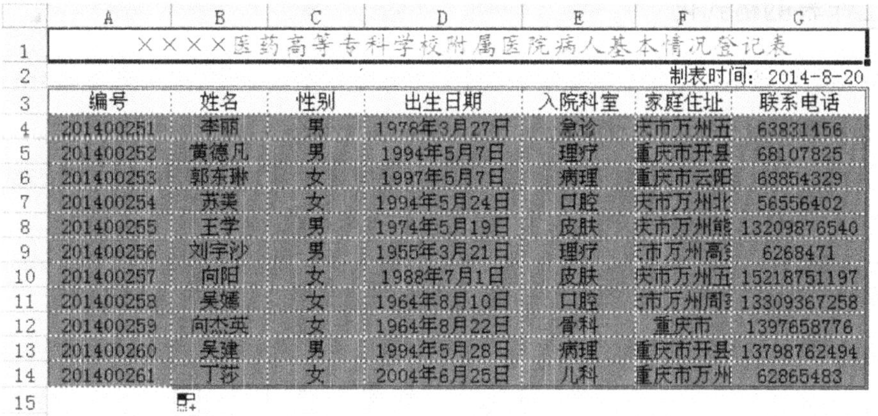

	A	B	C	D	E	F	G
1	××××医药高等专科学校附属医院病人基本情况登记表						
2							制表时间：2014-8-20
3	编号	姓名	性别	出生日期	入院科室	家庭住址	联系电话
4	201400251	李丽	男	1978年3月27日	急诊	庆市万州五	63831456
5	201400252	黄德凡	男	1994年5月7日	理疗	重庆市开县	68107825
6	201400253	郭东琳	女	1997年5月7日	病理	重庆市云阳	68854329
7	201400254	苏美	女	1994年5月24日	口腔	庆市万州北	56556402
8	201400255	王学	男	1974年5月19日	皮肤	庆市万州熊	13209876540
9	201400256	刘宇沙	男	1955年3月21日	理疗	市万州高	6268471
10	201400257	向阳	女	1988年7月1日	皮肤	庆市万州五	15218751197
11	201400258	吴嫣	女	1964年8月10日	口腔	市万州周	13309367258
12	201400259	向杰英	女	1964年8月22日	骨科	重庆市	1397658776
13	201400260	吴建	男	1994年5月28日	病理	重庆市开县	13798762494
14	201400261	丁莎	女	2004年6月25日	儿科	重庆市万州	62865483
15							

图 4-1-34　入院病人基本情况登记表

一、数据输入

（一）输入标题和表头信息

在 A1 单元格输入文本“××××医药高等专科学校附属医院病人基本情况登记表”，在 A2 单元格输入“制表时间：2014-8-20”，在 A3：G3 单元格分别输入“编号”、“姓名”、“性别”、“出生日期”、“入院科室”、“家庭住址”和“联系电话”。

（二）输入表中数据

（1）编号的输入：在 A4 和 A5 单元格中输入病人编号“201400251”和“201400252”，然后将鼠标指针移到 A5 单元格右下角，当出现“＋”时，按住鼠标左键拖至 A14 单元格，即可完成编号的输入。

（2）性别数据的输入：先选中 C4：C14 单元格区域，然后选择“数据”功能区的“数据工具”功能组中的“数据有效性”命令，打开“数据有效性”对话框，选择“设置”选项卡，在“允许”下拉列表框中选择“序列”选项，在“来源”文本框中输入“男，女”，再单击“确定”按钮，然后在指定单元格中选择性别，如图 4-1-35 所示。

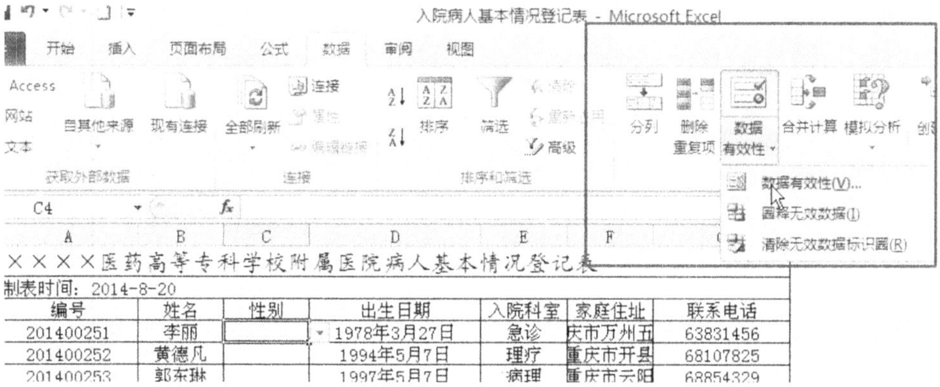

图 4-1-35　数据有效性录入

（3）日期时间的输入：在输入出生日期数据时需要注意，在年、月、日之输入“/”或“-”号来分隔。

二、工作表的格式化

（一）标题的格式化

1. 合并居中标题

选择 A1:G1 单元格区域，打开“开始”功能区的“对齐方式”功能组中的“合并及居中”按钮，如图 4-1-36 所示，使标题位于 A1 到 G1 单元格的中间位置。

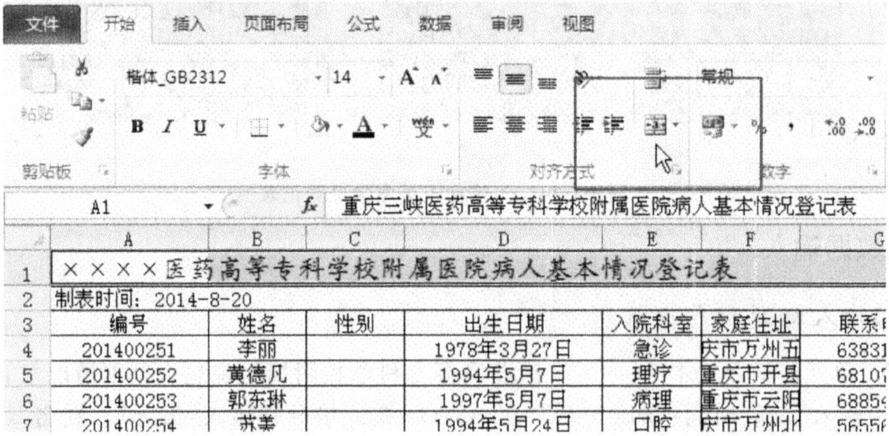

图 4-1-36　合并及居中

2. 文字格式设置

设置字体、字号和颜色，将标题文字设置为楷体_GB2312，字号设置为 14，颜色设置为蓝色。

（二）制表日期的格式

选中 A2:G2 单元格区域，然后在“设置单元格格式”对话框中选择“对齐”选项卡，如图 4-1-37所示。在“文本对齐方式”选项组的“水平对齐”下拉列表框中选择“靠右（缩进）”选项，选择“文本控制”选项中的“合并单元格”复选框，然后单击“确定”按钮即可完成设置。

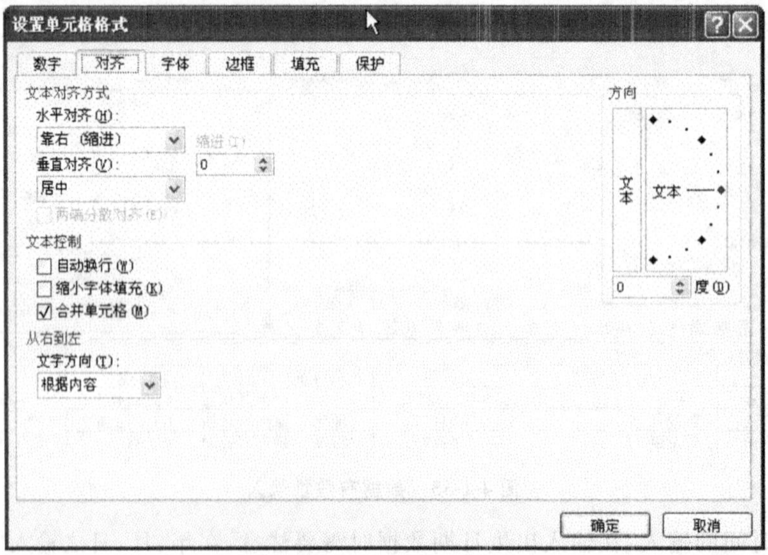

图 4-1-37　“对齐”选项卡

（三）出生日期数据的格式化

选中 D4:D14 单元格区域，在“设置单元格格式”对话框中选择“数字”选项卡，如图 4-1-38 所示。在“分类”列表框中选择“日期”选项，在“类型”列表框中选择“2001 年 3 月 14 日”选项，单击“确定”按钮即可完成设置。

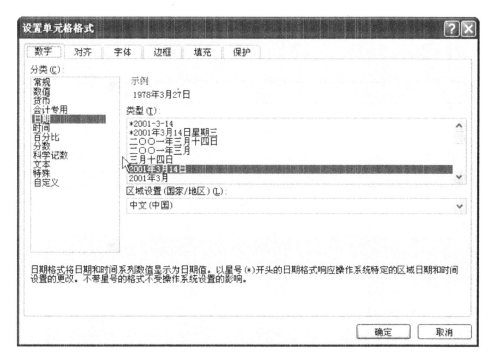

图 4-1-38　“数字”选项卡

（四）表格的格式设置

1. 设置表格居中对齐

选中 A3:G14 单元格区域，打开“开始”功能区的“对齐方式”功能组，单击“垂直对齐”按钮，将表格数据居中对齐。再选中 F4:F14 单元格区域，设置为左对齐。

2. 为表格添加边框

选中 A3:G14 单元格区域，然后在“设置单元格格式”对话框中选择“边框”选项卡，如图 4-1-39所示。先设置表格外边框的样式，在“线条”组的“样式”列表框中选择双实线，颜色设置为红色，在“预置”选项组中单击“外边框”图标；然后再设置内部的样式，在“边框”选项卡的“线条”选项组中的“样式”列表框中选择虚线，颜色设置为蓝色，在“预置”选项组中单击“内部”图标，完成对表格边框线的设置。

3. 设置表格底纹

选中 A3:G3 单元格区域，然后在“设置单元格格式”对话框中选择“填充”选项卡，如图 4-1-40所示。在“背景色”选项组的颜色列表中选择黄色，单击“确定”按钮即完成设置。同样，在 A4:G14 单元格区域采用此方法，设置其填充颜色为蓝色。

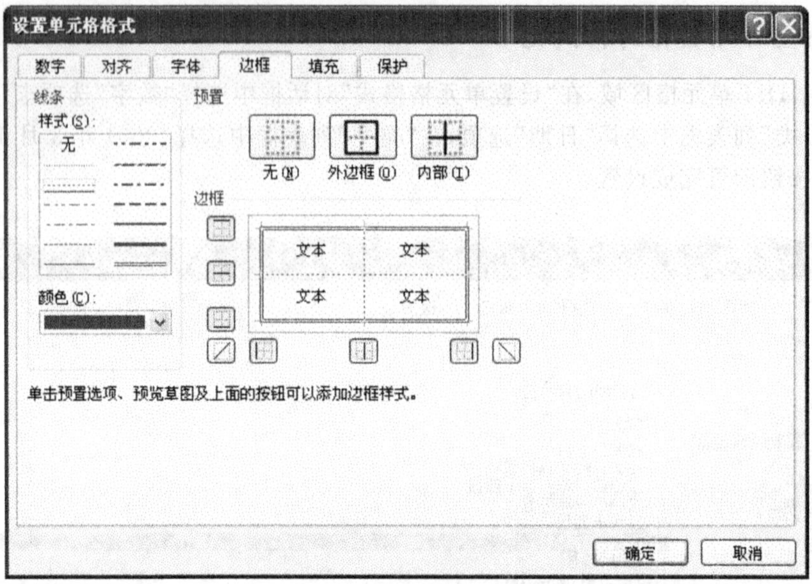

图 4-1-39 “边框”选项卡

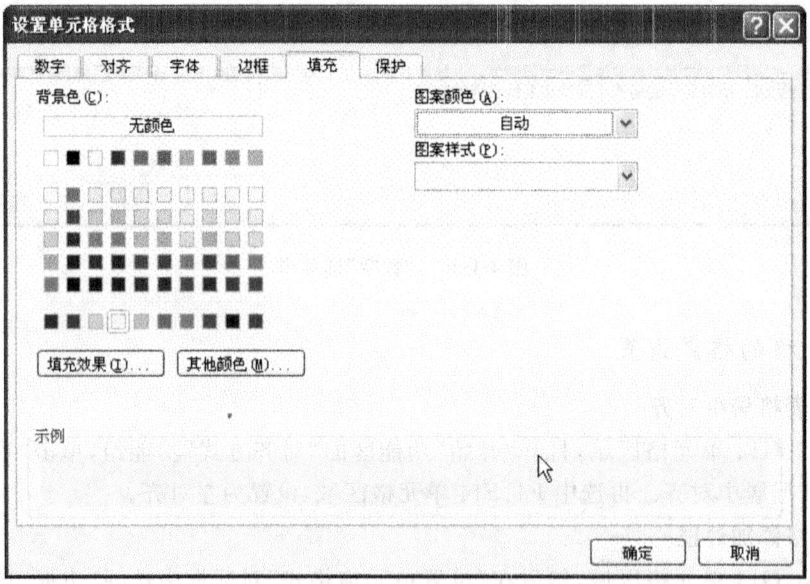

图 4-1-40 “填充”选项卡

（五）调整行高

在窗口左边第 3 行的行标标签位置单击，选中第三行，然后打开“开始”功能区的“单元格”功能组，选择“格式”选项里的“行高”命令，在弹出的对话框中输入行高“15”，单击“确定”按钮即可完成行高设置。

（六）工作表重命名

在窗口下方的标签栏中双击工作表 Sheet1，将工作表名称改为“登记表”，如图 4-1-41 所示。

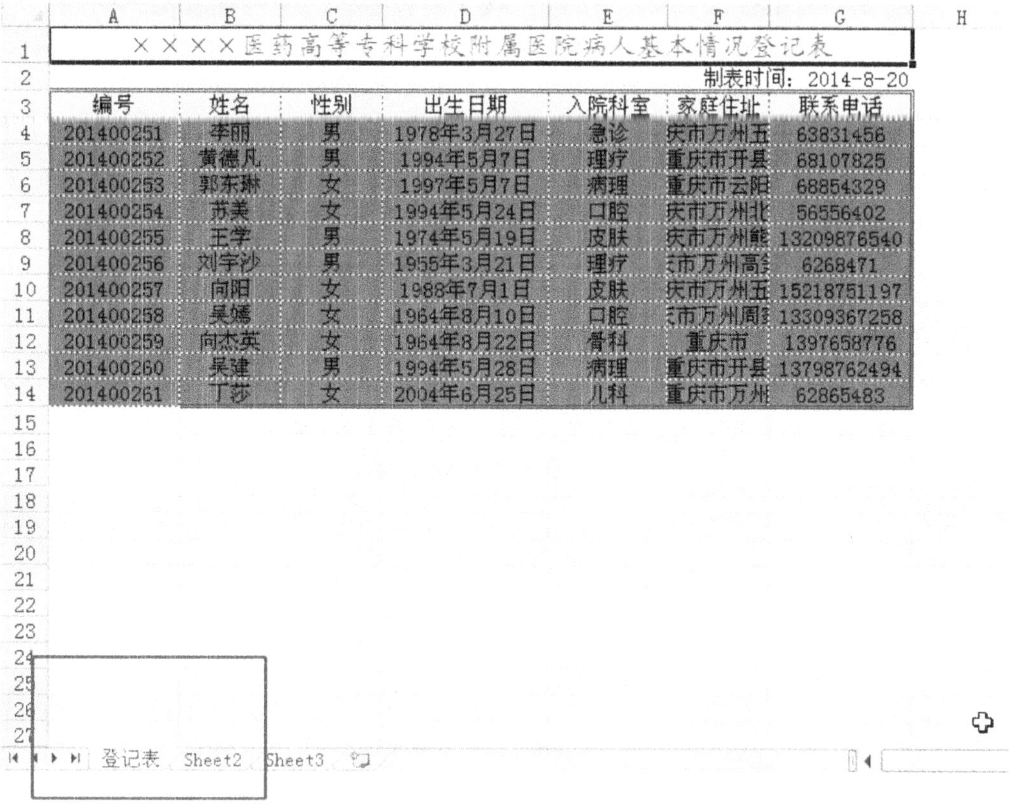
××××医药高等专科学校附属医院病人基本情况登记表
制表时间：2014-8-20
编号 姓名 性别 出生日期 入院科室 家庭住址 联系电话
201400251 李丽 男 1978年3月27日 急诊 庆市万州五 63831456
201400252 黄德凡 男 1994年5月7日 理疗 重庆市开县 68107825
201400253 郭东琳 女 1997年5月7日 病理 重庆市云阳 68854329
201400254 苏美 女 1994年5月24日 口腔 庆市万州北 56556402
201400255 王学 男 1974年5月19日 皮肤 庆市万州熊 13209876540
201400256 刘宇沙 男 1955年3月21日 理疗 市万州高 6268471
201400257 向阳 女 1988年7月1日 皮肤 庆市万州五 15218751197
201400258 吴嫣 女 1964年8月10日 口腔 市万州周 13309367258
201400259 向杰英 女 1964年8月22日 骨科 重庆市 1397658776
201400260 吴建 男 1994年5月28日 病理 重庆市开县 13798762494
201400261 丁莎 女 2004年6月25日 儿科 重庆市万州 62865483
登记表 Sheet2 Sheet3

图 4-1-41 工作表重命名

4.2 数据处理

Excel 2010 的公式和函数能对复杂的数据进行统计计算，如加、减、乘、除、求和、求平均值等，并把计算结果反映在表格中。这些统计计算过程通过公式和函数来自动实现，特别是当有关数据修改后，Excel 2010 会自动重新计算。数据图表能直观明了地反映数据的特征信息，为数据分析工作提供更好的依据。

4.2.1 公式

（一）公式的组成

在 Excel 2010 中，公式是用于计算数据结果的等式，它总是以等号“＝”开始，然后将各种计算数据用不同的运算符连接起来，从而有目的地完成某种数据结果的计算。下面为公式的示例：

＝A3＋B3＋50－D3

从上面的示例可看出，等号、单元格引用、常量、运算符等元素是构成公式的基本元素。在 Excel 2010 中，对于公式中的 A3、B3、50、D3 等数据也称为公式的参数。组成公式的各个元素具体作用和要求如下所示。

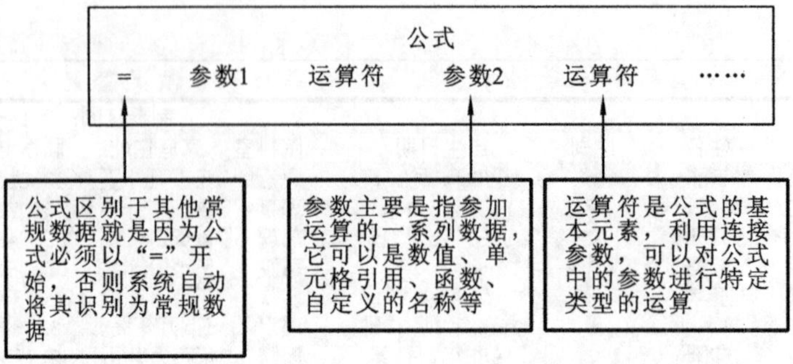

(二)运算符

运算符能对公式中的元素进行特定类型的运算。Excel 2010 中常用的运算符号包括关系运算、文本运算、算术运算和引用运算四类，具体功能如表 4-2-1 所示。

表 4-2-1　运算符的功能示例表

运算符类型	运　算　符	功　　能	优先
关系运算	＝、＞、＜、＞＝、＜＝、＜＞	用于比较两个值，结果为一个逻辑值 True 或 False	↓
文本运算	&	将两个文本连接成一个文本	
算术运算	＋、－	用于完成基本的数学运算，运算结果是数值	
	*、/		
	^		
	%		
	－(负)		
引用运算	,	引用不相邻的单元格区域	
	空格	将两个单元格区域相交	
	:	引用相邻的单元格区域	

(三)公式输入

公式可以直接输入，方法为：先单击要输入公式的单元格，再输入如"＝B1＋A2"的公式，最后按"确定"按钮或单击编辑栏中✓按钮即可。

4.2.2　函数

Excel 提供了很多函数，为用户对数据进行运算和分析带来了极大的方便。

(一)复制公式和单元格引用

1. 复制公式

在工作表中进行数据计算时，若要多次进行输入公式计算，会增加计算的工作量，对于相同的计算，只需要复制公式即可，可利用"粘贴"→"复制"方法。

2. 单元格相对引用

在复制公式时，会涉及单元格区域的引用。

如图 4-2-1 所示，当把 C1 单元格的公式"＝A1＋B1"复制到 C5 单元格时，由于 C5 相对于

C1，行和列都发生了变化，则 C5 单元格公式中所有引用的单元格地址也会发生相对变化，因此 E5 单元格的公式为“＝A5＋B5”，这种单元格引用随着公式所在单元格的位置变化而发生相对变化，称之为相对引用。相对引用示例如图 4-2-2 所示。

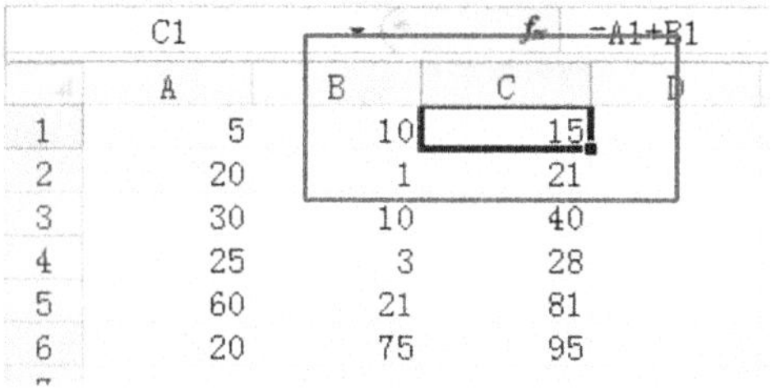

图 4-2-1　相对引用

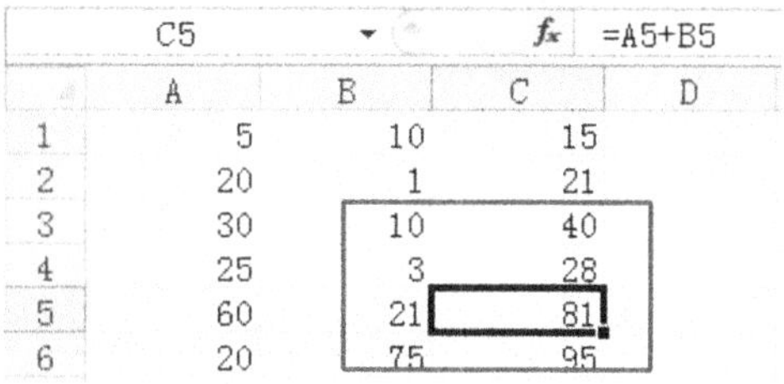

图 4-2-2　相对引用示例

3. 绝对引用

如图 4-2-3 所示，C1 单元格的公式为“＝＄A＄1＋＄B＄1”，公式中所引用的单元的行号和列标前都加了冻结符号“＄”，这种引用单元格的方式称为绝对引用。把绝对引用的公式复制到任何地方，公式不变，单元格的值也不变。绝对引用示例如图 4-2-4 所示。

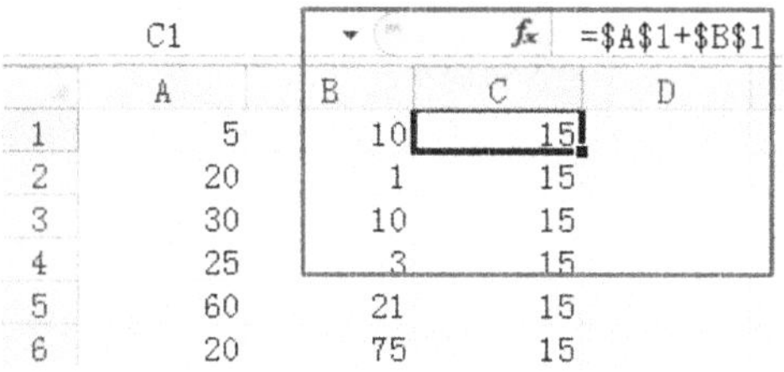

图 4-2-3　绝对引用

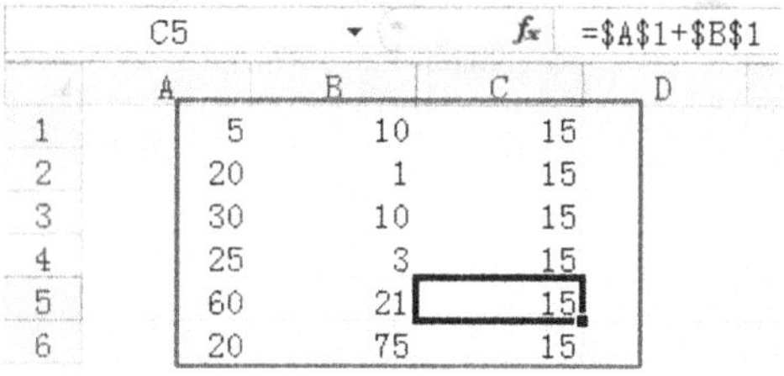

图 4-2-4　绝对引用示例

4. 混合引用

混合引用是指单元格地址的行号或列标前加上“＄”符号，如＄B1 或 B＄1。当因为复制或插入而引起行列变化时，公式的相对地址部分会随位置变化，而绝对地址部分不发生变化。

（二）使用函数

1. 函数的语法

函数的一般形式为：函数名(参数 1，参数 2，参数 3……)。

例如，求和函数＝SUM(A1：C1)，其中“SUM”称为函数名称，一个函数只有唯一的一个名称，它决定了函数的功能和用途，这个函数公式相当于“A1＋B1＋C1”。

2. 输入函数

1)直接输入法

在单元格内直接输入函数公式。输入函数时，先输入“＝”，然后依次输入函数名称、左括号、参数列表、右括号。

2)粘贴函数法

单击要输入函数的单元格，在“公式”功能区的“函数库”组里单击“插入函数”按钮，打开“插入函数”对话框，如图 4-2-5 所示。

在“或选择类别”下拉列表框中选择“常用函数”选项。

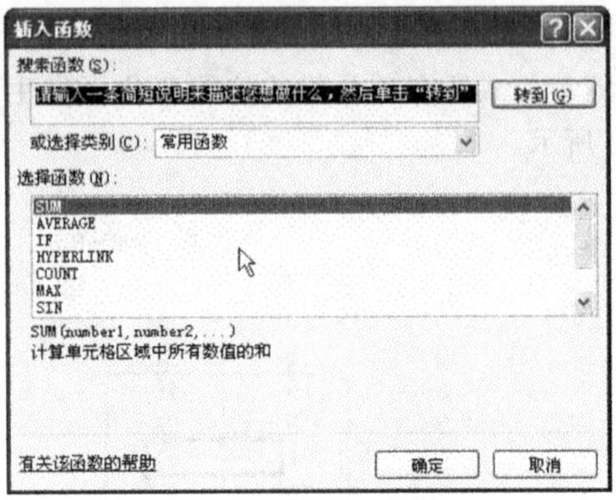

图 4-2-5 “插入函数”对话框 1

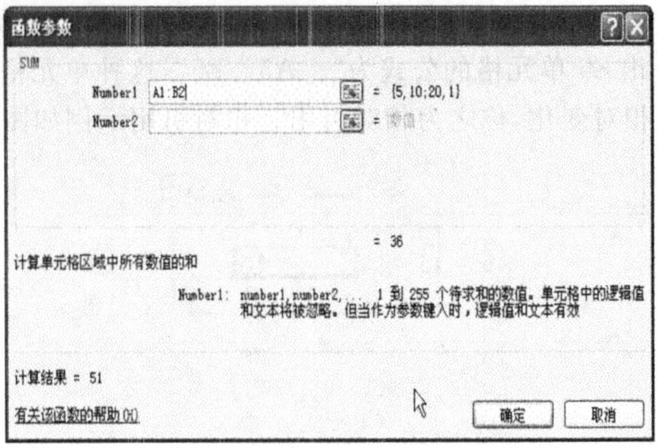

图 4-2-6 “函数参数”对话框

在“选择函数”列表框中选择求和函数“SUM”，单击“确定”按钮。在图 4-2-6 所示的“函数参数”对话框中，可输入常量、单元格或单元格区域。输入完函数所需要的所有参数后，单击“确定”按钮，此时，在指定单元格中将显示计算结果，在编辑栏中将显示公式。

3. 自动计算功能

Excel 2010 提供了自动计算功能，利用它可以自动计算选定单元格的总和、平均值、最大值、最小值等，如图 4-2-7 所示。

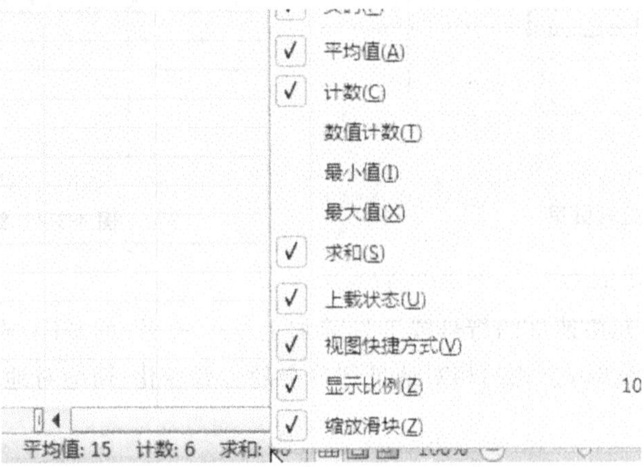

图 4-2-7 自动计算功能

4. 常用函数

1）AVERAGE 函数

功能：求出所有参数的算术平均值。

格式：AVERAGE(number1,number2,……)

说明：number1,number2,……为需要求平均值的数值或引用单元格（区域），参数为 1～255 个。

2）COUNT 函数

功能：计算包含字的单元格以及参数列表中数字的个数。

格式：COUNT(value1,value2,……)

说明：参数为包含或引用各种数据类型数据，但只有数字类型的数据才被计算在内，可以有 1～255 个。

3)COUNTIF 函数

功能：统计某个单元格区域中符合指定条件的单元格数目。

格式：COUNTIF(Range,Criteria)

说明：Range 代表要统计的单元格区域；Criteria 表示指定的条件表达式。

4)MAX 函数

功能：求出一组数中的最大值。

格式：MAX(number1,number2,……)

说明：number1,number2,……可以是数字或者是包含数字的名称、数组或引用，是要从中找出最大值的 1～255 个数字参数。

5)MIN 函数

功能：求出一组数中的最小值。

格式：MIN(number1,number2,……)

说明：number1,number2,……可以是数字或者是包含数字的名称、数组或引用，是要从中找出最小值的 1～255 个数字参数。

6)RANK 函数

功能：返回某一数值在一列数值中的相对于其他数值的排位。

格式：RANK(number,ref,order)

说明：number 代表需要排序的数值，ref 代表排序数值所处的单元格区域，order 代表排序方式参数，如果为 0 或者忽略，则按降序排名，即数值越大，排名结果数值越小；如果为非 0 值，则按升序排名，即数值越大，排名结果数值越大。

7)SUM 函数

功能：计算所有参数数值的和。

格式：SUM(number1,number2,……)

说明：number1,number2,……是要对其求和的 1～255 个参数。可以是具体的数值、引用的单元格(区域)、逻辑值等，空白单元格或文本将被忽略。

4.2.3 图表

图表是将工作表中的数据以图表化的方式显示，使枯燥的数据更加形象直观，通过图表可以非常迅速地对数据产生总体上的认识，方便查看数据间的差异，还可以预测数据的变化趋势等。

(一)图表分类

1. 嵌入式图表

嵌入式图表和创建的数据源放置在同一张工作表中。

2. 独立式图表

独立式图表独立于数据表单独存在于一个工作表中，图表的默认名称为 Chart1。

(二)图表类型

Excel 2010 提供了面积图、条形图、柱形图等不同图表类型，如图 4-2-8 所示。每一种都具有多种组合和变换。

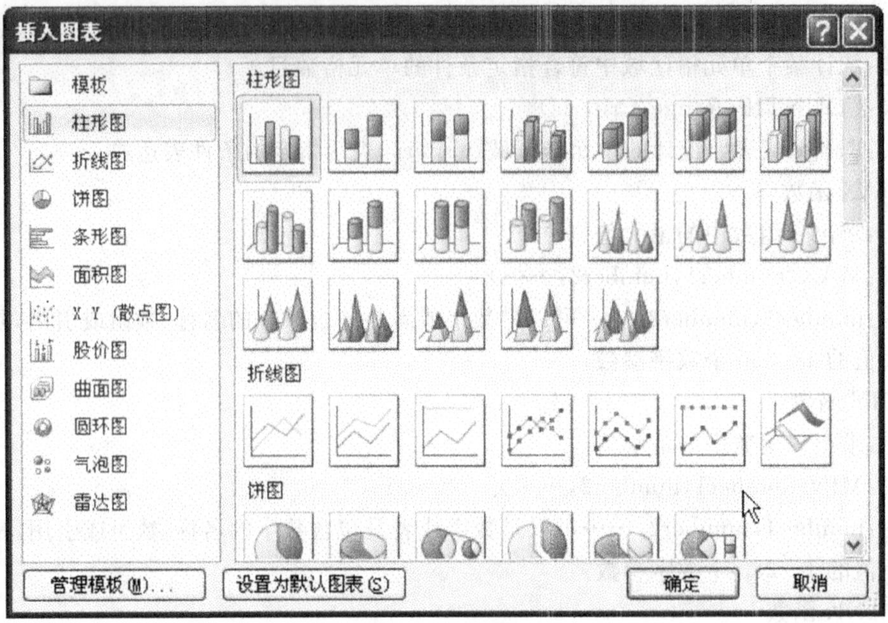

图 4-2-8　图表类型

创建图表方法：打开“插入”功能区中的“图表”功能组，可以从中选择所需要的图表类型。

（三）图表中数据的编辑

创建图表后，图表和工作表的数据区域之间就已经建立了联系，当工作表中的数据发生变化时，图表中对应的数据也会自动更新。

1. 删除数据系列

当要删除图表中的数据系列时，只要选定所需删除的数据系列，然后按删除键便可把整个数据系列从图表中删除，而不影响工作表中的数据。

若删除工作表中的数据，则图表中对应的数据系列也随之删除。

2. 向图表添加数据系列

单击图表，然后选择“图表”中的“添加数据”命令，弹出“添加数据”对话框。选取要添加的数据区域，这时所选区域会出现在所选定区域文本框中，单击“确定”按钮即可完成添加。

4.2.4　操作实践

图 4-2-9 所示图例为学校学生成绩分析表，根据以下要求对数据进行处理。

(1)计算学生的总评成绩(总评成绩＝总分 * 75%＋操行成绩 * 25%)和排名。

(2)统计每门课程的最高分和最低分。

(3)求出基础护理的最高分和最低分。

(4)统计总分低于 185 分的人数。

(5)将护理实践成绩低于 60 分的单元格设置为红色。

(6)创建图表，对学生的总评成绩进行分析。

操作步骤如下。

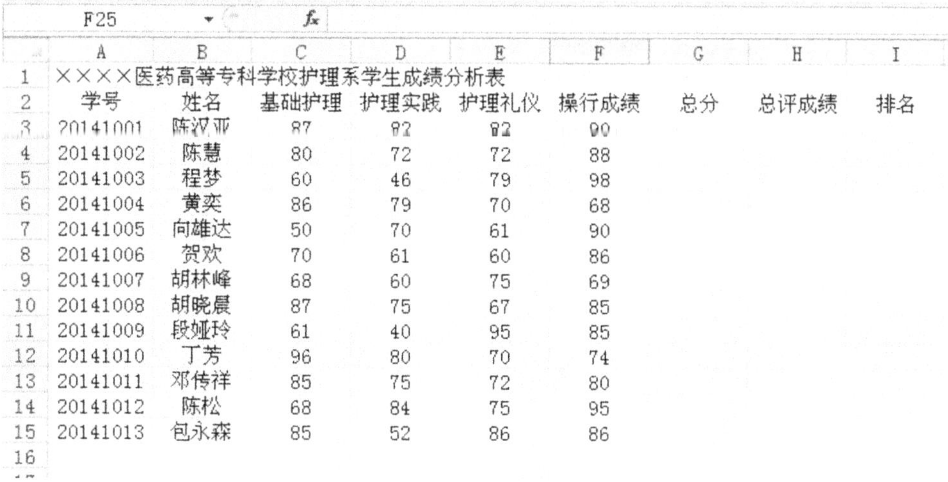

	A	B	C	D	E	F	G	H	I
1	××××医药高等专科学校护理系学生成绩分析表								
2	学号	姓名	基础护理	护理实践	护理礼仪	操行成绩	总分	总评成绩	排名
3	20141001	陈汉亚	87	82	82	90			
4	20141002	陈慧	80	72	72	88			
5	20141003	程梦	60	46	79	98			
6	20141004	黄奕	86	79	70	68			
7	20141005	向雄达	50	70	61	90			
8	20141006	贺欢	70	61	60	86			
9	20141007	胡林峰	68	60	75	69			
10	20141008	胡晓晨	87	75	67	85			
11	20141009	段娅玲	61	40	95	85			
12	20141010	丁芳	96	80	70	74			
13	20141011	邓传祥	85	75	72	80			
14	20141012	陈松	68	84	75	95			
15	20141013	包永森	85	52	86	86			

图 4-2-9　学生成绩表

1. 总分的计算

(1)选中 G3 单元格，单击“自动求和”按钮，如图 4-2-10 所示，便可计算 C3:E3 单元格区域数值之和。

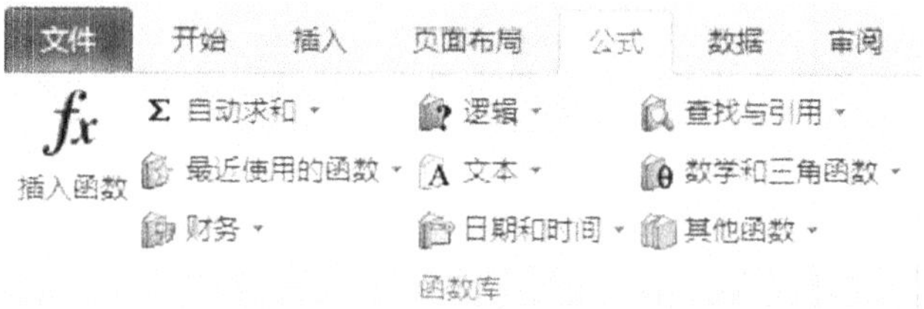

图 4-2-10　自动求和

(2)其余学生的总分成绩计算可以用自动填充法进行填充。选中 G3 单元格，然后将鼠标指针移到 G3 单元格右下角，当指针变成填充柄的黑十字符号时，按住鼠标左键不放，向下拖动到 G15 单元格，释放鼠标，此时，所有学生的总分都可以快速计算出来了。

2. 总评成绩的计算

我们知道了总评成绩的计算公式为“总评成绩＝总分＊75％＋操行成绩＊25％”，在这里可以通过编辑公式的方法实现。

(1)选中 H3 单元格，然后输入“＝”。

(2)在“＝”后输入 G3＊75％＋F3＊25％，然后按“确定”按钮或单击编辑栏上的 ✓ 按钮，完成 H3 单元格内总评成绩的计算操作。

(3)选中 H3 单元格，然后将鼠标指针移到 H3 单元格右下角，当指针变成填充柄的黑十字符号时，按住鼠标左键不放，向下拖到 H15 单元格，释放鼠标，即可完成所有学生的总评成绩的计算，如图 4-2-11 所示。

3. 计算排名

利用 RANK 函数，可进行数据的排名。

(1)选中 I3 单元格，然后单击“插入函数”按钮，弹出“插入函数”对话框，如图 4-2-12 所示。

(2)单击“插入函数”对话框中的“确定”按钮，在弹出的“函数参数”对话框中进行设置，各项参数设置如图 4-2-13 所示，然后单击“确定”按钮即可完成。

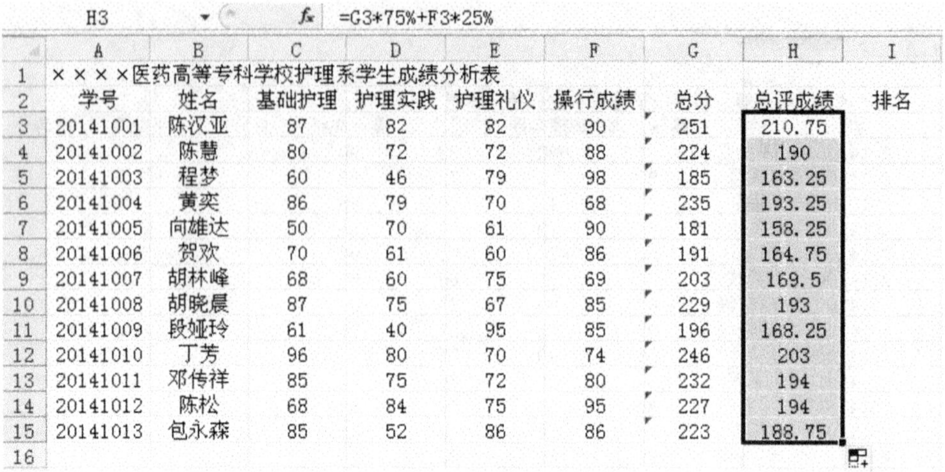

H3 =G3*75%+F3*25%

	A	B	C	D	E	F	G	H	I
1	××××医药高等专科学校护理系学生成绩分析表								
2	学号	姓名	基础护理	护理实践	护理礼仪	操行成绩	总分	总评成绩	排名
3	20141001	陈汉亚	87	82	82	90	251	210.75	
4	20141002	陈慧	80	72	72	88	224	190	
5	20141003	程梦	60	46	79	98	185	163.25	
6	20141004	黄奕	86	79	70	68	235	193.25	
7	20141005	向雄达	50	70	61	90	181	158.25	
8	20141006	贺欢	70	61	60	86	191	164.75	
9	20141007	胡林峰	68	60	75	69	203	169.5	
10	20141008	胡晓晨	87	75	67	85	229	193	
11	20141009	段娅玲	61	40	95	85	196	168.25	
12	20141010	丁芳	96	80	70	74	246	203	
13	20141011	邓传祥	85	75	72	80	232	194	
14	20141012	陈松	68	84	75	95	227	194	
15	20141013	包永森	85	52	86	86	223	188.75	
16									

图 4-2-11 总评成绩计算

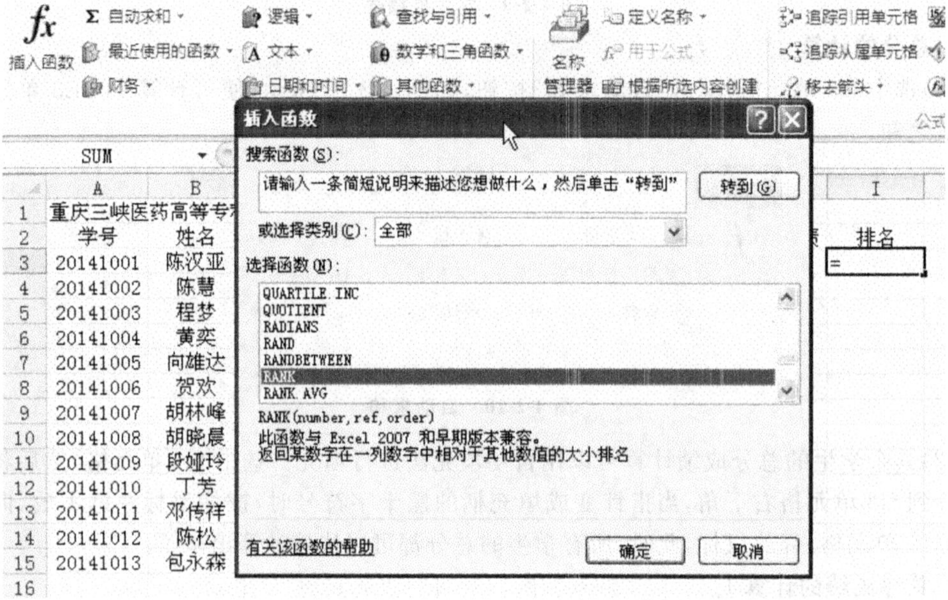

图 4-2-12 插入 RANK 函数

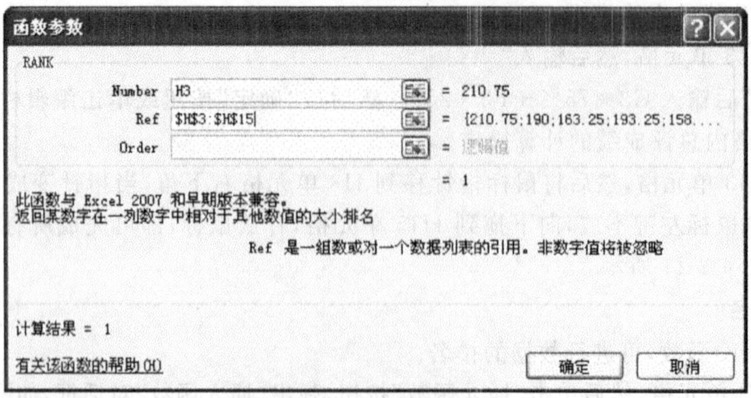

图 4-2-13 “函数参数”对话框

(3)选中 I3 单元格，然后将鼠标指针移到 I3 单元格右下角，当指针变成填充柄的黑十字符号时，按住鼠标不放，向下拖到 I15 单元格，再释放鼠标，即可完成所有学生的排名计算。

4. 求每门课程的平均成绩

(1)在 B16 单元格输入“平均成绩”，在第 16 行所在的单元格内计算平均成绩。然后，选中 C16 单元格，单击“自动求和”按钮旁的黑色下三角符号，在弹出的列表中选择“平均值”选项，然后选择求值区域 C3:C15，当看到编辑栏上编辑框内的内容为“＝AVERAGE(C3:C15)”时，按“确定”即可完成操作，如图 4-2-14 所示。

	A	B	C	D	E	F	G	H
1	重庆三峡医药高等专科学校护理系学生成绩分析表							
2	学号	姓名	基础护理	护理实践	护理礼仪	操行成绩	总分	总评成绩
3	20141001	陈汉亚	87	82	82	90	251	210.75
4	20141002	陈慧	80	72	72	88	224	190
5	20141003	程梦	60	46	79	98	185	163.25
6	20141004	黄奕	86	79	70	68	235	193.25
7	20141005	向雄达	50	70	61	90	181	158.25
8	20141006	贺欢	70	61	60	86	191	164.75
9	20141007	胡林峰	68	60	75	69	203	169.5
10	20141008	胡晓晨	87	75	67	85	229	193
11	20141009	段娅玲	61	40	95	85	196	168.25
12	20141010	丁芳	96	80	70	74	246	203
13	20141011	邓传祥	85	75	72	80	232	194
14	20141012	陈松	68	84	75	95	227	194
15	20141013	包永森	85	52	86	86	223	188.75
16		平均成绩	=AVERAGE(C3:C15)					

图 4-2-14 求平均成绩

(2)选中 C16 单元格，然后将鼠标指针移动到 C16 单元格右下角，当指针变成填充柄的黑十字符号时，按住鼠标左键不放，向右拖到 F16 单元格，释放鼠标，即可完成每门课程平均成绩的计算。

5. 求基础护理课程的最高分、最低分

在 B17、B18 单元格内输入“基础护理最高分”和“基础护理最低分”。选中 C17 单元格，单击“自动求和”按钮旁的黑色下三角符号，在弹出的列表中选择“最大值”选项，然后选择 C3:C15区域，按“确定”按钮即可完成最高分的操作。在 C18 单元格可采用同样的方法求出基础护理的最低分，如图 4-2-15 所示。

	A	B	C	D	E	F	G	H	I
1	重庆三峡医药高等专科学校护理系学生成绩分析表								
2	学号	姓名	基础护理	护理实践	护理礼仪	操行成绩	总分	总评成绩	排名
3	20141001	陈汉亚	87	82	82	90	251	210.75	1
4	20141002	陈慧	80	72	72	88	224	190	7
5	20141003	程梦	60	46	79	98	185	163.25	12
6	20141004	黄奕	86	79	70	68	235	193.25	5
7	20141005	向雄达	50	70	61	90	181	158.25	13
8	20141006	贺欢	70	61	60	86	191	164.75	11
9	20141007	胡林峰	68	60	75	69	203	169.5	9
10	20141008	胡晓晨	87	75	67	85	229	193	6
11	20141009	段娅玲	61	40	95	85	196	168.25	10
12	20141010	丁芳	96	80	70	74	246	203	2
13	20141011	邓传祥	85	75	72	80	232	194	3
14	20141012	陈松	68	84	75	95	227	194	3
15	20141013	包永森	85	52	86	86	223	188.75	8
16		平均成绩	75.62	67.38	74.15	84.15			
17		基础护理最高	96						
18		基础护理最低	=MIN(C3:C15)						
19			MIN(number1, [number2], ...)						

图 4-2-15 求最高分、最低分

6. 统计总分低于 185 分的人数

(1)在 B19 单元格内输入“总分低于 185 分的人数”。单击 C19 单元格，再单击“插入函数”按钮，选择 COUNTIF 函数进行统计，如图 4-2-16 所示。

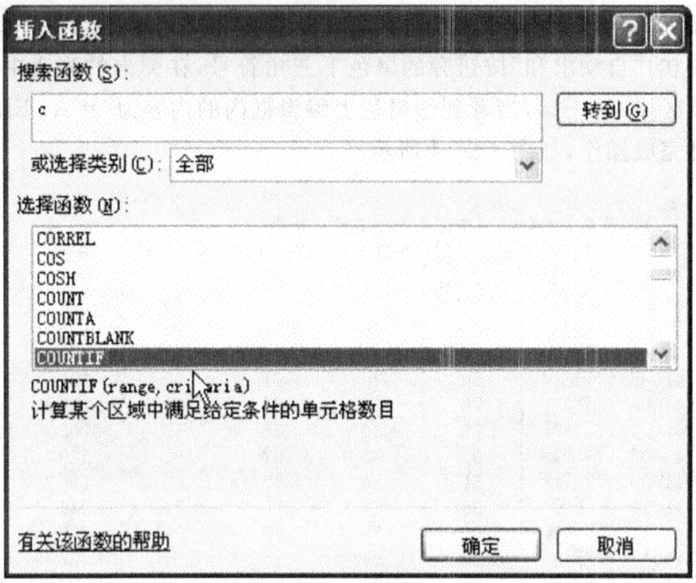

图 4-2-16 “插入函数”对话框

(2)单击“插入函数”对话框中的“确定”按钮，弹出“函数参数”对话框，如图 4-2-17 所示。在此对话框的“Range”文本框中输入进行统计的区域，在“Criteria”文本框中输入统计的条件，最后单击“确定”按钮。

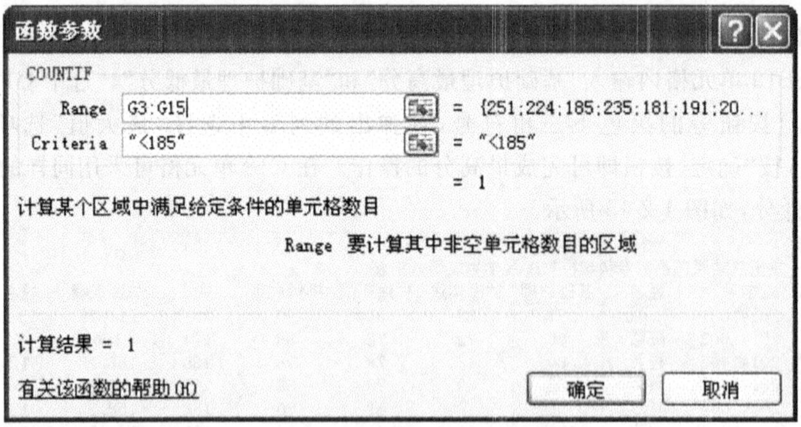

图 4-2-17 “函数参数”对话框

7. 护理实践成绩低于 60 分、单元格底纹设置为红色

选中 D3:D15 区域，然后在“开始”功能区的“样式”功能组的“条件格式”中选择“突出显示单元格规则”，再单击此级联菜单中的“小于”命令，如图 4-2-18 所示。

再到条件格式文本框中输入条件格式为“60”，在“设置为”选项中选择“自定义格式”，底纹颜色设为红色，如图 4-2-19 所示，最后单击“小于”对话框中的“确定”按钮即可完成操作。

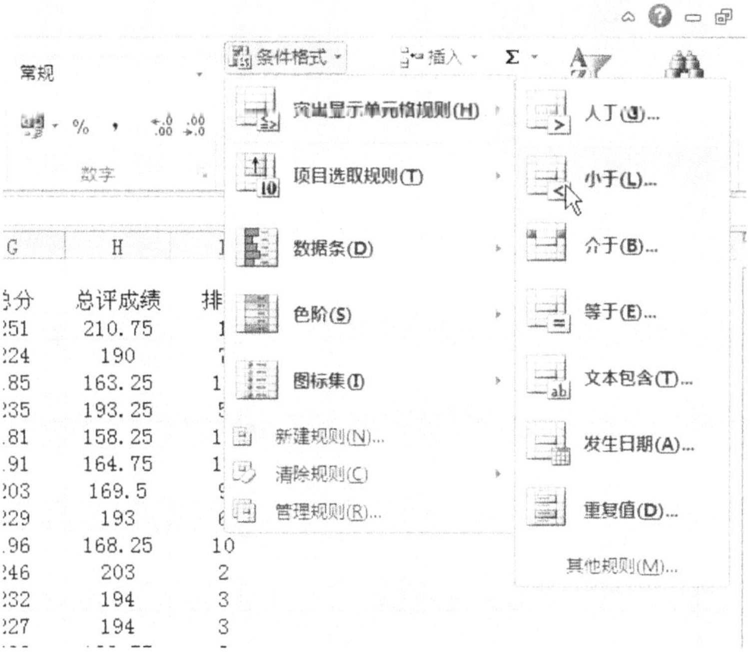

图 4-2-18　选择“小于”命令

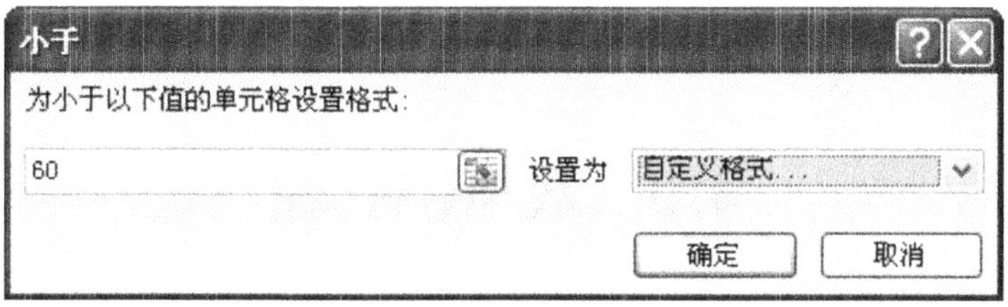

图 4-2-19　“小于”对话框

8. 创建图表，对学生的总评成绩进行分析

(1)同时选择数据区域 B2:B15、H2:H15，然后在“插入”功能区的“图表”功能组中选择“柱形图”按钮，在打开的下拉列表中选择“三维柱形图”(可任选一种类型)，如图 4-2-20 所示。

(2)编辑图表。选择图表后，切换到“图表工具”的“设计”选项卡，在“图表布局”组中选择“布局 2”样式，再选择“图表样式”组中的“样式 26”，将该图表样式应用到图表上。

(3)设置图表标题。选择“图表标题”文本，输入“××××医药高等专科学校护理专业学生总评成绩分析表”标题。然后在“图表工具”的“布局”选项卡中单击“坐标轴标题”按钮，在打开的下拉列表中依次选择“主要横坐标轴标题”中的“坐标轴下方标题”选项，输入横坐标轴标题文字“姓名”，采用同样方法设置纵坐标轴标题为“总评成绩”。

(4)设置图表背景颜色。选择图表区，切换到“图表工具”的“格式”选项卡，在“形状样式”组中单击“形状填充”按钮，选择填充色为水绿色，强调文字颜色 5、淡色 80%。使用同样的方法为绘图区设置填充色为橙色，强调文字颜色 6、深色 25%。图表最终效果如图 4-2-21 所示。

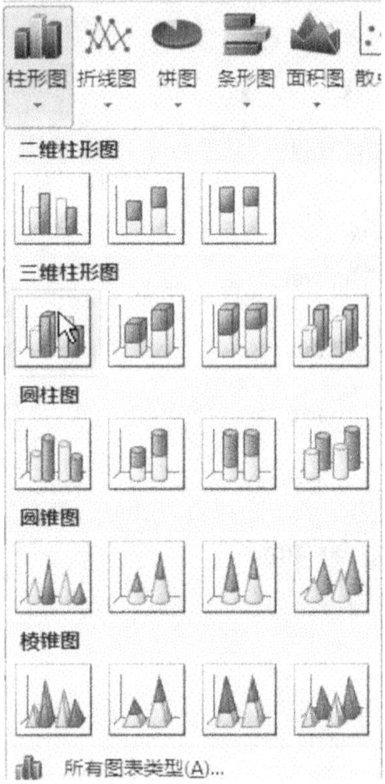

图 4-2-20　插入柱形图

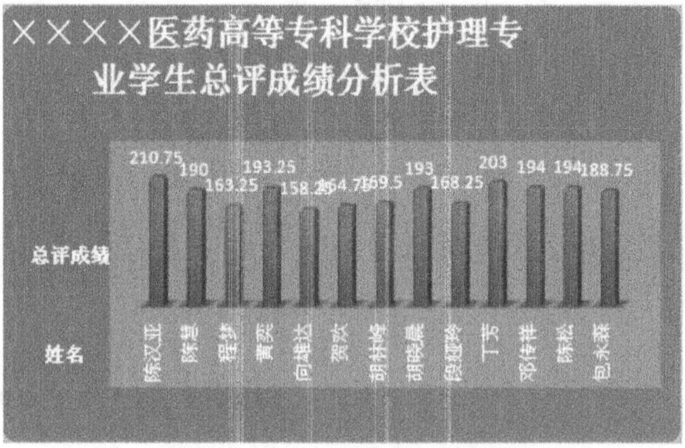

图 4-2-21　图表最终效果

4.3　数 据 管 理

Excel 2010 除了拥有强大的计算功能外，还能对数据列表进行排序、检索、筛选、分类汇总等操作。数据列表又称为数据清单，就是由工作表的单元格构成满足特定条件的数据区域，其中列被认为是数据库的字段，列标题被认为是数据库的字段名，而每一行被认为是数据库的一条记录。

4.3.1　数据排序

排序可以让杂乱无章的数据按一定的规律排列，从而加快数据查询的速度。数据排序是根据相关字段名，将数据列表中的记录按升序或降序的方式重新组织、排列的一种方式。

数据排序对不同类型的数据有其排序规则，如表 4-3-1 所示。

表 4-3-1　排序规则表

值	升 序 规 则
数字	从小数到大数，从负数到正数
文本	字母数字的文本从左到右排列顺序为 0～9、A～Z
逻辑	False、True

续表

值	升序规则
错误	所有的错误值都是相等的
空白单元格	无论按升序还是降序，空白单元格都是放在最后
日期	按从最早到最晚的日期进行排序

4.3.2　筛选

Excel 中，筛选功能就是把符合条件的记录筛选出来，将不满足条件的记录暂时隐藏。筛选数据之后，对于筛选过的数据的子集，不需要重新排列或移动就可以复制、查找、编辑、设置格式、制作图表和打印。

一、自动筛选

筛选条件的正确设置是筛选操作能成功完成的重要保证。在大量数据记录的数据列表中，利用自动筛选可以快速查找到符合条件的记录，操作步骤如下。

（1）在数据列表进行筛选时应选择此数据列表上的任一单元格。

（2）打开“数据”功能区中的“排序和筛选”功能组，单击“筛选”按钮，列表进入筛选状态，每个字段名的右侧显示下三角按钮。

（3）单击字段名右侧的下三角按钮，可以在打开的下拉列表中设置筛选条件，如图 4-3-1 所示。

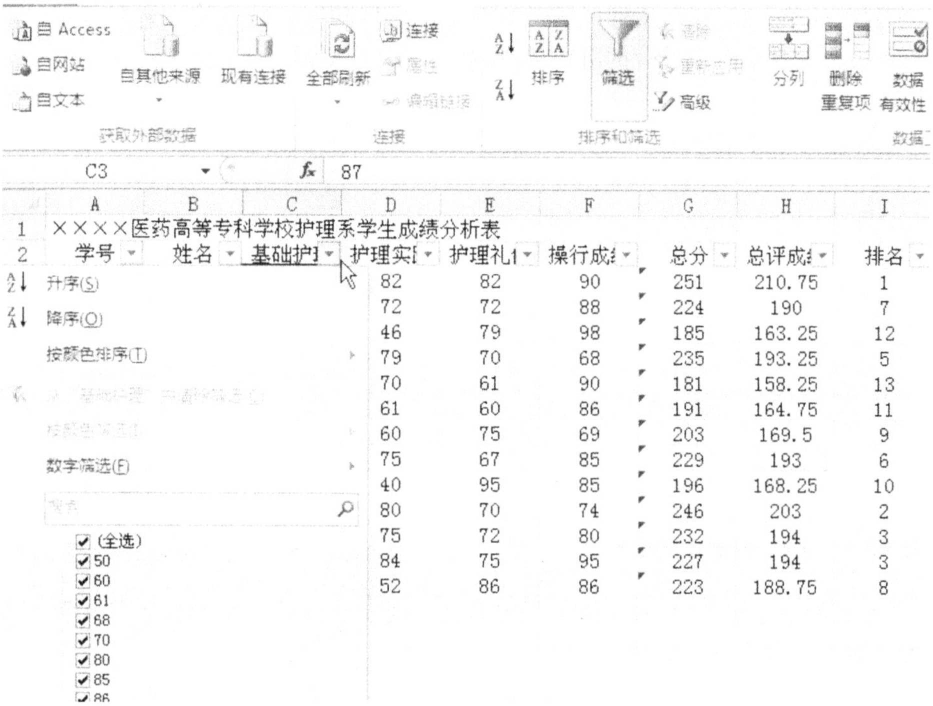

图 4-3-1　自动筛选

(4)单击“确定”按钮,将筛选的结果显示出来。

(5)还可以按多个字段进行自定义筛选。自定义筛选可以设置较为复杂的条件,筛选出同时满足几个条件的记录,如图 4-3-2 所示。

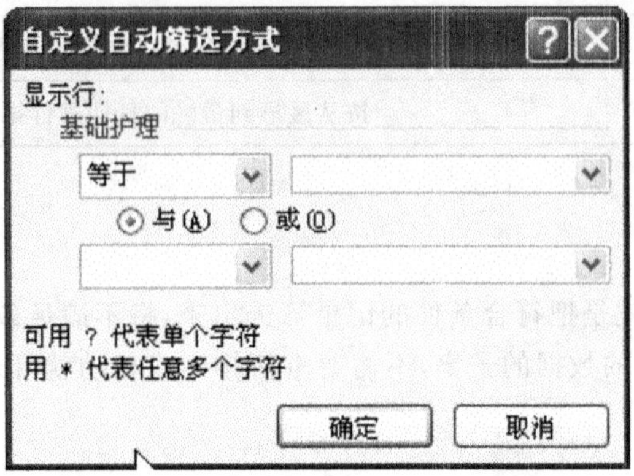

图 4-3-2 “自定义自动筛选方式”对话框

二、高级筛选

自动筛选能够快速完成对工作表的简单筛选操作。如果需要进行筛选的数据列表中的字段比较多,筛选条件比较复杂,使用自动筛选就显得比较麻烦,此时可以使用高级筛选。

常见的高级筛选条件区域设置形式有以下几种。

(1)单列上具有多个条件:可以在各列中从上到下依次输入条件,如显示学历为硕士或博士的医生信息,如图 4-3-3 所示。

(2)多列上的单个条件(需要同时满足):在条件区域的同一行中输入所有满足的条件,如显示学历为硕士并且职务为主管的医生信息,如图 4-3-4 所示。

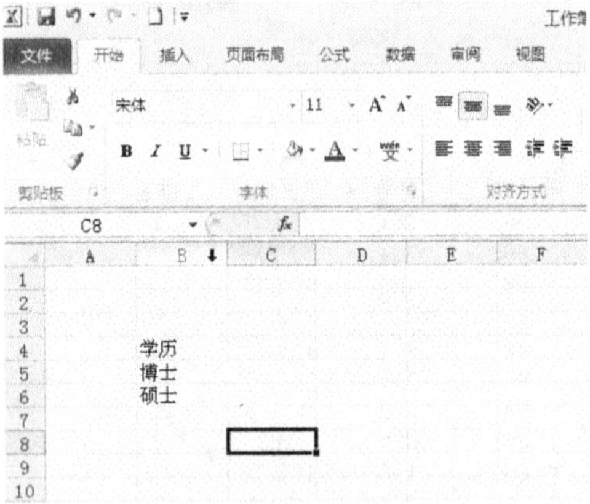

图 4-3-3 单列上具有多个条件

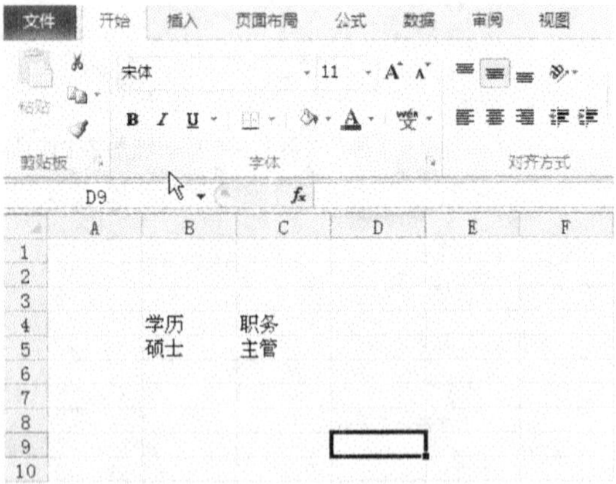

图 4-3-4 多列上的单个条件(需要同时满足)

(3)多列上的单个条件(只需要满足其中之一):在条件区域的不同行中输入所有条件,如显示学历为博士或者职务为主管的医生信息,如图 4-3-5 所示。

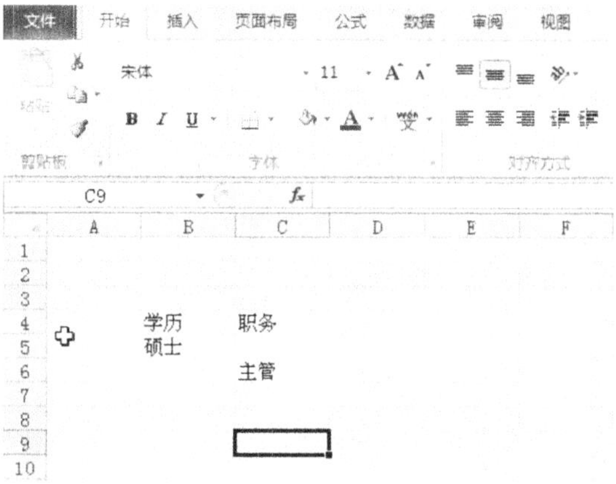

图 4-3-5 多列上的单个条件(只需要满足其中之一)

4.3.3 分类汇总

分类汇总就是将数据列表中的记录按某一关键字段进行分类计算，如计数、最大值、最小值、求和、求平均值等。

一、创建分类汇总

在进行分类汇总前，必须先对数据进行排序，作用是将数据列表中的记录集中在一起，以便进行操作。

(1)分类汇总前先对汇总关键字进行排序，对排序的方式没有特殊要求，可以是升序排序也可以是降序排序。

(2)选择数据区域中的某个单元格，在“数据”选项卡的“分级显示”组中单击“分类汇总”按钮。

(3)在“分类汇总”对话框的“分类字段”下拉列表中选择分类字段，和排序字段一致，在“汇总方式”下拉列表中选择某种汇总方式(求和、计数、平均值等)，如图4-3-6所示。

(4)若本次汇总前已经进行某种分类汇总，是否保留原来的汇总数据由“替换当前分类汇总”项决定。“每组数据分页”表示打印时分类汇总数据将独占一页。“汇总结果显示在数据下方”表示分类汇总数据将出现在该类数据的下方，否则将出现在该类数据的上方。

(5)最后单击“确定”按钮，按“总分”字段进行分类汇总。

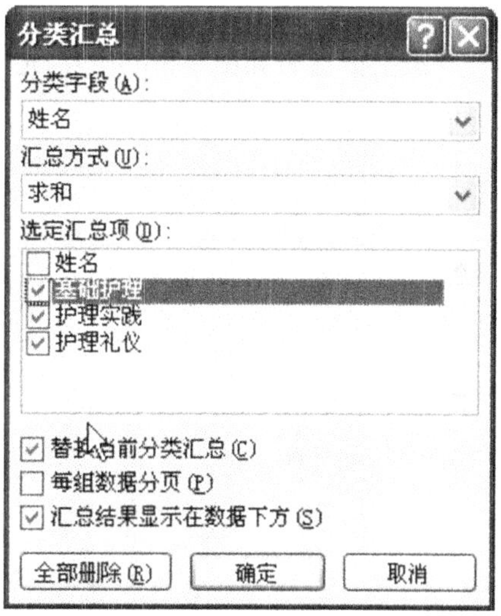

图 4-3-6 分类汇总

二、分级显示汇总

当数据记录较多时，为了方便查看汇总信息，可以通过单击分级显示中的“+”和“-”按钮来显示和隐藏明细数据。单击窗口左侧的分组显示中的“-”按钮，可以隐藏对应数据单元的明细数据；单击“+”按钮，可以显示对应数据单元的明细数据。

在工作表左侧显示不同级别分类的控制按钮 1 2 3 ，分别控制显示一、二、三汇总项以及明细数据，它们的功能与下方的分组显示按钮“－”和“＋”相近。单击标号为 1 的按钮，只显示汇总结果的总计信息，其他信息全部隐藏；单击标号为 2 的按钮，只显示总计和各分项的汇总信息，隐藏明细数据信息；单击标号为 3 的按钮，则显示全部信息，如图 4-3-7 所示。

××××医药高等专科学校学生成绩分析表

专业	姓名	基础护理	护理实践	护理礼仪	操行成绩
总计		983	876	964	1094
护理 汇总		389	300	412	433
护理	陈汉亚	87	82	82	90
护理	程梦	60	46	79	98
护理	段娅玲	61	40	95	85
护理	丁芳	96	80	70	74
护理	包永森	85	52	86	86
临床 汇总		50	70	61	90
临床	向雄达	50	70	61	90
药学 汇总		155	135	142	154
药学	胡林峰	68	60	75	69
药学	胡晓晨	87	75	67	85
中医 汇总		389	371	349	417
中医	陈慧	80	72	72	88
中医	黄奕	86	79	70	68
中医	贺欢	70	61	60	86
中医	邓传祥	85	75	72	80
中医	陈松	68	84	75	95

图 4-3-7 分类汇总

4.3.4 操作实践

医生信息表如图 4-3-8 所示，先在工作表中录入以上信息，然后按要求完成设置。

××××医药高等专科学校附属医院医生信息表

科室	姓名	性别	籍贯	学历	职位	2012年岗位培训成绩	2013年岗位培训成绩	两年总成绩
理疗科	刘锡	男	重庆万州	本科		95	85	
检验科	王大伟	男	重庆万州	硕士		73	60	
急诊室	周路	女	重庆万州开县	硕士	主任	87	85	
儿科	赵鹏	男	重庆大足	本科		84	75	
儿科	李乐	女	重庆万州云阳	博士		59	70	
理疗科	胡芳	女	成都	本科		95	61	
人事科	向东	男	山东	硕士		76	85	
病理科	周夫	男	重庆万州	博士		81	96	
病理科	李莎莎	女	北京	博士	主任	74	81	
检验科	邓伍	男	重庆万州	硕士		65	87	
皮肤科	伍路	男	云南	本科		98	84	
药房	刘菲	女	成都	硕士		87	78	
信息科	陈简	男	重庆	博士	主任	90	80	
信息科	王小璐	女	成都	硕士		86	63	

图 4-3-8 医生信息表

(1)查询姓名为“王大伟”的医生信息。

(2)查询所有医生两年岗位培训总成绩由高到低的情况。

(3)查询各科室 2013 年岗位培训成绩由高到低的情况。

(4)查询两年总成绩在 160～180 分之间的医生信息。

(5)查询信息科医生学历为硕士或两年总成绩大于 165 分的医生信息。

操作步骤如下。

一、查询姓名为“王大伟”的医生信息

Excel 2010 软件具有查找的功能，可以实现信息的检索，具体操作方法如下。

(1)在“开始”功能区的“编辑”功能组中单击“查找和选择”按钮，在弹出的下拉列表中选择“查找”命令，会出现“查找和替换”对话框，如图 4-3-9 所示。

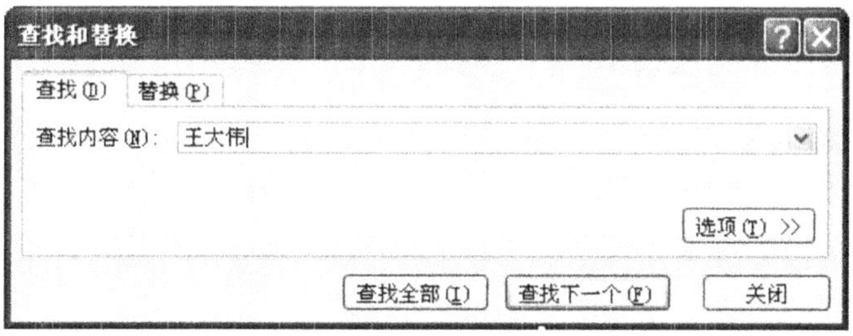

图 4-3-9　“查找和替换”对话框

(2)在“查找内容”组合框中输入要查找的内容“王大伟”，单击“查找下一个”按钮，即可快速查询姓名为“王大伟”的医生信息。

二、查询所有医生两年岗位培训总成绩由高到低的情况

1. 利用函数公式计算所有医生的两年总成绩

选中 I3 单元格，单击“公式”功能区中的“自动求和”按钮，当公式在编辑栏的编辑框中显示为“=SUM(G3:H3)”时，直接按“确定”按钮或单击编辑栏中的 ✓ 按钮，即可完成一名医生的两年总成绩计算。

再单击 I3 单元格，将鼠标指针拖到 I3 单元格右下方，当鼠标指针变为十字形时，按住鼠标不放，往下拉至 I16 单元格，即可完成所有医生两年总成绩的计算。

2. 对总成绩进行排序

单击信息表中两年总成绩所在列的任意单元格。

在“数据”功能区的“排序和筛选”功能组中单击“降序”按钮 Z↓A，即可将所有医生两年岗位培训总成绩由高到低进行排列，如图 4-3-10 所示。

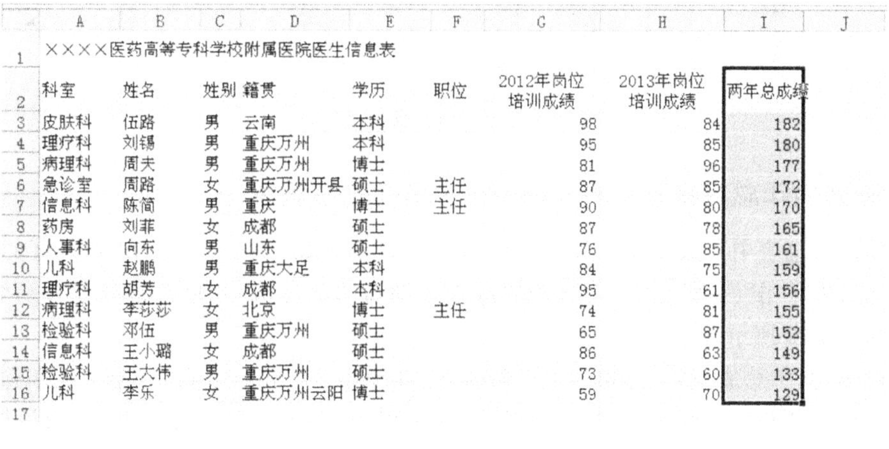

	A	B	C	D	E	F	G	H	I	J
1	××××医药高等专科学校附属医院医生信息表									
2	科室	姓名	姓别	籍贯	学历	职位	2012年岗位培训成绩	2013年岗位培训成绩	两年总成绩	
3	皮肤科	伍路	男	云南	本科		98	84	182	
4	理疗科	刘锡	男	重庆万州	本科		95	85	180	
5	病理科	周夫	男	重庆万州	博士		81	96	177	
6	急诊室	周路	女	重庆万州开县	硕士	主任	87	85	172	
7	信息科	陈简	男	重庆	博士	主任	90	80	170	
8	药房	刘菲	女	成都	硕士		87	78	165	
9	人事科	向东	男	山东	硕士		76	85	161	
10	儿科	赵鹏	男	重庆大足	本科		84	75	159	
11	理疗科	胡芳	女	成都	本科		95	61	156	
12	病理科	李莎莎	女	北京	博士	主任	74	81	155	
13	检验科	邓伍	男	重庆万州	硕士		65	87	152	
14	信息科	王小璐	女	成都	硕士		86	63	149	
15	检验科	王大伟	男	重庆万州	硕士		73	60	133	
16	儿科	李乐	女	重庆万州云阳	博士		59	70	129	
17										

图 4-3-10　排序

三、查询各科室2013年岗位培训成绩由高到低的情况

（1）单击信息表中的有效数据的任意单元格，如A3单元格，然后在“数据”功能区的“排序和筛选”功能组中单击“排序” 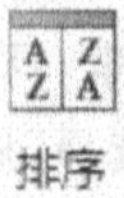 按钮，打开“排序”对话框，如图4-3-11所示。

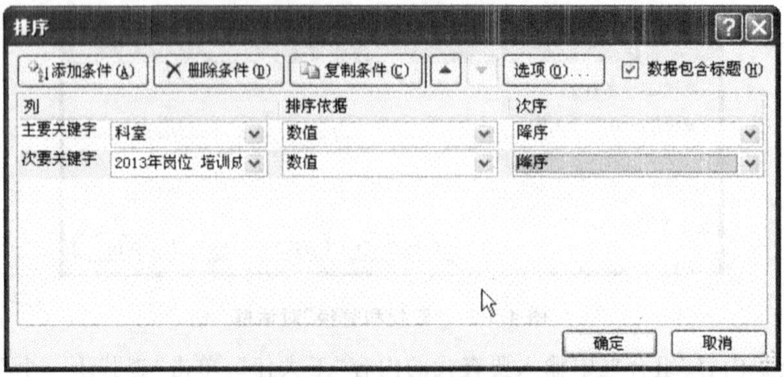

图4-3-11 “排序”对话框

（2）在“排序”对话框中设置主要关键字为“科室”，次序为“降序”排列。再单击“添加条件”按钮添加一条次要关键字，在次要关键字中选择“2013年岗位 培训成绩”，次序为“降序”。最后单击“确定”按钮即可完成排序操作。排序结果如图4-3-12所示。

	A	B	C	D	E	F	G	H	I	J
1	××××医药高等专科学校附属医院医生信息表									
2	科室	姓名	姓别	籍贯	学历	职位	2012年岗位培训成绩	2013年岗位培训成绩	两年总成绩	
3	药房	刘菲	女	成都	硕士		87	78	165	
4	信息科	陈简	男	重庆	博士	主任	90	80	170	
5	信息科	王小璐	女	成都	硕士		86	63	149	
6	人事科	向东	男	山东	硕士		76	85	161	
7	皮肤科	伍路	男	云南	本科		98	84	182	
8	理疗科	刘锡	男	重庆万州	本科		95	85	180	
9	理疗科	胡芳	女	成都	本科		95	61	156	
10	检验科	邓伍	男	重庆万州	硕士		65	87	152	
11	检验科	王大伟	男	重庆万州	硕士		73	60	133	
12	急诊室	周路	女	重庆万州开县	硕士	主任	87	85	172	
13	儿科	赵鹏	男	重庆大足	本科		84	75	159	
14	儿科	李乐	女	重庆万州云阳	博士		59	70	129	
15	病理科	周夫	男	重庆万州	博士		81	96	177	
16	病理科	李莎莎	女	北京	博士	主任	74	81	155	
17										

图4-3-12 各科室按成绩排序

四、查询两年总成绩在160～180分之间的医生信息

（1）单击信息表中有效数据的任意单元格，如A3单元格，然后在“数据”功能区的“排序和筛选”功能组中单击“筛选”按钮，工作表便进入自动筛选状态，每个单元格旁都有一个下三角符号，如图4-3-13所示。

（2）单击“两年总成绩”单元格的下三角符号，在弹出的下拉列表框中选择“数字筛选”选项的级联菜单中的“自定义筛选”命令。此时，可在弹出的“自定义自动筛选方式”对话框中进行设置，如图4-3-14所示。

	A	B	C	D	E	F	G	H	I	J
1	××××医药高等专科学校附属医院医生信息表									
2	科室	姓名	姓别	籍贯	学历	职位	2012年岗位培训成绩	2013年岗位培训成绩	两年总成绩	
3	药房	刘菲	女	成都	硕士		87	78	165	
4	信息科	陈简	男	重庆	博士	主任	90	80	170	
5	信息科	王小璐	女	成都	硕士		86	63	149	
6	人事科	向东	男	山东	硕士		76	85	161	
7	皮肤科	伍路	男	云南	本科		98	84	182	
8	理疗科	刘锡	男	重庆万州	本科		95	85	180	
9	理疗科	胡芳	女	成都	本科		95	61	156	
10	检验科	邓伍	男	重庆万州	硕士		65	87	152	
11	检验科	王大伟	男	重庆万州	硕士		73	60	133	
12	急诊室	周路	女	重庆万州开县	硕士	主任	87	85	172	
13	儿科	赵鹏	男	重庆大足	本科		84	75	159	
14	儿科	李乐	女	重庆万州云阳	博士		59	70	129	
15	病理科	周夫	男	重庆万州	博士		81	96	177	
16	病理科	李莎莎	女	北京	博士	主任	74	81	155	
17										

图 4-3-13　自动筛选操作

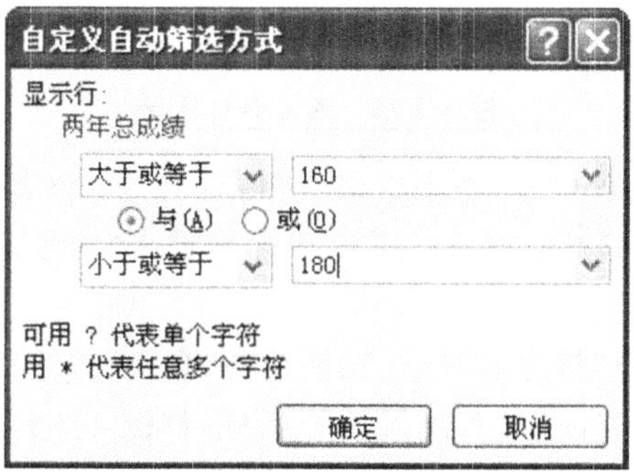

图 4-3-14　“自定义自动筛选方式”对话框

(3)分别设置参数为“大于或等于”、“160”,“与”,“小于或等于”、“180”(图 4-3-14),设置完成后,单击“确定”按钮,操作结果如图 4-3-15 所示。

	A	B	C	D	E	F	G	H	I	J
1	重庆三峡医药高等专科学校附属医院医生信息表									
2	科室	姓名	姓别	籍贯	学历	职位	2012年岗位培训成绩	2013年岗位培训成绩	两年总成绩	
3	药房	刘菲	女	成都	硕士		87	78	165	
4	信息科	陈简	男	重庆	博士	主任	90	80	170	
6	人事科	向东	男	山东	硕士		76	85	161	
8	理疗科	刘锡	男	重庆万州	本科		95	85	180	
12	急诊室	周路	女	重庆万州开县	硕士	主任	87	85	172	
15	病理科	周夫	男	重庆万州	博士		81	96	177	
17										

图 4-3-15　自定义筛选结果信息

若要恢复筛选前的信息显示状态,可以再次单击“两年总成绩”旁的下三角符号,在下拉列表框中选择“全部”选项。若要取消自动筛选操作,再次选择“数据”功能区中“排序和筛选”功能组的“筛选”按钮即可显示全部数据。

五、查询信息科医生学历为硕士或两年总成绩大于 165 分的医生信息

(1)创建条件区域,如图 4-3-16 所示。

	A	B	C	D	E	F	G	H	I	J
2	科室	姓名	姓别	籍贯	学历	职位	2012年岗位培训成绩	2013年岗位培训成绩	两年总成绩	
3	药房	刘菲	女	成都	硕士		87	78	165	
4	信息科	陈简	男	重庆	博士	主任	90	80	170	
5	信息科	王小璐	女	成都	硕士		86	63	149	
6	人事科	向东	男	山东	硕士		76	85	161	
7	皮肤科	伍路	男	云南	本科		98	84	182	
8	理疗科	刘锡	男	重庆万州	本科		95	85	180	
9	理疗科	胡芳	女	成都	本科		95	61	156	
10	检验科	邓伍	男	重庆万州	硕士		65	87	152	
11	检验科	王大伟	男	重庆万州	硕士		73	60	133	
12	急诊室	周路	女	重庆万州开县	硕士	主任	87	85	172	
13	儿科	赵鹏	男	重庆大足	本科		84	75	159	
14	儿科	李乐	女	重庆万州云阳	博士		59	70	129	
15	病理科	周夫	男	重庆万州	博士		81	96	177	
16	病理科	李莎莎	女	北京	博士	主任	74	81	155	
17										
18										
19										
20				科室	学历	两年总成绩				
21				信息科	硕士					
22				信息科		>165				

图 4-3-16　建立条件区域

在 D20 单元格输入“科室”,D21 单元格输入“信息科”,D22 单元格输入“信息科”,E20 单元格输入“学历”,E21 单元格输入“硕士”,F20 单元格输入“两年总成绩”,F22 单元格输入“>165”。

(2)选择“数据”功能区中“排序和筛选”功能组的“高级”按钮,可在弹出的“高级筛选”对话框中设置相应的列表区域、条件区域和结果放置区域,如图 4-3-17 所示。方式选择“将筛选结果复制到其他位置”。列表区域选择“＄A＄2:＄I＄16”,条件区域选择“.1!＄D＄20:＄F＄22”,复制到选择“.1!＄A＄24:＄I＄34”。

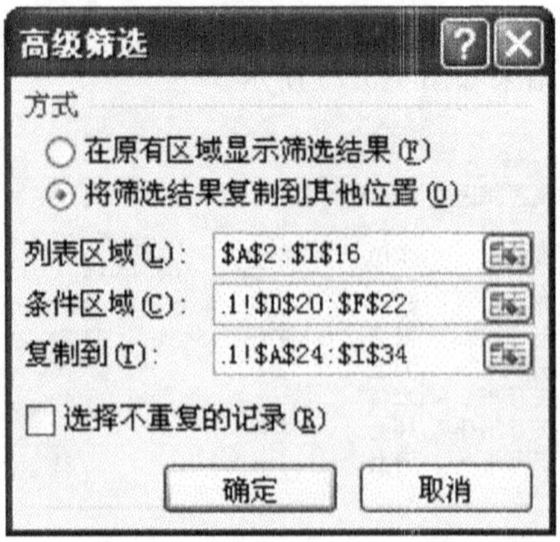

图 4-3-17　“高级筛选”对话框

(3)单击“确定”按钮,结果如图 4-3-18 所示。

	A	B	C	D	E	F	G	H	I	J
2	科室	姓名	姓别	籍贯	学历	职位	2012年岗位培训成绩	2013年岗位培训成绩	两年总成绩	
3	药房	刘菲	女	成都	硕士		87	78	165	
4	信息科	陈简	男	重庆	博士	主任	90	80	170	
5	信息科	王小璐	女	成都	硕士		86	63	149	
6	人事科	向东	男	山东	硕士		76	85	161	
7	皮肤科	伍路	男	云南	本科		98	84	182	
8	理疗科	刘锡	男	重庆万州	本科		95	85	180	
9	理疗科	胡芳	女	成都	本科		95	61	156	
10	检验科	邓伍	男	重庆万州	硕士		65	87	152	
11	检验科	王大伟	男	重庆万州	硕士		73	60	133	
12	急诊室	周路	女	重庆万州开县	硕士	主任	87	85	172	
13	儿科	赵鹏	男	重庆大足	本科		84	75	159	
14	儿科	李乐	女	重庆万州云阳	博士		59	70	129	
15	病理科	周夫	男	重庆万州	博士		81	96	177	
16	病理科	李莎莎	女	北京	博士	主任	74	81	155	

	A	B	C	D	E	F	G	H	I
20				科室	学历	两年总成绩			
21				信息科	硕士				
22				信息科		>165			
24	科室	姓名	姓别	籍贯	学历	职位	2012年岗位培训成绩	2013年岗位培训成绩	两年总成绩
25	信息科	陈简	男	重庆	博士	主任	90	80	170
26	信息科	王小璐	女	成都	硕士		86	63	149

图 4-3-18　高级筛选结果

第5章

PowerPoint 2010

本章将介绍 Microsoft Office 2010 套装软件中的演示文稿软件 PowerPoint 2010。

PowerPoint 2010 是 Microsoft 公司开发的 Microsoft Office 2010 系列办公软件的组件之一，它在 Microsoft Windows 环境下运行，是一款专门编制电子演示文稿的软件，是表达某种观点、演示工作成果、传达各种信息的强有力的工具。在计算机上利用 PowerPoint 2010 软件设计制作完文稿后，可将这种文稿制作成 35 mm 的幻灯片，也可以制成投影片，在通用的幻灯机上使用，还可以在与计算机相连的大屏幕投影仪上直接演示，甚至可以通过网络会议的形式进行交流。随着计算机的不断普及，PowerPoint 2010 在行业办公方面的应用越来越广泛。它是制作公司简介、会议报告、产品说明、培训计划和教学课件等演示文稿的首选软件，深受广大用户的青睐。

本章主要内容包括掌握 PowerPoint 2010 的功能与特点、窗口、视图方式，演示文稿的创建、制作、播放，在幻灯片中插入超级链接的方法等。

5.1 PowerPoint 2010 基本知识

5.1.1 启动与退出 PowerPoint 2010

在使用 PowerPoint 2010 制作演示文稿前，必须先启动 PowerPoint 2010。当完成演示文稿制作后，不再需要使用时就应退出。

一、启动 PowerPoint 2010

启动 PowerPoint 2010 的方式有多种，用户可根据需要进行选择。常用的启动方式有如下两种。

（一）通过“开始”菜单启动

单击“开始”按钮，在弹出的菜单中选择“所有程序”→“Microsoft Office 2010”→“Microsoft Office PowerPoint 2010”命令，即可启动。

（二）通过桌面快捷图标启动

若在桌面上创建了 PowerPoint 2010 快捷图标，双击图标即可快速启动。

二、退出 PowerPoint 2010

当制作完成或不需要使用该软件时，可对软件执行退出操作，将其关闭。退出的方法是：单击 PowerPoint 2010 工作界面标题栏右侧的“关闭”按钮或选择“文件”→“退出”命令，退出

PowerPoint 2010。

5.1.2 PowerPoint 2010 的窗口介绍

启动 PowerPoint 2010 后将进入其工作界面，熟悉其工作界面各组成部分是制作演示文稿的基础。PowerPoint 2010 工作界面由标题栏、快速访问工具栏、“文件”菜单、功能选项卡、功能区、“幻灯片/大纲”窗格、幻灯片编辑区、备注窗格和状态栏等组成，如图 5-1-1 所示。

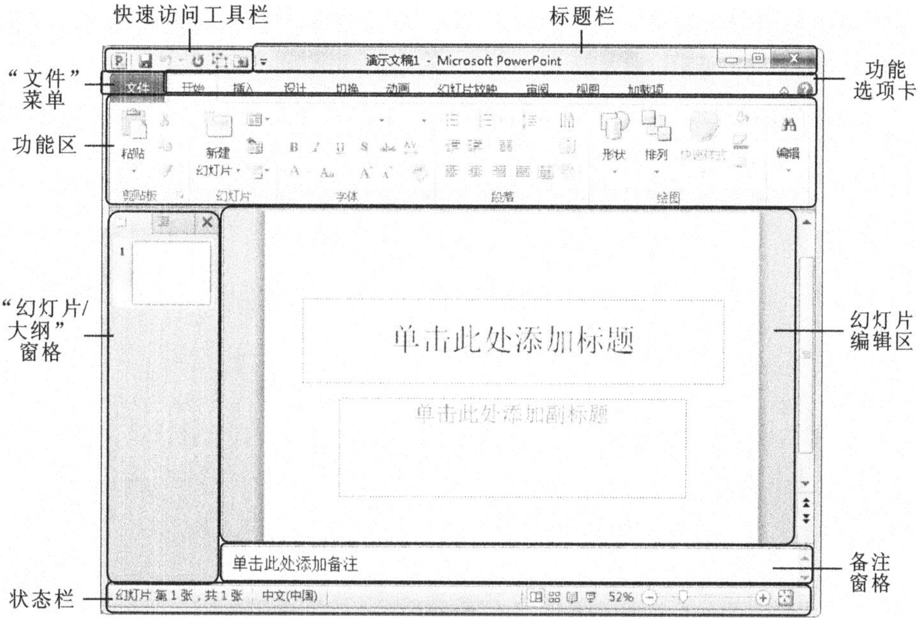

图 5-1-1 PowerPoint 2010 窗口界面

PowerPoint 2010 工作界面各部分的组成及作用介绍如下。

(1)标题栏：位于 PowerPoint 2010 工作界面的右上角，它用于显示演示文稿名称和程序名称，最右侧的 3 个按钮分别用于对窗口执行最小化、最大化和关闭等操作。

(2)快速访问工具栏：该工具栏上提供了最常用的“保存”按钮、“撤销”按钮和“恢复”按钮，单击对应的按钮可执行相应的操作。如需在快速访问工具栏中添加其他按钮，可单击其后的按钮，在弹出的菜单中选择所需的命令即可。

(3)“文件”菜单：用于执行 PowerPoint 2010 演示文稿的新建、打开、保存和退出等基本操作，该菜单右侧列出了用户经常使用的演示文档名称。

(4)功能选项卡：相当于菜单命令，它将 PowerPoint 2010 的所有命令集成在几个功能选项卡中，选择某个功能选项卡可切换到相应的功能区。

(5)功能区：在功能区中有许多自动适应窗口大小的工具栏，不同的工具栏又放置了与此相关的命令按钮或列表框。

(6)“幻灯片/大纲”窗格：用于显示演示文稿的幻灯片数量及位置，通过它可更方便地掌握整个演示文稿的结构。在“幻灯片”窗格下将显示整个演示文稿中幻灯片的编号及缩略图；在“大纲”窗格下列出了当前演示文稿中各张幻灯片中的文本内容。

(7)幻灯片编辑区：是整个工作界面的核心区域，用于显示和编辑幻灯片，在其中可输入文字内容、插入图片和设置动画效果等，是使用 PowerPoint 2010 制作演示文稿的操作平台。

(8)备注窗格:位于幻灯片编辑区下方,可供幻灯片制作者或幻灯片演讲者查阅该幻灯片信息或在播放演示文稿时对需要的幻灯片添加说明和注释。

(9)状态栏:位于工作界面最下方,用于显示演示文稿中所选的当前幻灯片以及幻灯片总张数、幻灯片采用的模板类型、视图切换按钮以及页面显示比例等。

5.1.3 PowerPoint 2010 的视图模式

为满足用户不同的需求,PowerPoint 2010 提供了多种视图模式来编辑查看幻灯片,在工作界面下方单击视图切换按钮中的任意一个按钮,即可切换到相应的视图模式。下面对各视图进行介绍,如图 5-1-2 所示。

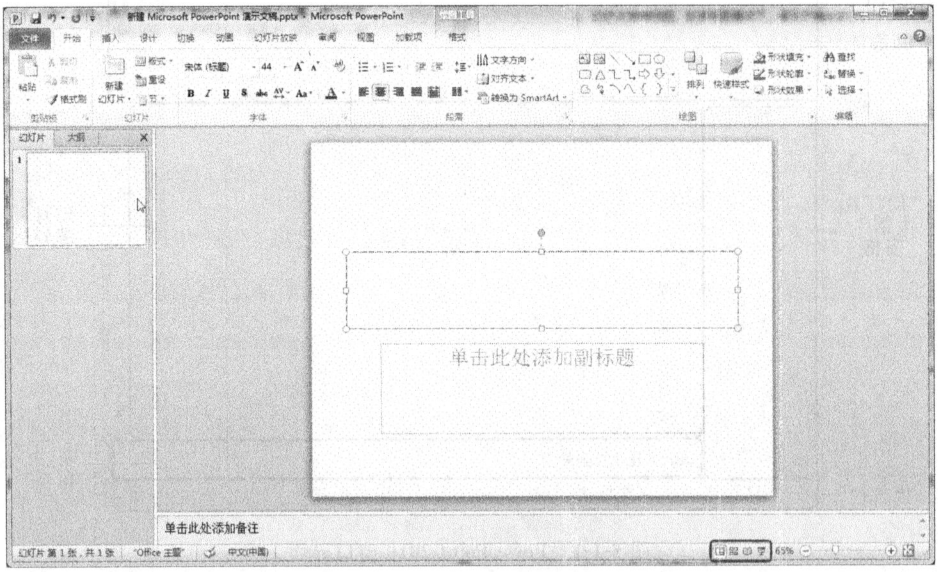

图 5-1-2 PowerPoint 2010 视图

(1)普通视图:PowerPoint 2010 默认显示普通视图,在该视图中可以同时显示幻灯片编辑区、"幻灯片/大纲"窗格以及备注窗格。它主要用于调整演示文稿的结构及编辑单张幻灯片中的内容。

(2)幻灯片浏览视图:在幻灯片浏览视图模式下可浏览幻灯片在演示文稿中的整体结构和效果。此时在该模式下也可以改变幻灯片的版式和结构,如更换演示文稿的背景、移动或复制幻灯片等,但不能对单张幻灯片的具体内容进行编辑。

(3)阅读视图:该视图仅显示标题栏、阅读区和状态栏,主要用于浏览幻灯片的内容。在该模式下,演示文稿中的幻灯片将以窗口大小进行放映。

(4)幻灯片放映视图:在该视图模式下,演示文稿中的幻灯片将以全屏动态放映。该模式主要用于预览幻灯片在制作完成后的放映效果,以便及时对不满意的地方进行修改,测试插入的动画、更改的声音等效果,还可以在放映过程中标注出重点,观察每张幻灯片的切换效果等。

(5)备注视图:备注视图与普通视图相似,只是没有"幻灯片/大纲"窗格,在此视图下幻灯片编辑区中完全显示当前幻灯片的备注信息。

5.2 演示文稿的使用

5.2.1 PowerPoint 2010 的编辑

一、演示文稿的创建

为了满足各种办公需要，PowerPoint 2010 提供了多种创建演示文稿的方法，如创建空白演示文稿、利用模板创建演示文稿、根据内容提示向导创建演示文稿等，下面就对这些创建方法进行讲解。

（一）创建空白演示文稿

启动 PowerPoint 2010 后，系统会自动新建一个空白演示文稿。除此之外，用户还可通过快捷菜单或命令创建空白演示文稿，其操作方法分别如下。

（1）通过快捷菜单创建：在桌面空白处单击鼠标右键，在弹出的快捷菜单中选择“新建”→“Microsoft PowerPoint 演示文稿”命令，在桌面上将新建一个空白演示文稿。

（2）通过命令创建：启动 PowerPoint 2010 后，选择“文件”→“新建”命令，在“可用的模板和主题”栏中单击“空白演示文稿”图标，再单击“创建”按钮，即可创建一个空白演示文稿。

（二）利用模板创建演示文稿

对于时间不宽裕或是不知如何制作演示文稿的用户来说，可利用 PowerPoint 2010 提供的模板来创建，其方法与通过命令创建空白演示文稿的方法类似。启动 PowerPoint 2010，选择“文件”→“新建”命令，在“可用的模板和主题”栏中单击“样本模板”按钮，在打开的页面中选择所需的模板选项，单击“创建”按钮。返回 PowerPoint 2010 工作界面，即可看到新建的演示文稿。

（三）根据内容提示向导创建演示文稿

PowerPoint 2010 根据生活中的常用演示文稿，为用户提供一种具有提示功能的模板，也就是“内容提示向导”。“内容提示向导”要求用户提供演示文稿的各种信息，然后根据这些信息自动选定一组幻灯片，用户只需在演示文稿中输入自己的内容即可。

二、演示文稿的保存与打开

（一）保存演示文稿

制作完成的演示文稿需要及时保存在计算机中，以免遗失或发生误操作。保存演示文稿的方法有很多，下面将分别进行介绍。

（1）直接保存演示文稿：其方法是选择“文件”→“保存”命令或单击快速访问工具栏中的“保存”按钮，打开“另存为”对话框，选择保存位置和文件名，单击“确定”按钮，如图 5-2-1 所示。

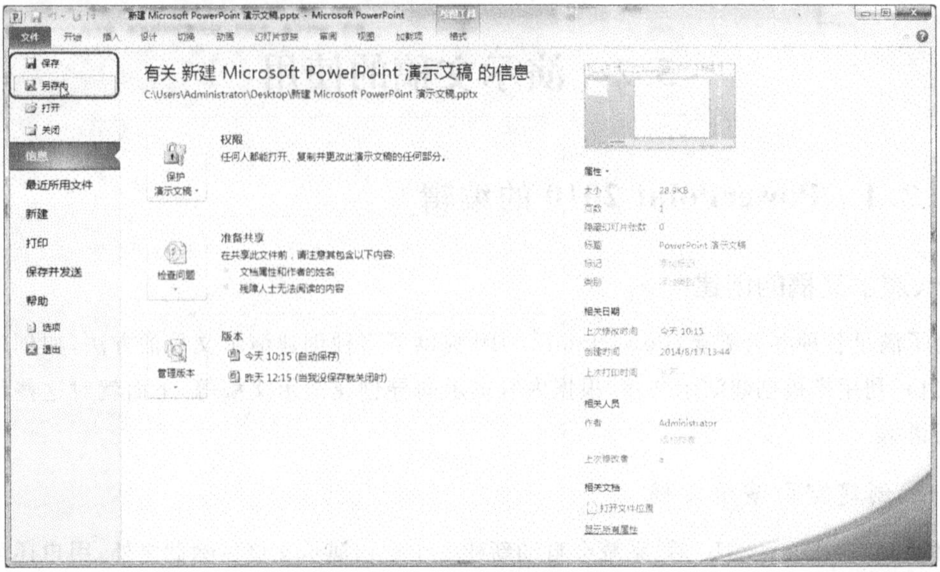

图 5-2-1　演示文稿的保存

(2)另存为演示文稿:若不想改变原有演示文稿中的内容,可通过“另存为”命令将演示文稿保存在其他位置。其方法是选择“文件”→“另存为”命令,打开“另存为”对话框,设置保存的位置和文件名,单击“确定”按钮。

(二)关闭演示文稿

对打开的演示文稿编辑完成后,若不再需要进行其他的操作,可将其关闭。关闭演示文稿的常用方法如下。

(1)通过快捷菜单关闭:在 PowerPoint 2010 工作界面标题栏上单击鼠标右键,在弹出的快捷菜单中选择“关闭”命令。

(2)单击“关闭”按钮关闭:单击 PowerPoint 2010 工作界面标题栏右上角的按钮,关闭演示文稿并退出 PowerPoint 程序。

(3)通过命令关闭:在打开的演示文稿中选择“文件”→“关闭”命令可关闭文件,如图 5-2-2 所示。

(三)打开已有的演示文稿

当需要对现有的演示文稿进行查看和编辑时,需要将其打开。打开演示文稿的方式有多种,如果未启动 PowerPoint 2010,可直接双击需打开的演示文稿图标。启动 PowerPoint 2010 后,有以下几种方式打开演示文稿。

(1)打开一般演示文稿:启动 PowerPoint 2010 后,选择“文件”→“打开”命令,在“打开”对话框中选择需要打开的演示文稿,单击“确定”按钮,即可打开选择的演示文稿。

(2)打开最近使用的演示文稿:PowerPoint 2010 提供了记录最近打开演示文稿保存路径的功能。如果想打开刚关闭的演示文稿,可选择“文件”→“最近所用文件”命令,在打开的页面中将显示最近使用的演示文稿名称和保存路径,如图 5-2-3 所示。然后选择需打开的演示文稿完成操作。

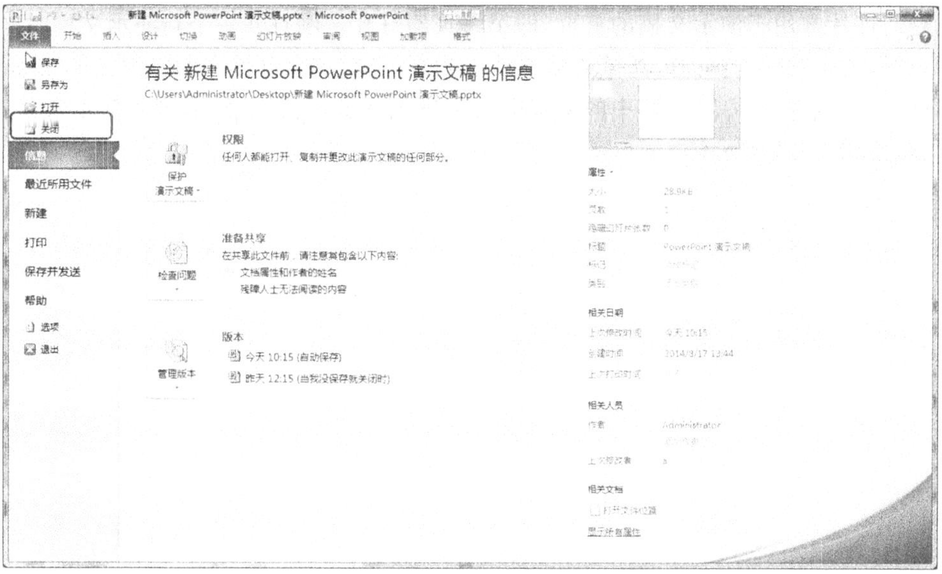

图 5-2-2　演示文稿的关闭

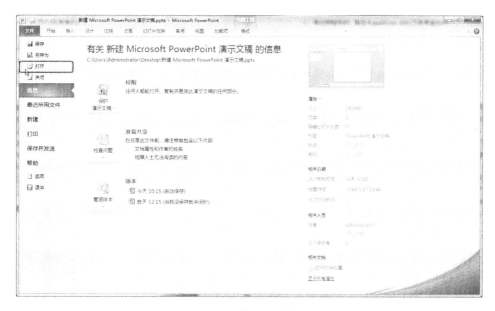

图 5-2-3　演示文稿的打开

三、演示文稿的制作

（一）添加文本

用户在创建新幻灯片后，可以在空白位置添加所需的文本，幻灯片一般都会有相应的提示，告诉用户在什么位置输入什么样的文本。

在幻灯片普通视图中，用户能集中精力在单一的幻灯片上键入和编辑文本，还可以绘图、插入和编辑图形对象，下面以实例说明。

1)制作标题幻灯片

标题幻灯片常用于演示文稿的首页,即第一页幻灯片。刚打开一个新演示文稿时,立即进入普通视图,其中"标题幻灯片"版式默认被优先选择,然后即可开始在幻灯片区加工标题幻灯片,标题幻灯片含两个预留区,其中的文字提示用户先单击预留区,然后键入演示文稿的标题和副标题,如图 5-2-4 所示。

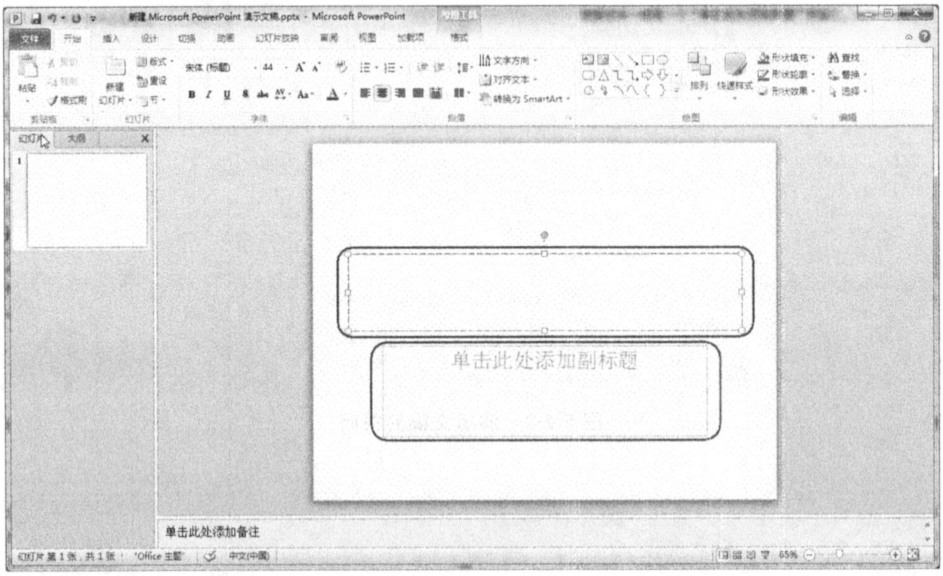

图 5-2-4　标题幻灯片的制作

技能拓展

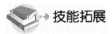

PowerPoint 2010 提供的自动版式中有许多包含标题、正文和项目符号列表的文本占位符。用户可以随便改变文本占位符的位置和大小,或者对幻灯片应用不同的版式,而幻灯片的任何信息都不会丢失。选择带有文本占位符的幻灯片版式可以快速向幻灯片中添加文本。

2)建立标题和文本式幻灯片

实际上,演示文稿中使用最多的是标题和文本式幻灯片。要增加一张新的标题和文本式幻灯片,可在"开始"选项卡中,选择"新建幻灯片"命令,此时新幻灯片版式默认为"标题和文本",当然也可以选择其他版式。在这些版式中一般有一个"单击此处添加标题"预留区,还有一个或多个"单击此处添加文本"预留区,如图 5-2-5 所示。

(二)在幻灯片上插入图片

在幻灯片中加入图片会使幻灯片更生动。在幻灯片普通视图中,插入一张图片可通过以下方式来操作。

(1)在"插入"选项卡中,选择"图像"面板。

(2)在"图像"面板中,可选择"图片"、"剪贴画"、"屏幕截图"、"相册"类别。

插入图片后,如果对图片的大小及位置不满意,可对其进行编辑,即对激活的图片进行放大或缩小处理,并移动图片到所需的位置,如图 5-2-6 所示。

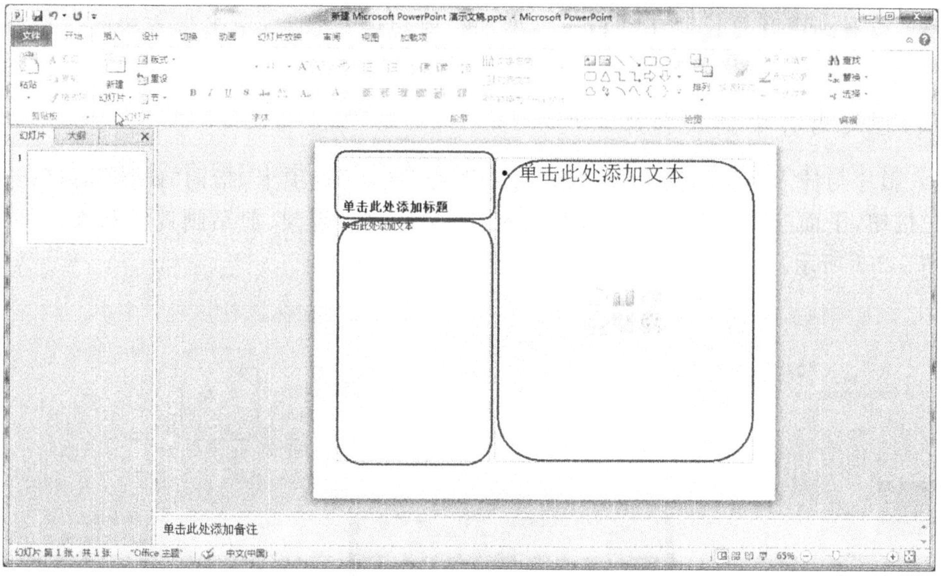

图 5-2-5 建立标题和文本式幻灯片

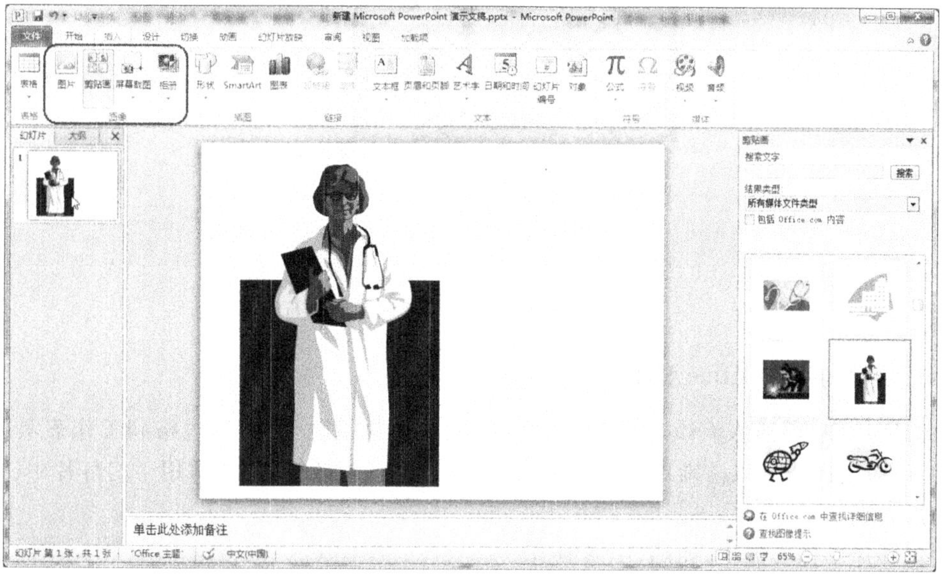

图 5-2-6 在幻灯片中插入图片

(三)在幻灯片中插入声音

插入声音效果的过程很简单,先选择“插入”选项卡,指向“媒体”面板,选择“音频”下拉按钮,下面三项代表了三种声音的来源:文件中的声音、剪贴画音频和录制声音。

如果选择剪贴画音频,将会弹出“剪贴画”任务窗格,在“剪贴画”任务窗格的列表框中选择一个音乐文件,同时会产生一个对话框,提示“您希望在幻灯片放映时如何播放声音?”可根据自己的需要选择“自动”或“单击时”,幻灯片中就新增加了一个喇叭小图标。在幻灯片放映过程中,可自动或通过鼠标单击该图标播放声音。

如果选择录制声音,一个简单的录制窗口就出现在屏幕上。在此窗口中,先给录制的声音命名，然后单击上面带有一个圆点的按钮（录音按钮）开始录音。这时，对着话筒录入语音或者音乐，就可以看到声音总长度在一秒一秒增加。要想停止录音，单击带方块的按钮（停止按钮）。再按带三角的按钮（播放按钮）可以回放以检验录音效果。

（四）在幻灯片中插入影片

插入影片与插入声音的过程非常相似，先选择“插入”选项卡，指向“媒体”面板，选择“视频”下拉按钮，下面三项代表了三种视频的来源：文件中的视频、剪贴画视频和来自网站的视频，如图 5-2-7 所示。

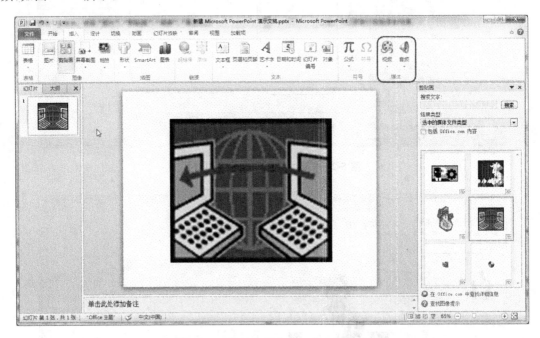

图 5-2-7　在幻灯片中插入声音和影片

（五）插入其他 Office 数据

在幻灯片中，可插入 Office 数据，如表格、工作表及图表等，其中表格和工作表具有简单易读的特点，而图表可以清晰地表示数据，提供直观的视觉效果，因此常用于幻灯片中。

1）插入表格

在幻灯片中插入表格，如图 5-2-8 所示。

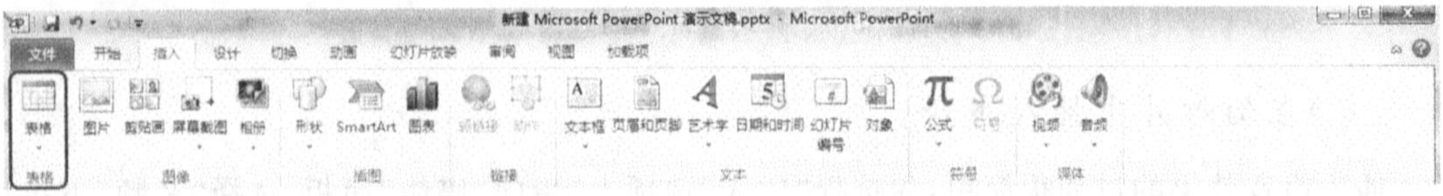

图 5-2-8　在幻灯片中插入表格

2）插入 Excel 工作表

在“插入”选项卡中，选择“对象”命令。在弹出的“插入对象”对话框中，选择“由文件创建”选项，如图 5-2-9 所示。单击“浏览”按钮后，弹出“浏览”对话框，在这个对话框中可以找到需插入的 Excel 文件，单击“确定”按钮即可。

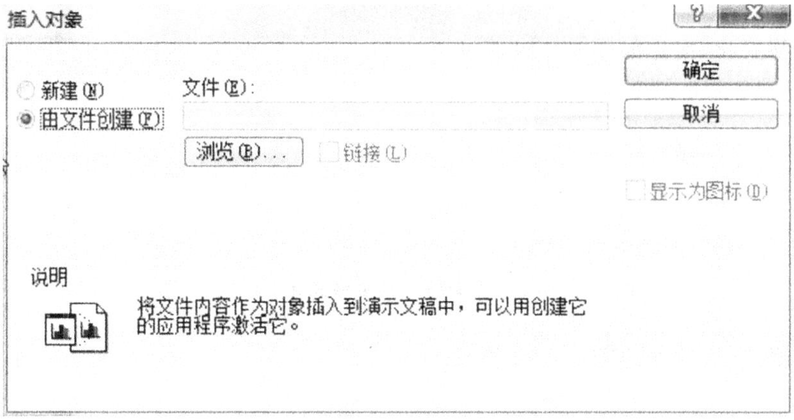

图 5-2-9　在幻灯片中插入 Excel 工作表

3)插入图表

插入图表有两种方法，具体如下。

①如果所选的版式中有图表对象，那么双击图表占位符的任意位置，选择图表后添加即可。

②在“插入”选项卡中，选择“图表”按钮，出现对话框后选择相应的图表，添加即可，如图 5-2-10 所示。

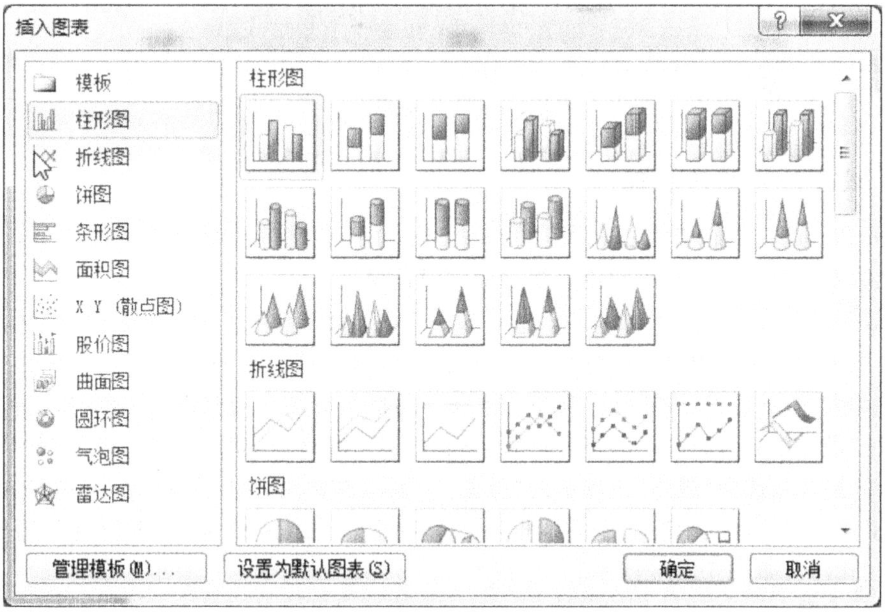

图 5-2-10　在幻灯片中插入图表

四、文稿的修饰

制作好的幻灯片可以用文字格式、段落格式、对象格式来进行美化。通过合理使用母版和模板，可以避免重复制作，并且能在短时间内制作出风格统一、画面精美的幻灯片。

(一)幻灯片的格式化

(1)文字格式化,操作如图 5-2-11 所示。

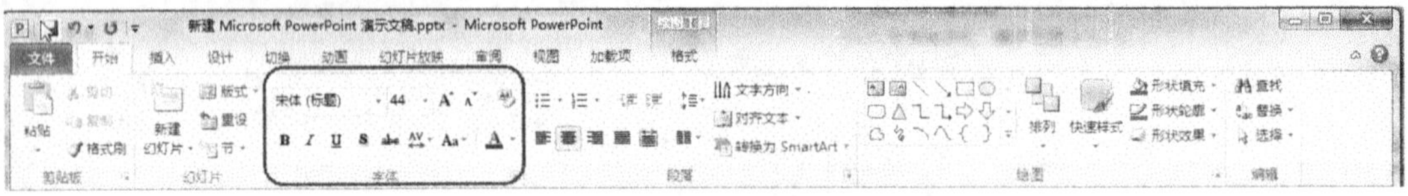

图 5-2-11 文字格式化

(2)段落格式化,操作如图 5-2-12 所示。

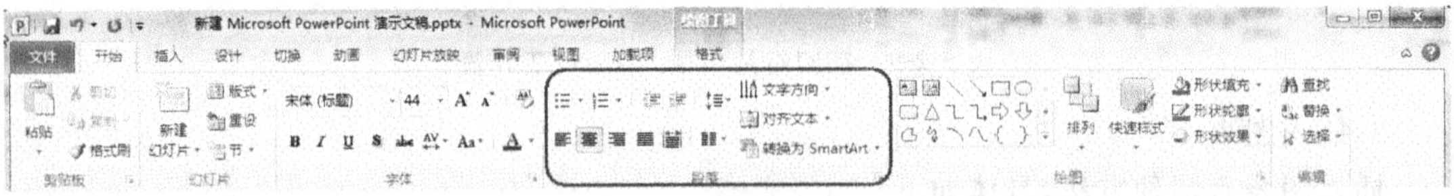

图 5-2-12 段落格式化

(3)对象格式化,操作如图 5-2-13 所示。

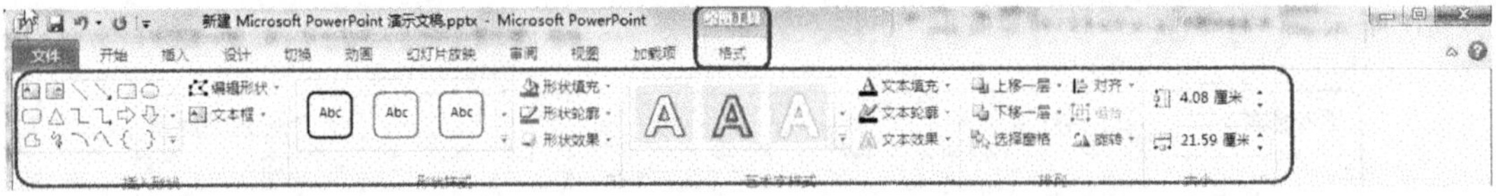

图 5-2-13 对象格式化

(二)设置幻灯片的外观

PowerPoint 2010 的特色之一就是可以使演示文稿的幻灯片具有统一的外观,而控制幻灯片外观的方法有三种:母版、配色方案和应用设计模板。

1)母版

母版用于设置文稿中每张幻灯片的预设格式,这些格式包括每张幻灯片的标题及正文文字的位置和大小、项目符号的样式、背景图案等。母版可分为三类,即幻灯片母版、讲义母版和备注母版。最常用的母版就是幻灯片母版。因为幻灯片母版控制的是除标题幻灯片以外的所有幻灯片的格式。选择“视图”选项卡的“母版”子菜单中的“幻灯片母版”命令,就进入“幻灯片母版”视图。幻灯片母版中有 5 个虚线框,在 PowerPoint 2010 中称为“占位符”,用来确定幻灯片母版的版式,如图 5-2-14 所示。

2)配色方案

利用“幻灯片设计”任务窗格的“配色方案”选项,可以对幻灯片各个部分进行重新配色。

3)应用设计模板

在“幻灯片设计”任务窗格中,单击“设计模板”超链接,此时在应用设计模板列表框中,系统提供了若干的应用设计模板,能快速地为演示文稿选择统一的背景图案和配色方案,当选择了某一模板后,则整个演示文稿的幻灯片都按照选择的模板进行改变。

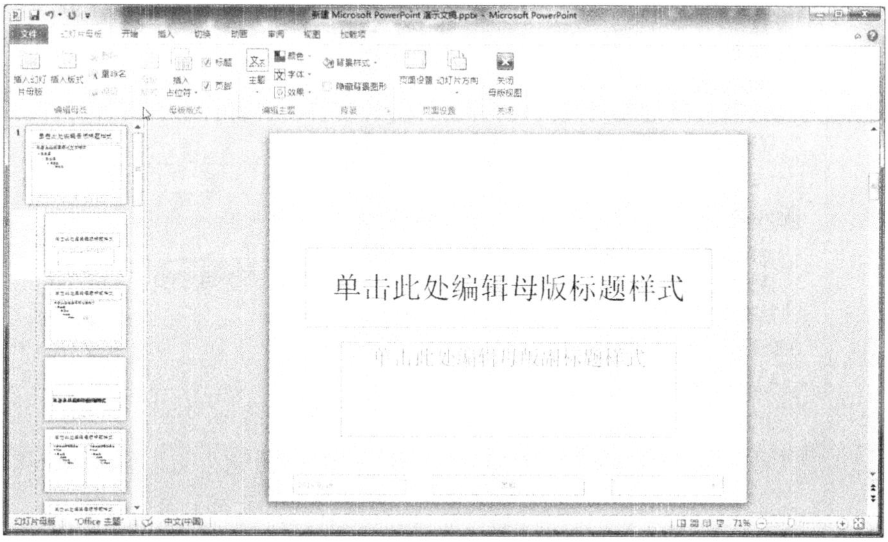

图 5-2-14　幻灯片母版

五、演示文稿的播放

(一)动画效果设计

用“动画”选项卡设置动画，如图 5-2-15 所示。

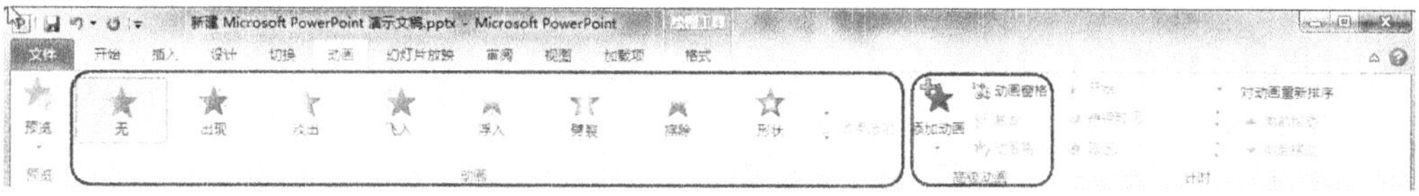

图 5-2-15　演示文稿设置动画

(二)切换效果设置

用“切换”选项卡设置切换效果，如图 5-2-16 所示。

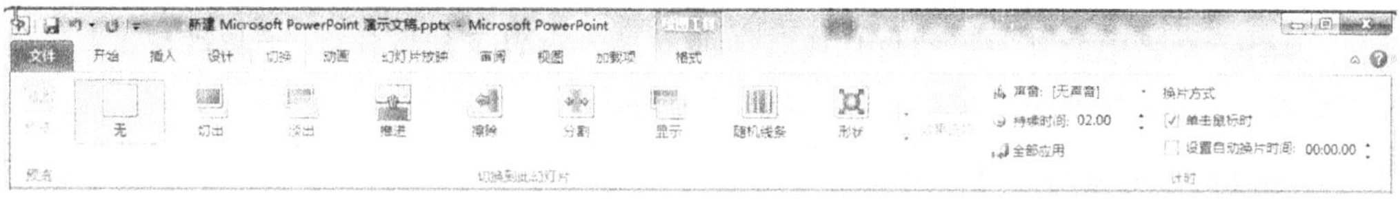

图 5-2-16　切换效果设置

技能拓展

如果要设置演示文稿自动循环播放，首先必须在“幻灯片切换”对话框中预先设置幻灯片的停留间隔(秒)，然后在“设置放映方式”对话框中选择“循环放映，按 Esc 键终止”复选框。

(三)放映方式设置

放映方式的设置，如图 5-2-17 所示。

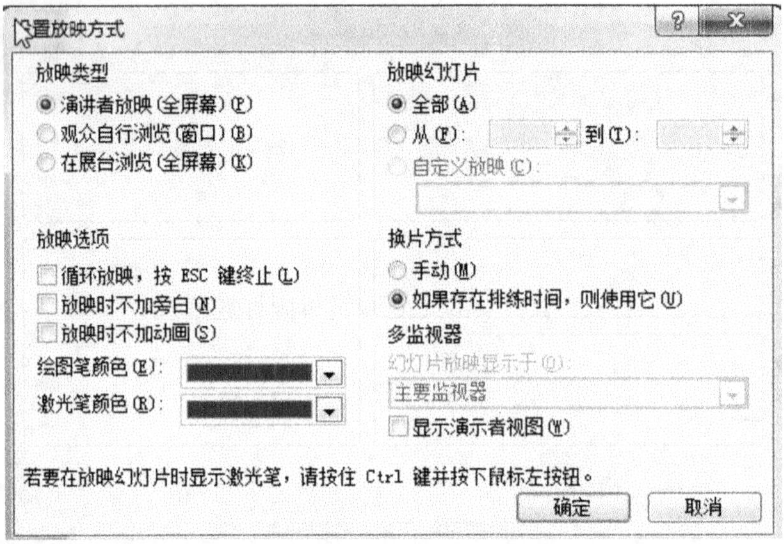

图 5-2-17　放映方式的设置

放映类型有如下几种：

(1)演讲者放映(全屏幕)；

(2)观众自行浏览(窗口)；

(3)在展台浏览(全屏幕)。

(四)幻灯片的放映

幻灯片的放映有以下两种方式：

(1)放映制定范围的幻灯片；

(2)启动幻灯片放映。

六、超链接

超链接是一种链接方式，它可以用来在两个对象之间建立直接链接，其中，一个对象作为用户界面上的链接点，用来引出另一个对象；另一个对象作为超链接的目标对象，它隐藏在幕后，只有当超链接的链接点被特定动作触发的时候，目标对象才被引出。目标对象根据来源不同，可分为演示文稿中的某一张幻灯片或其他的文件。设置了超链接，代表超链接点的文本会添加下划线，并且会显示成系统配色方案指定的颜色。

(一)超链接的建立

(1)选择用来作为超链接的文本对象，如选择“糖尿病的症状？”

(2)选择“插入”选项卡→“超链接”命令，这时会弹出一个“插入超链接”对话框，如图5-2-18所示。

(二)超链接的编辑和删除

选中要编辑的超链接对象，在“常用”工具栏上单击“插入超链接”按钮，此时显示“编辑超链接”对话框或“动作设置”对话框，然后改变超链接的位置即可。

删除超链接操作方法同上，在对话框中单击“取消”按钮即可。

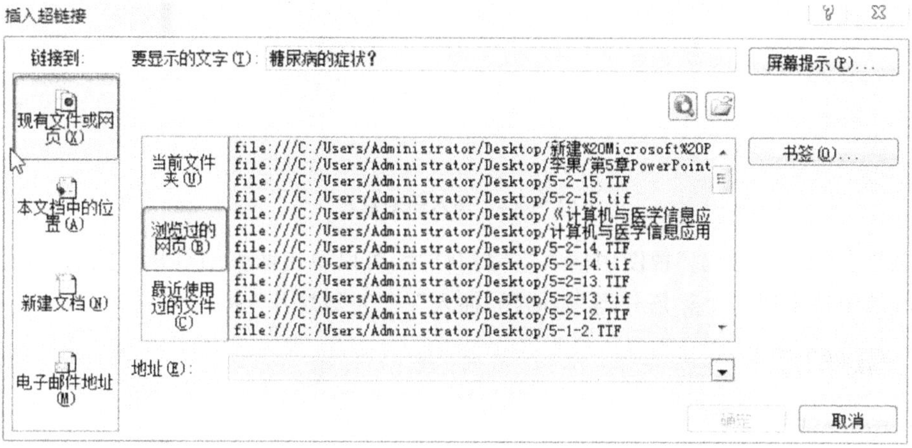

图 5-2-18 “插入超链接”对话框

5.3 操作实践

目前,PowerPoint 2010 广泛应用于培训、讲座、演示等需要展示的活动中。下面就以制作一个高血脂讲座 PPT 为例(图 5-3-1),对演示文稿的实际应用作出具体说明。

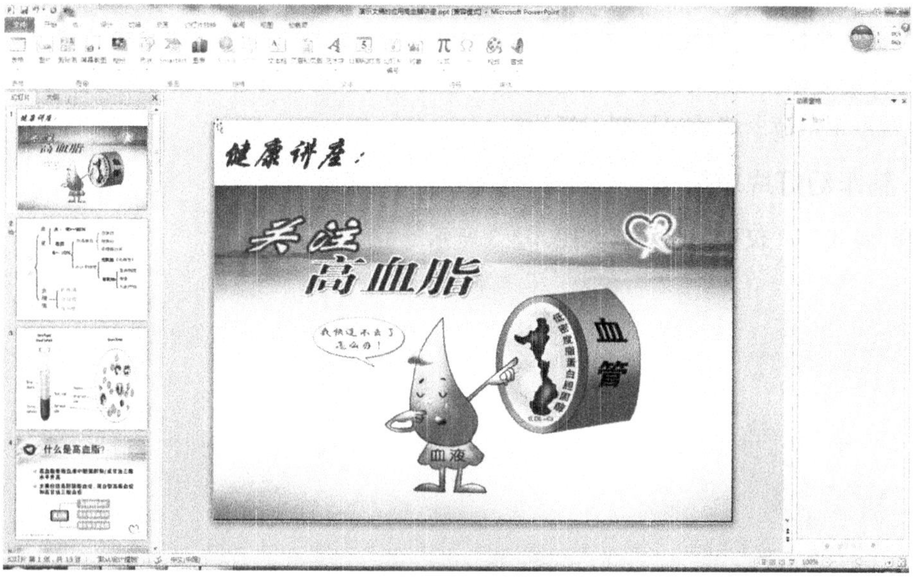

图 5-3-1 高血脂讲座 PPT

方法步骤如下。

一、插入幻灯片

在“普通视图”中插入幻灯片的具体操作步骤如下。

(1)选中需要在其后面插入空白幻灯片的幻灯片。

(2)单击鼠标右键,选择“新建幻灯片”命令,或者单击“开始”选项卡中“新建幻灯片”按钮,一张新的空白幻灯片即可插入演示文稿中,并且演示文稿中幻灯片的编号会自动改变,如图

5-3-2 所示。

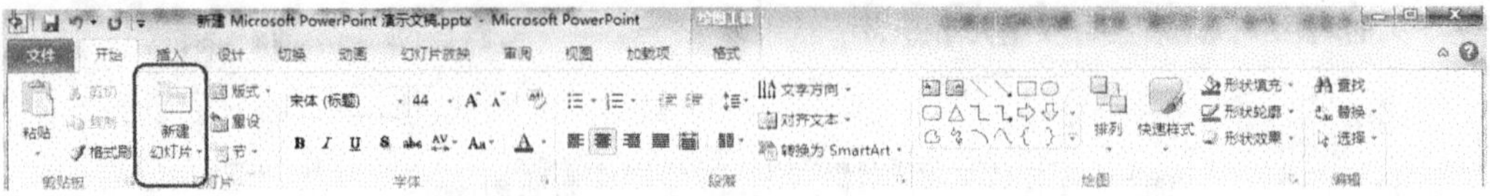

图 5-3-2　插入新幻灯片

如果要在“幻灯片浏览”视图中插入空白幻灯片，可以单击两张幻灯片之间的空白区域，此时在该区域中将出现一个竖条分隔线，选择“插入”→“新幻灯片”命令即可。

二、删除幻灯片

删除幻灯片的步骤如下。

(1)在幻灯片浏览视图中，选定要删除的幻灯片。

(2)按 Delete 键，或者右击鼠标，在快捷菜单中选择“删除幻灯片”命令。

三、复制和移动幻灯片

制作的演示文稿可根据需要对各幻灯片的顺序进行调整。在制作演示文稿的过程中，若制作的幻灯片与某张幻灯片非常相似，则可复制该幻灯片后再对其进行编辑，这样既能节省时间又能提高工作效率。移动和复制幻灯片的方法有以下几种。

(1)通过鼠标拖动移动和复制幻灯片：选择需移动的幻灯片，按住鼠标左键不放，拖动到目标位置后释放鼠标左键完成移动操作。选择幻灯片后，按住 Ctrl 键的同时拖动到目标位置可实现幻灯片的复制。

(2)通过菜单命令移动和复制幻灯片。

四、制作幻灯片首页

选择“版式”→“仅标题”版式，如图 5-3-3 所示。

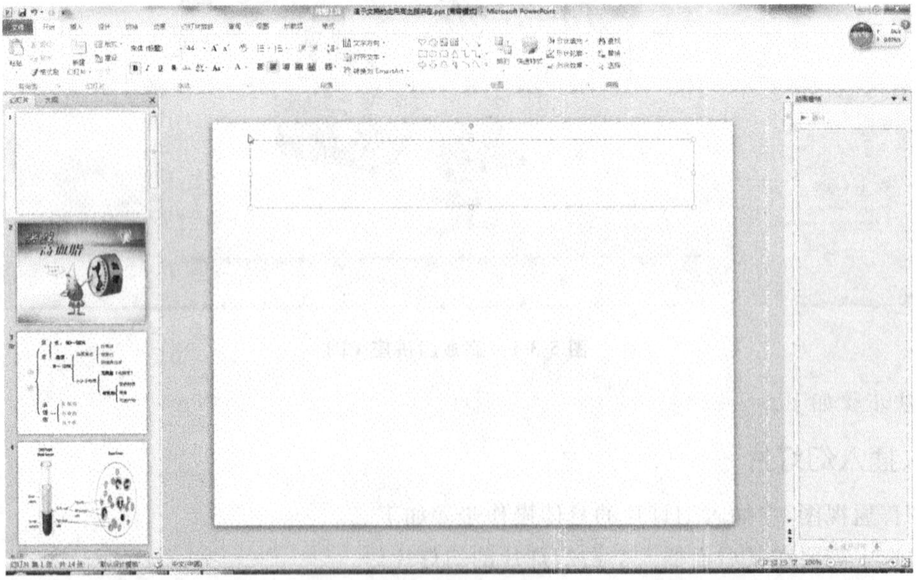

图 5-3-3　选择版式

五、制作标题

在文本框中输入“关注高血脂”标题，并在下方插入图片，并对各对象进行格式化及背景设置，如图 5-3-4 所示。

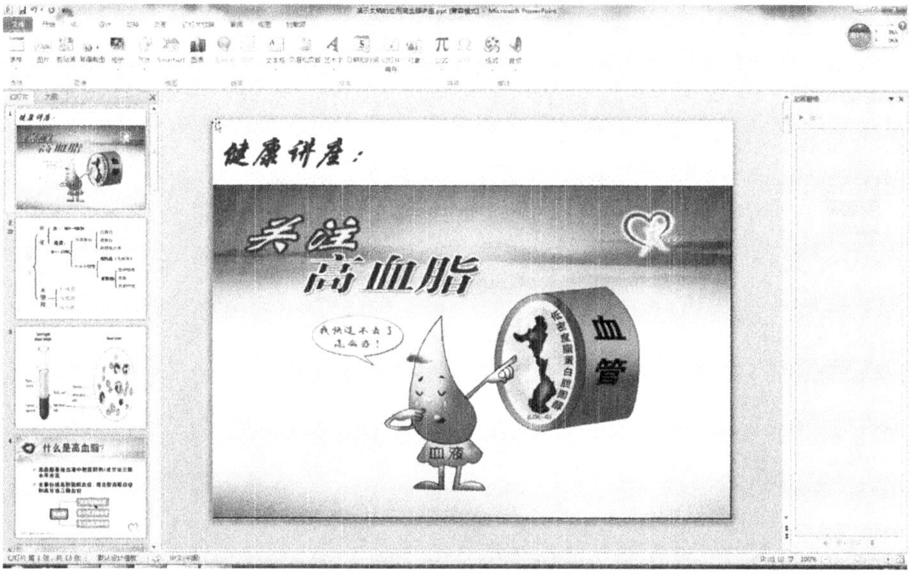

图 5-3-4　插入对象

六、制作第二页幻灯片

输入文字和图形后，添加动画。按照出现顺序，文字部分选择“添加动画”→“出现”→“缩放”，下级文字设定开始时间为“上一动画之后”，同一级文字动作设定为“与上一动画同时”，图形部分选择“添加动画”→“出现”→“形状”，开始时间设定与文字相同，如图 5-3-5 所示。

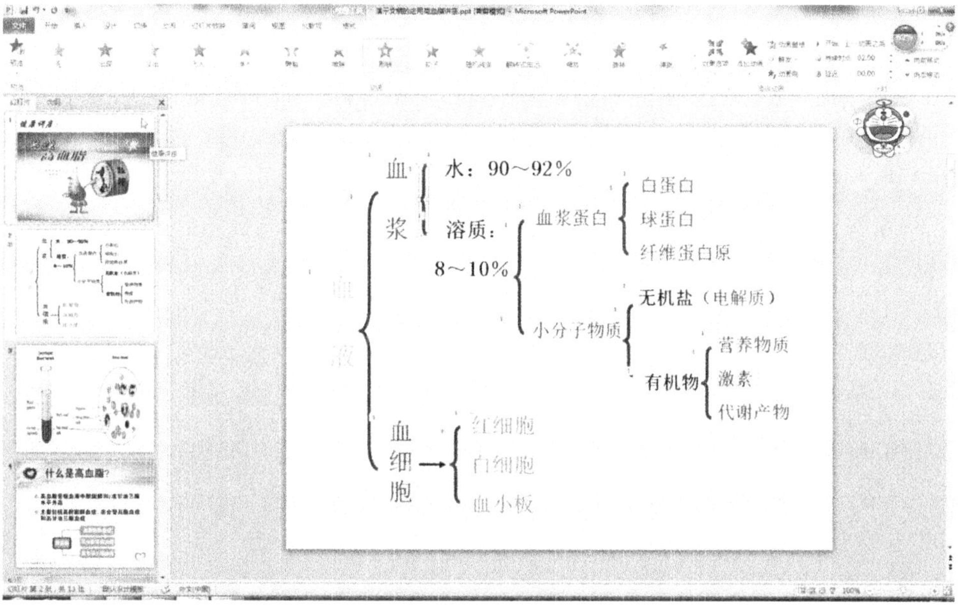

图 5-3-5　添加动画

七、幻灯片切换设置

按照上面的方法输入讲座内容并完成动画设置后，为了更美观，可进行幻灯片切换设置，单击选择“切换”功能区，选择一种切换类型，然后在“计时”功能组的“换片方式”选项里进行“设置自动换片时间”，即可设定自动切换幻灯片，如图 5-3-6 所示。

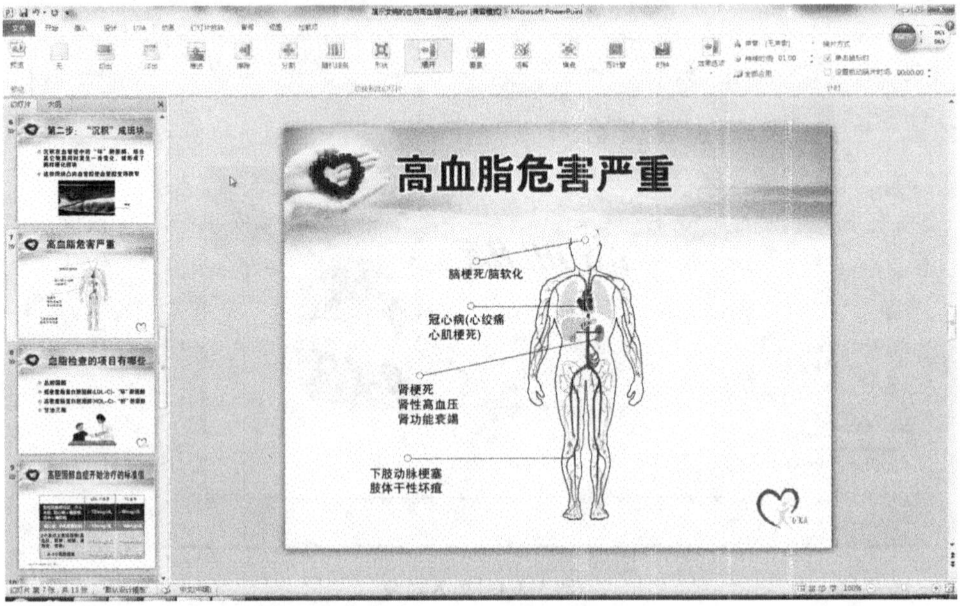

图 5-3-6　幻灯片切换设置

八、设置背景幻灯片背景

设置背景幻灯片背景，“关注高血脂”讲座演示文稿制作完成。

第6章

Access 2010

本章主要介绍了数据库系统和Access数据库的基础知识、基本操作及其应用。Microsoft Access 2010是微软公司开发的Office 2010系列办公软件的组件之一，是一款关系数据库软件。它功能强大，操作简便，界面友好，扩展性强，且易于同其他Office办公组件实现数据共享和协同工作，是当前最流行的数据库软件之一，特别是在中小型数据库中有着广泛的应用。

6.1 数据库的基本概念

数据库技术是计算机领域的一个重要分支。随着信息社会的高速发展，人类社会在各个领域、各个方向的信息量也成倍增加，面对庞大的信息量，使用传统的人工方式进行管理需要耗费大量的人力物力，从而制约了人类社会的发展。在这种背景下，数据库技术作为一门重要的数据处理技术逐渐发展起来。随着计算机应用的普及和深入，数据库技术在计算机应用中的地位和作用日益重要，在商业和事务处理中占有主导地位。

一、数据、数据库、数据库系统

（一）数据与数据处理

数据是用于描述事物的符号记录，包括描述事物特性的数据内容和存储在某种媒介上的数据形式。

数据处理是在一定条件下将数据转化成某种信息的过程。

数据处理技术的发展主要经历了以下三个阶段。

1. 手工管理阶段

在这个阶段，数据与程序是不可分割的，而各程序之间的数据又彼此孤立，无法实现数据的共享。

2. 文件系统阶段

在这个阶段，数据和程序是分开的，有一定的独立性。数据以文件形式保存，由操作系统按名存取，具有一定的共享性。

3. 数据库系统阶段

在这个阶段，数据由专门的数据库管理软件进行管理。数据以数据库的形式进行保存，数据和程序之间彼此独立，实现了数据共享。

（二）数据库

数据库(Database，DB)是按照某种数据模型将一些相关信息存放到统一的存储介质内的数据集合。通俗地讲，数据库就是数据或信息的集合，相当于一个数据的仓库。

数据库不仅包括描述事物的数据本身，还包括了数据之间的关系。数据库集成各种应用的数据，再进行统一的构造和存储，可被各个应用程序所共享。

（三）数据库管理系统

数据库管理系统（Database Management System，DBMS）是一种系统软件，主要用来创建、使用和维护数据库，对数据库进行统一的管理和控制。数据库管理系统是数据库系统的核心，操作人员访问和维护数据都是通过数据库管理系统来进行的。

一般来说，数据库管理系统具有下列功能。

(1)数据定义功能。主要功能是定义数据库的结构、数据完整性以及其他的约束条件。DBMS 向用户提供数据定义语言（DDL），用于描述数据库的结构，在关系数据库中其标准语言是 SQL（Structured Query Language），它提供了 DDL 语句。

(2)数据操纵功能。主要功能是对数据库进行检索和查询，还可对数据进行插入、修改、删除。DBMS 向用户提供数据操纵语言（DML），用于对数据库中的数据进行查询，同样 SQL 也提供了 DML 语句。

(3)数据控制和管理功能。除了 DDL 和 DML 两类语句外，DBMS 还具有必要的控制和管理功能，可以实现数据安全性控制、完整性控制以及多用户环境下的并发控制。

（四）数据库系统

数据库系统（Database System，DBS）是指引进数据库技术后的计算机系统，能有组织地、动态地存储大量相关数据，提供数据处理，实现数据共享，减少数据冗余。

与文件系统比较，数据库系统有下列特点。

(1)数据的结构化。文件系统中单个文件的数据一般是有结构的，但从整个系统来看，数据在整体上没有结构，数据库系统则不同，在同一数据库中的数据文件是有联系的，且在整体上服从一定的结构形式。

(2)数据的共享性与低冗余性。数据的结构化使得数据可为多个应用所共享，而数据的共享本身又能在很大程度上减少数据冗余性，同时也可避免数据的不一致性。

(3)数据的独立性。在文件系统中，数据与程序之间具有依赖性，一方的改变总是影响另一方的改变。而在数据库系统中，数据与程序之间互不依赖，因而数据结构的改变不会影响应用程序。

(4)数据统一管理与控制。这主要包括三个方面，即数据的完整性检查，数据的安全性保护和并发控制。

简单来说，数据库系统主要包括数据库和数据库管理系统两大部分。

从 20 世纪 60 年代末开始，数据库系统的发展经历了层次数据库、网状数据库、关系数据库以及面向对象数据库等阶段。

二、数据模型

在使用数据库进行数据管理前，往往采用文件来进行数据管理。在这种方式下，相应的程序中不仅有数据处理过程的描述，而且有数据的结构描述，这使得程序对数据的依赖性很高，数据一旦发生了变化，就不得不对相关程序进行修改。而在数据库系统中，数据的结构描述从相应程序中脱离出来，形成数据模型，程序与数据有了较高的独立性，实现了数据的高度共享，满足了大规模数据处理的要求。

数据模型是数据库系统中数据结构的一种表示形式，一般包括概念模型、用户模型和物理模型。其中，概念模型用于描述数据库系统中数据的全局逻辑结构，主要包括数据的概念记录类型以及它们间的联系、数据间的语义约束等；用户模型是用户所见到的数据模型，描述数据的局部逻辑结构，给出每个用户的局部数据描述；物理模型描述数据库物理存储结构与物理存取方法，包括设备信息、数据存储的文件结构以及索引等。

数据模型是对现实世界中数据特征的抽象。

数据模型一般分为三类。

1. 概念数据模型

它是一种面向用户的模型，与具体的计算机平台及数据库管理系统无关，主要强调对数据对象的基本表示和概括性描述。概念数据模型是整个数据模型的基础。

2. 逻辑数据模型

它是一种面向数据库系统的模型，用于数据库系统实现。概念数据模型要转化为逻辑数据模型，才能在数据库中实现。

3. 物理数据模型

它是一种面向计算机物理表示的模型。每种逻辑数据模型在实现时，都有其对应的物理数据模型的支持。

三、Access 数据库——关系数据库

关系数据库是目前各种数据库中最重要、最流行的数据库，也是使用最广泛的，如本章要介绍的 Microsoft Access 2010，以及 Microsoft SQL Server、Visual FoxPro 等创建的都是关系数据库。

（一）Access 数据库中主要的对象

Access 数据库是由对象组成的，主要有以下几类。

①表：用于组织和存储数据。表是 Access 2010 中所有其他对象的基础，所有数据库都包含一个或多个表。

②查询：检索和处理数据。可以根据指定的条件对某张表进行检索，也可同时组合不同表中的数据进行检索，另外，还可更新数据。

③窗体：向用户提供的一个交互式图形界面，用于进行数据的输入、显示及应用程序的执行控制。

④报表：用于将选定的数据信息进行格式化显示和打印。通过这种方式，将数据转化成文档，以便于交流。

⑤宏：主要用来简化一些经常性的操作，是若干个操作的集合。

（二）Access 数据库中表的组成

在 Access 数据库中，每个主要主题（如教师信息、学生信息等）都是以一个对应的表的形式所表现的。表与表之间的数据不应重复。

每个表将数据组织成列（称为字段）和行（称为记录）的形式。每一列的名字都是唯一的，每一列中的内容有相同的属性和数据类型。

字段：数据表中的某一列，是描述特定实体对象的某方面信息。例如，“学号”是“学生信息表”中的字段，如图 6-1-1 所示；“职称”是“教师信息表”中的字段，如图 6-1-2 所示。

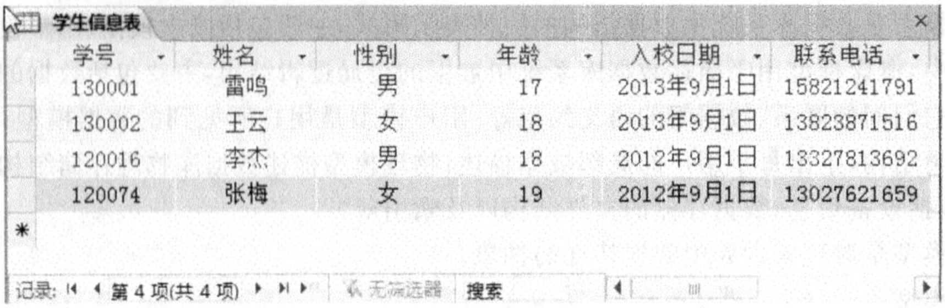

学号	姓名	性别	年龄	入校日期	联系电话
130001	雷鸣	男	17	2013年9月1日	15821241791
130002	王云	女	18	2013年9月1日	13823871516
120016	李杰	男	18	2012年9月1日	13327813692
120074	张梅	女	19	2012年9月1日	13027621659

图 6-1-1　学生信息表

◇ 记录:数据表中的某一行,是描述特定实体对象的信息集。例如,“张梅”所在的信息行是“学生信息表”中的一条记录,如图 6-1-1 所示;“李杰”所在的信息行是“教师信息表”中的一条记录,如图 6-1-2 所示。

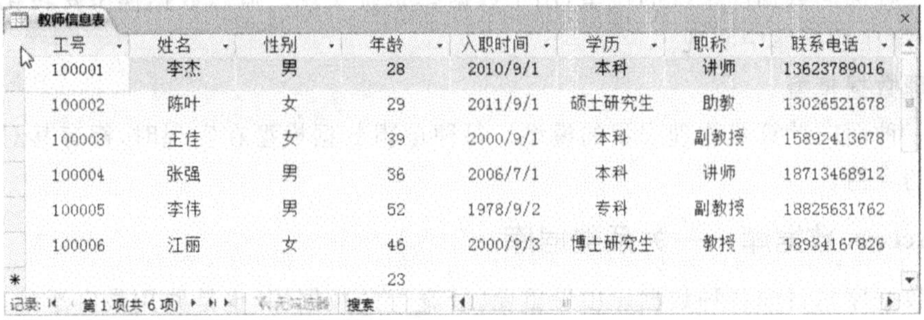

工号	姓名	性别	年龄	入职时间	学历	职称	联系电话
100001	李杰	男	28	2010/9/1	本科	讲师	13623789016
100002	陈叶	女	29	2011/9/1	硕士研究生	助教	13026521678
100003	王佳	女	39	2000/9/1	本科	副教授	15892413678
100004	张强	男	36	2006/7/1	本科	讲师	18713468912
100005	李伟	男	52	1978/9/2	专科	副教授	18825631762
100006	江丽	女	46	2000/9/3	博士研究生	教授	18934167826
			23				

图 6-1-2　教师信息表

(三)Access 数据库中表的字段设置

在创建数据库表的字段时,先要对字段的类型、大小等进行相关设置,以确定用户可以输入到字段中的值的类型、数据的显示方式以及可对数据执行的操作。同一个表中不能有相同的字段名。

数据类型可用于描述和限制字段中的信息类别,明确字段允许执行的相关操作,以及数据占用的存储空间的大小。数据类型包括文本、数字、日期/时间、备注等,如表 6-1-1 所示。

表 6-1-1　Access 数据类型说明

数据类型	用　法
文本	用于存放文本或者文本与数字的组合,最多 255 个字符
数字	用于存放数字数据,可有小数位和正、负号
日期/时间	用于存放表示日期和时间的数据
备注	用于存放超长文本或者文本与数字的组合
货币	用于存放表示货币的数据,可有小数位和正、负号
自动编号	向表中添加新记录时,由系统指定一个顺序号或随机数
是/否	这里指逻辑型数据,它的取值只能为“是”或者“否”
OLE 对象	用于其他程序的对象的链接或嵌入
查阅向导	用于创建一个字段,该字段允许从其他表中选择字段类型
超级链接	用于保存超链接的有效地址

（四）Access 数据库中表的主键设置

在同一个数据库的表中，不能有两条完全相同的记录，也就是要保证数据库的每一条记录的唯一性。

主键就是为了区分表中不同的记录而设置的。

主键是表中用于唯一标识每条记录的字段。在数据表中，主键在每条记录中的取值是不一样的，是唯一的，如“学生信息表”中的学号、“教师信息表”中的教工号等。

在数据表中，由于主键字段的取值是唯一的，我们很容易将数据表中的记录区分开来，比如学生信息表，通常将表中“学号”设置为主键，由于每个学生的“学号”都是不同的，因而很容易将其区分开来。

6.2　数据库及数据表的建立

数据库是由表、查询、窗体等对象组成的，其中，表是数据库最基本、最重要的对象。利用数据库，我们能很方便地处理数据信息，提高信息的使用效率。下面主要介绍 Access 数据库的一些基本操作，如新建数据库、新建数据表、向表中输入数据等。

6.2.1　基本操作

一、新建数据库

建立“教学管理”数据库，并保存数据库文件。其操作步骤如下。

（1）在 Access 2010 启动窗口中，于中间窗格的上方，单击“空数据库”，在右侧窗格的文件名文本框中，给出一个默认的文件名“Database1”，用户可以按照自己的要求进行修改，比如修改为“教学管理”，如图 6-2-1 所示。

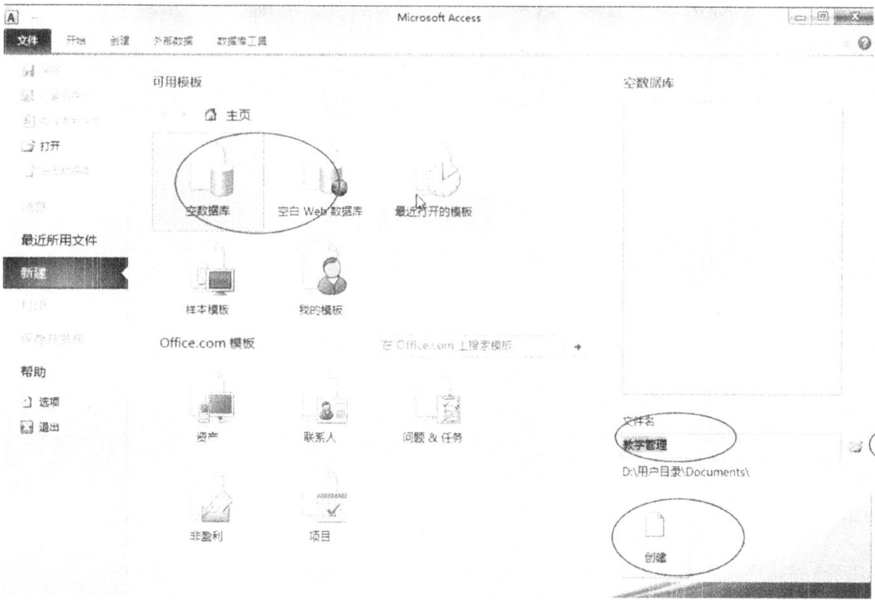

图 6-2-1　创建教学管理数据库

(2)单击文件名文本框右侧的 按钮,在打开的"文件新建数据库"对话框中,在"保存位置"下拉列表框中选择保存数据库的位置,单击"确定"按钮,如图 6-2-2 所示。

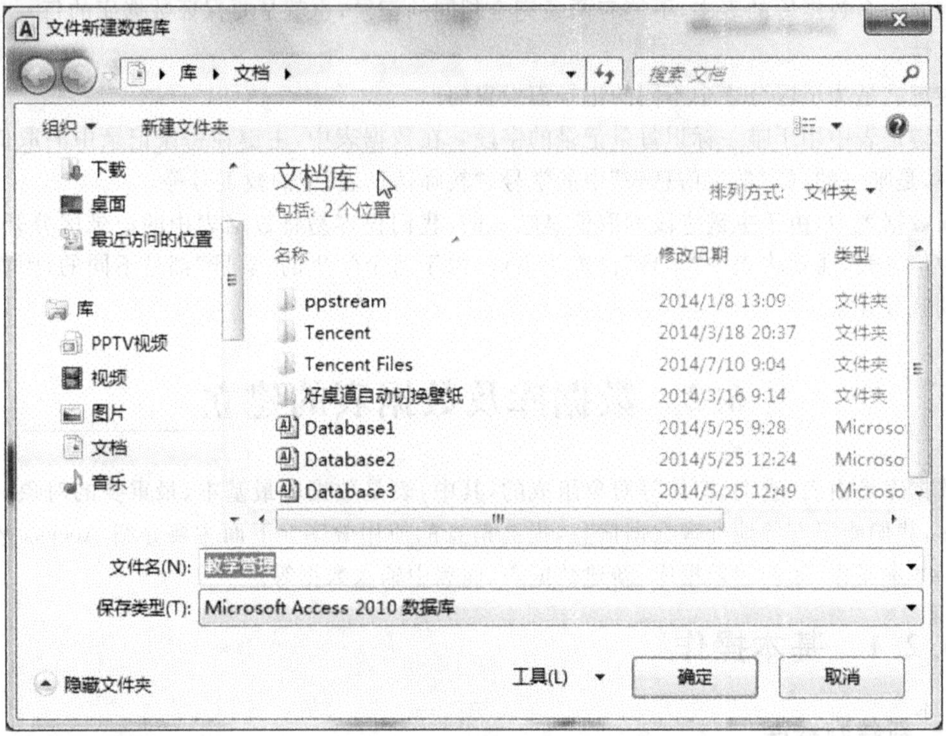

图 6-2-2 "文件新建数据库"对话框

(3)返回到 Access 启动界面,显示将要创建的数据库的名称和保存位置。

(4)在右侧窗格下面,单击"创建"命令按钮,如图 6-2-1 所示。

(5)开始创建空白数据库,自动创建了一个名称为表 1 的数据表,并以数据表视图方式打开这个表 1,如图 6-2-3 所示。

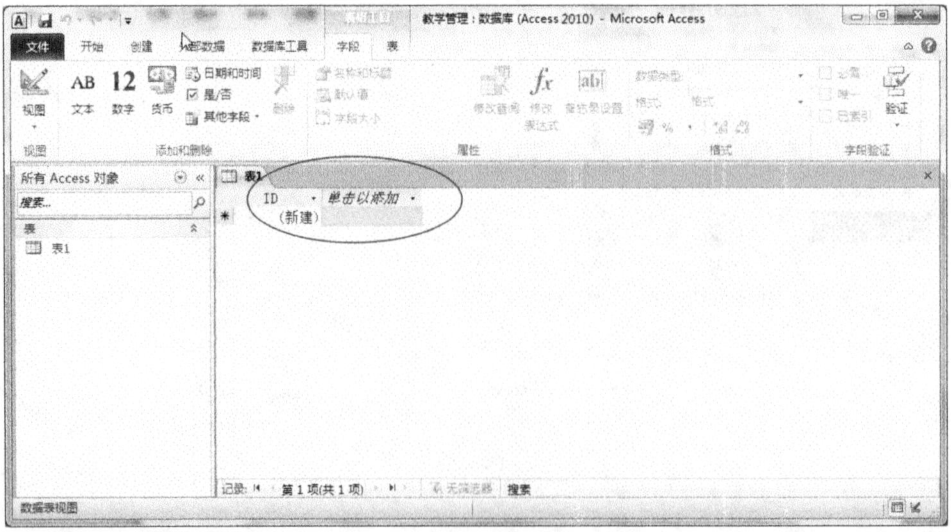

图 6-2-3 表 1 的数据表视图

(6)光标将位于"添加新字段"列中的第一个空单元格中，现在就可以输入添加数据，或者从另一数据源复制粘贴数据。

二、新建数据表

在"教学管理"数据库中利用设计视图创建"教师信息表"，教师信息表结构如表 6-2-1 所示。

表 6-2-1　教师信息表结构

字　段　名	类　　型	字 段 大 小	格　　式
教工号	文本	8	
姓名	文本	3	
性别	文本	1	
年龄	数字	整型	
入职时间	日期/时间	—	长日期
学历	文本	5	
职称	文本	5	
联系电话	文本	12	

操作步骤如下：

(1)打开"教学管理"数据库，在功能区上的"创建"选项卡的"表格"组中，单击"表"按钮，如图 6-2-4 所示。

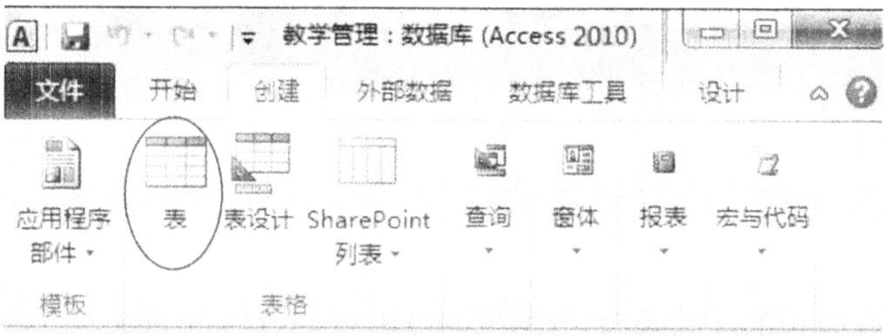

图 6-2-4　创建表

(2)选择"表格工具/视图"→"设计视图"，如图 6-2-5 所示。弹出"另存为"对话框，表名称文本框中输入"教师信息表"，单击"确定"按钮。

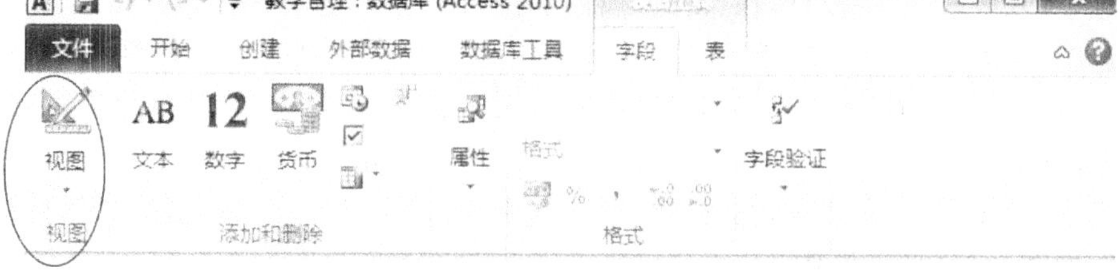

图 6-2-5　"设计视图"和"数据表视图"切换

(3)打开表的设计视图，按照表 1 教师信息表结构内容，在字段名称列输入字段名称，在数据类型列中选择相应的数据类型，在常规属性窗格中设置字段大小、格式等。如图 6-2-6 所示。

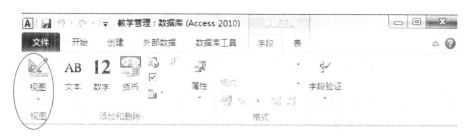

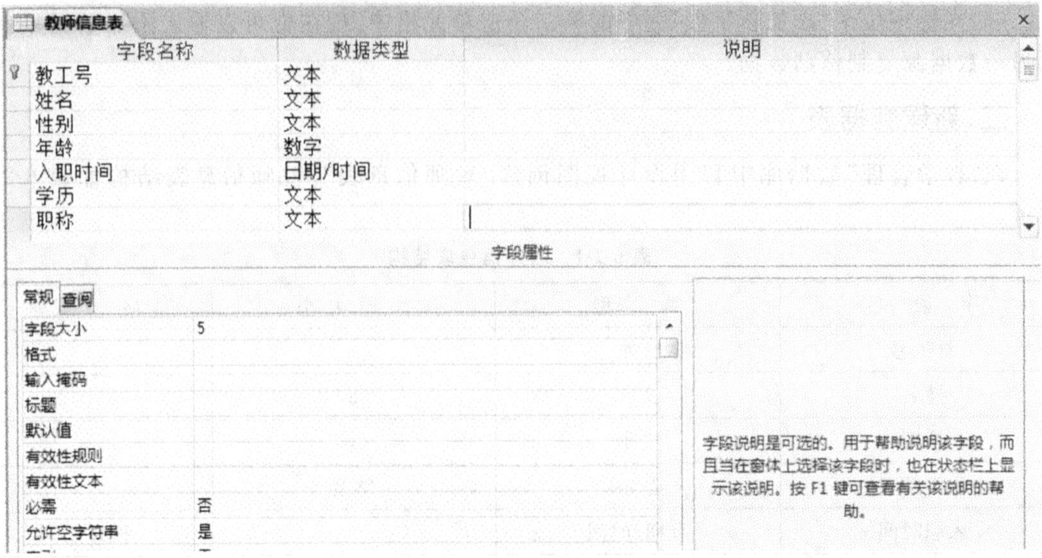

图 6-2-6 “设计视图”窗口

(4)单击“保存”按钮，以“教师信息表”为名称保存表。

三、修改数据表中的字段属性

想要修改上述教师信息表中的字段属性，具体要求如下。

(1)将“教师信息表”中的“姓名”字段的“字段大小”重新设置为“5”，索引设置为“有(有重复)”。

(2)将“入职时间”字段的“格式”设置为“短日期”，默认值设为当前系统日期。

(3)设置“年龄”字段，默认值设为“23”，取值范围为 18～60 之间，如超出范围则提示“请输入 18～60 之间的数据！”。

(4)将“教工号”字段显示“标题”设置为“工号”，定义学生编号的输入掩码属性，要求只能输入 6 位数字。

按上述要求修改表中的字段属性，操作步骤如下。

(1)打开“教学管理”数据库，双击“教师信息表”，打开“教师信息表”的“数据表视图”，选择“开始”选项卡→“视图”→“设计视图”，打开教师信息表的设计视图，如图 6-2-7 所示。

(2)选中“姓名”字段行，在“字段大小”框中输入“5”，在“索引”属性下拉列表框中选择“有(有重复)”。

(3)选中“入职时间”字段行，在“格式”属性下拉列表框中，选择“短日期”格式。

(4)选中“年龄”字段行，在“默认值”属性框中输入“23”，在“有效性规则”属性框中输入“>=18 and <=60”，在“有效性文本”属性框中输入文字“请输入 18～60 之间的数据！”，按图6-2-8所示来操作。

(5)选中“教工号”字段名称，在“标题”属性框中输入“工号”，在“输入掩码”属性框中输入“000000”，按图 6-2-9 所示操作。

(6)单击快速工具栏上的“保存”按钮，保存“教师信息表”。

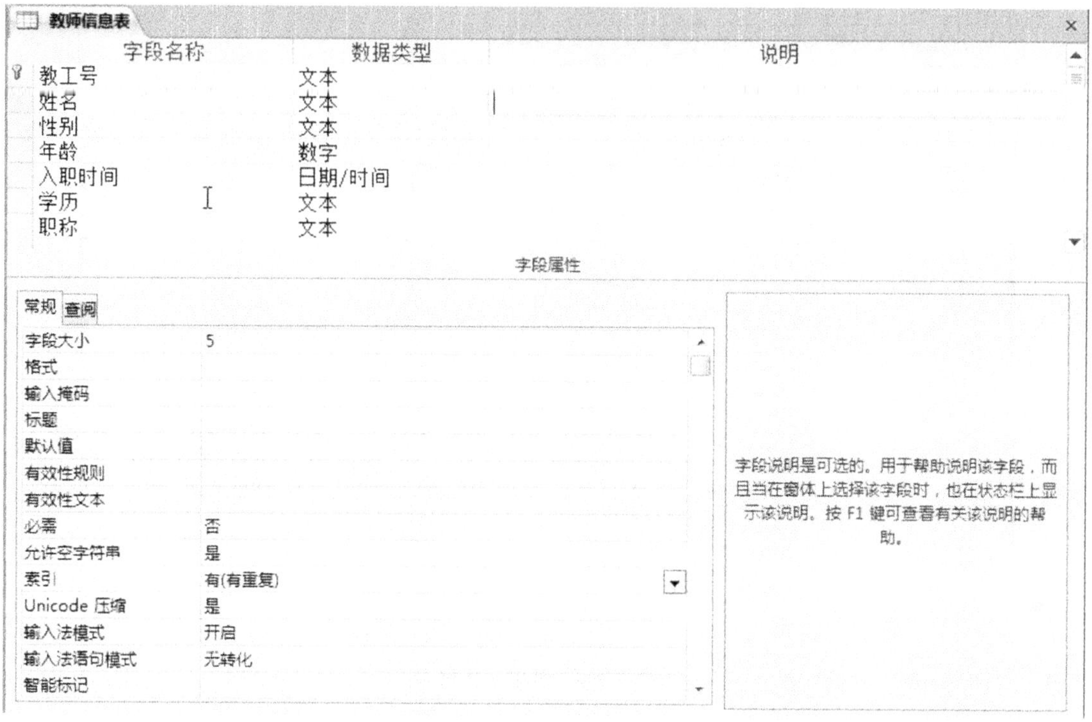

图 6-2-7　设置字段属性

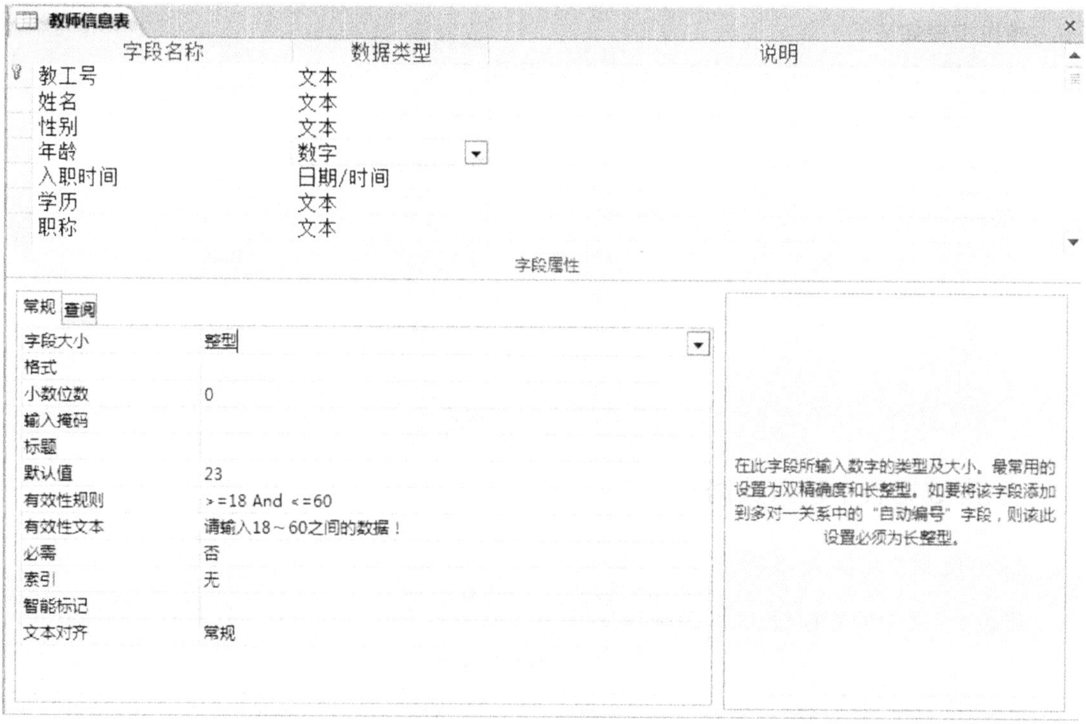

图 6-2-8　年龄设置

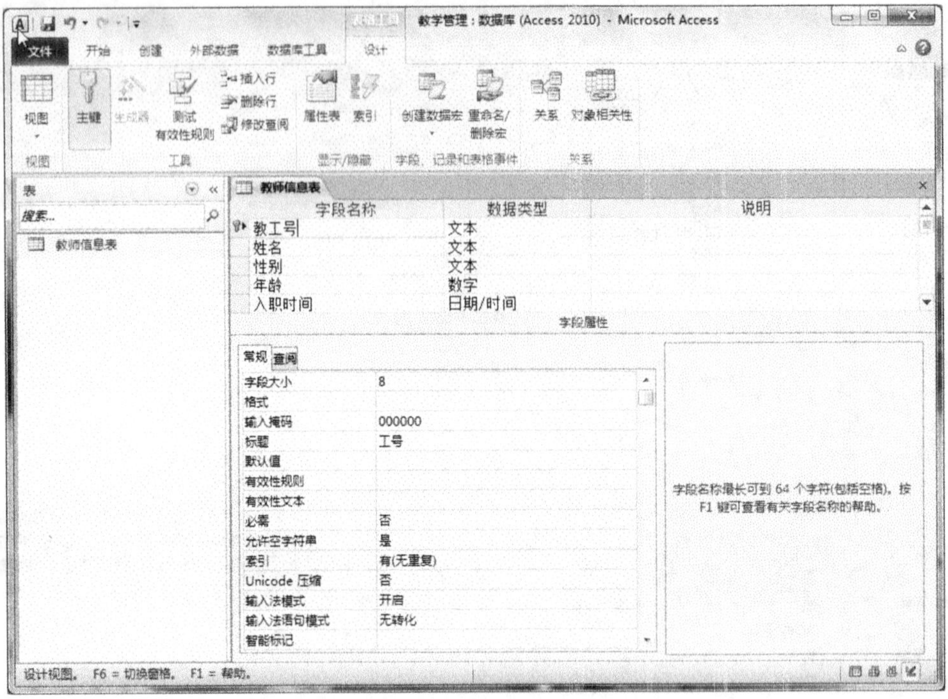

图 6-2-9　教工号设置

四、设置主键

将“教师信息表”中的“教工号”设置成主键。

操作步骤如下。

(1)使用“设计视图”打开“教师信息表”,选择“教工号”字段名称。

(2)选择“表格工具/设计”→“工具”命令,单击主键按钮,如图 6-2-10 所示。

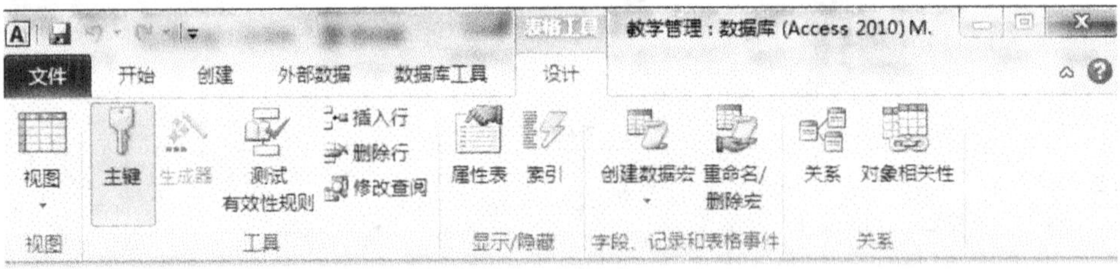

图 6-2-10　主键按钮

五、向数据表中输入数据

(一)使用“数据表视图”

将表 6-2-2 中的数据输入到“教师信息表”中。

表 6-2-2　教师信息表

教工号	姓名	性别	年龄	入职时间	学历	职称	联系电话
100001	李杰	男	28	2010-9-1	本科	讲师	13623789016

续表

教工号	姓名	性别	年龄	入职时间	学历	职称	联系电话
100002	陈叶	女	29	2011-9-1	硕士研究生	助教	13026521678
100003	王佳	女	39	2000-9-1	本科	副教授	15892413678
100004	张强	男	36	2006-7-1	本科	讲师	18713468912
100005	李伟	男	52	1978-9-2	专科	副教授	18825631762
100006	江丽	女	46	2000-9-3	博士研究生	教授	18934167826

操作步骤如下。

(1)打开“教学管理”数据库,在“导航窗格”中双击“教师信息表”,打开“教师信息表”的“数据表视图”。

(2)在数据表视图中,从第 1 条记录的第 1 个字段开始分别输入“教工号”、“姓名”、“性别”及“年龄”等字段的值,每输入完一个字段值,按 Tab 键转至下一个字段。

(3)输入完一条记录后,按 Enter 键转至下一条记录,继续输入。

(4)输入全部记录后,单击快速工具栏上的“保存”按钮,保存表中的数据。

(二)创建查阅列表字段(使用自行键入所需的值)

为“教师信息表”中“学历”字段创建查阅列表,列表中显示“专科”、“本科”、“硕士研究生”和“博士研究生”4 个可选值。

操作步骤如下。

(1)打开“教师信息表”的“设计视图”,选择“学历”字段。

(2)在“数据类型”列中选择“查阅向导”,打开“查阅向导”第 1 个对话框。如图 6-2-11 所示。

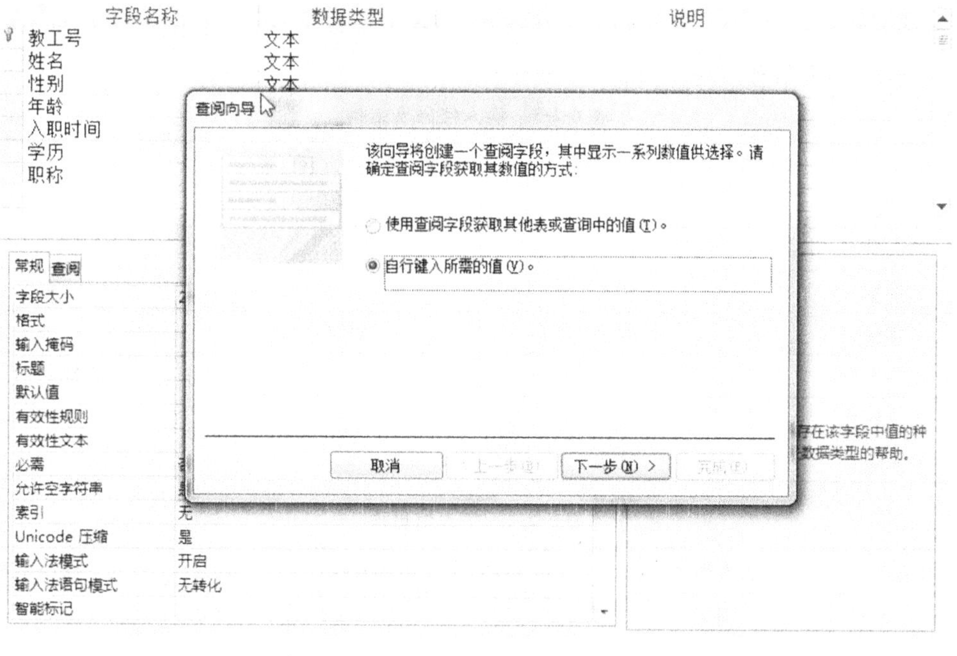

图 6-2-11　“查阅向导”对话框

(3)在该对话框中，选中"自行键入所需的值"选项，然后单击"下一步"按钮，打开"查阅向导"第 2 个对话框。

(4)在"第 1 列"的每行中依次输入"专科"、"本科"、"硕士研究生"和"博士研究生"4 个值，列表设置结果如图 6-2-12 所示。

(5)单击"下一步"按钮，弹出"查阅向导"最后一个对话框。在该对话框的"请为查阅列表指定标签"文本框中输入名称，本例使用默认值。单击"完成"按钮，如图 6-2-12 所示。

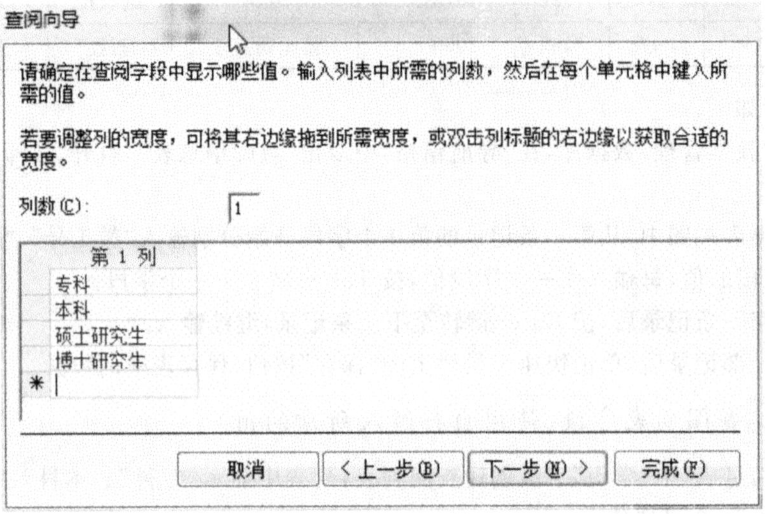

图 6-2-12 "查阅向导"列表设置

6.2.2 操作实践

利用 Access 2010 创建"病人信息"数据库，并将其保存到 E 盘。然后在该数据库中新建"病人信息表"，按照表 6-2-4 所示将病人信息录入"病人信息表"中。其中，病人信息表结构如表 6-2-3 所示，病人信息表内容如表 6-2-4 所示。

表 6-2-3 病人信息表结构

字段名	类型	字段大小	格式
住院号	文本	15	
病人姓名	文本	5	
性别	文本	1	
年龄	数字	整型	
出生日期	日期/时间		短日期
主管医生	文本	5	
联系电话	文本	12	

表 6-2-4 病人信息表

住院号	病人姓名	性别	年龄	出生日期	主管医生	联系电话
ZY110905-0001	周强	男	29	1985/6/12	曹丽	13023789016
ZY110905-0002	陈立	女	32	1982/7/15	曹丽	13027121678

续表

住院号	病人姓名	性别	年龄	出生日期	主管医生	联系电话
ZY110905-0003	王芳	女	42	1972/4/19	王林	15898613678
ZY110905-0004	张军	男	39	1975/8/19	李华	18713462312
ZY110905-0005	李叶	女	60	1954/7/11	张德	18825631706
ZY110905-0006	江丽	女	46	1968/3/21	李华	18934167819

操作步骤如下。

1. 创建“病人信息”数据库

(1)启动 Access 2010，在启动窗口中间窗格的上方，单击“空数据库”，在右侧窗格的文件名文本框中，将文件名“Database1”修改为“病人信息”。

(2)单击文件名文本框右侧的按钮，在打开的“文件新建数据库”对话框中，在“保存位置”下拉列表框中选择 E 盘保存，单击“确定”按钮。

(3)这时返回到 Access 启动界面，在右侧窗格下面，单击“创建”命令按钮。

2. 新建“病人信息表”

(1)打开“病人信息”数据库，在功能区上的“创建”选项卡的“表格”组中，单击“表”按钮。

(2)选择“表格工具/视图”→“设计视图”命令，弹出“另存为”对话框，在表名称文本框中输入“病人信息表”，单击“确定”按钮。

(3)打开表的设计视图，按照表 6-2-3 中病人信息表结构的内容，在字段名称列输入字段名称，在数据类型列中选择相应的数据类型，在常规属性窗格中设置字段大小、格式等。

(4)单击“保存”按钮。

3. 给“病人信息表”录入信息

(1)在“病人信息”数据库的“导航窗格”中双击“病人信息表”，打开“病人信息表”的“数据表视图”。

(2)在数据表视图中，按表 6-2-4 所示信息内容，从第 1 条记录的第 1 个字段开始分别输入“住院号”、“病人姓名”、“性别”及“年龄”等字段的值。

(3)输入全部记录后，单击快速工具栏上的“保存”按钮，保存表中的数据。

6.3　数据库的查询

数据库创建的主要目的是为了人们方便、有效地管理信息，使用户可以随时查找所需的数据信息。查询功能是数据库最基本、最主要的功能，对于普通用户来说，主要是利用数据库进行信息查询。

6.3.1　基础知识

一、数据查询

Access 2010 提供了手工查询或使用查询向导两种建立查询的方法。

进入查询设计窗口后，可以执行以下多种操作：

(1)可以为查询添加表;
(2)为添加到查询的表中添加字段;
(3)指定查询所用的条件;
(4)为查询选择一种排序次序;
(5)执行查询、保存查询以及打印查询结果。

二、SQL 语句

SQL(Structured Query Language)语言是目前使用最为广泛的关系数据库查询语言。由于 SQL 语言具有功能丰富、使用方式灵活、语句简洁易学等优点,在用户中备受欢迎。

(一)SELECT 语句

SELECT 语句用于查询信息。

其语法如下:

SELECT 字段列表
FROM 表名 [,…,n]
[WHERE 条件]
[GROUP BY 列名]
[HAVING 逻辑表达式]
[ORDER BY 列名 [ASC/DESC]]

(二)INSERT 语句

INSERT 语句用于向表中添加数据。

其语法如下:

INSERT INTO 表名 [列 1,列 2,…] VALUES(值 1,值 2,…)

(三)UPDATE 语句

UPDATE 语句用于修改表中的数据。

其语法如下:

UPDATE 表名 SET 列名=新值[WHERE 条件]

(四)DELETE 语句

DELETE 语句用于删除表中的行。

其语法如下:

DELETE FROM 表名[WHERE 条件]

6.3.2 基本操作

一、利用查询设计窗口进行查询

(一)建立"教师信息表"的查询

下面建立一个新的查询,步骤如下。

(1)打开"教学管理"数据库,在导航窗格中,单击"查询"对象。

（2）单击“创建”选项卡，在“查询”分组中单击“查询设计”按钮，如图 6-3-1 所示。此时会打开一个新的查询设计窗口，还会打开一个“显示表”对话框，如图 6-3-2 所示。

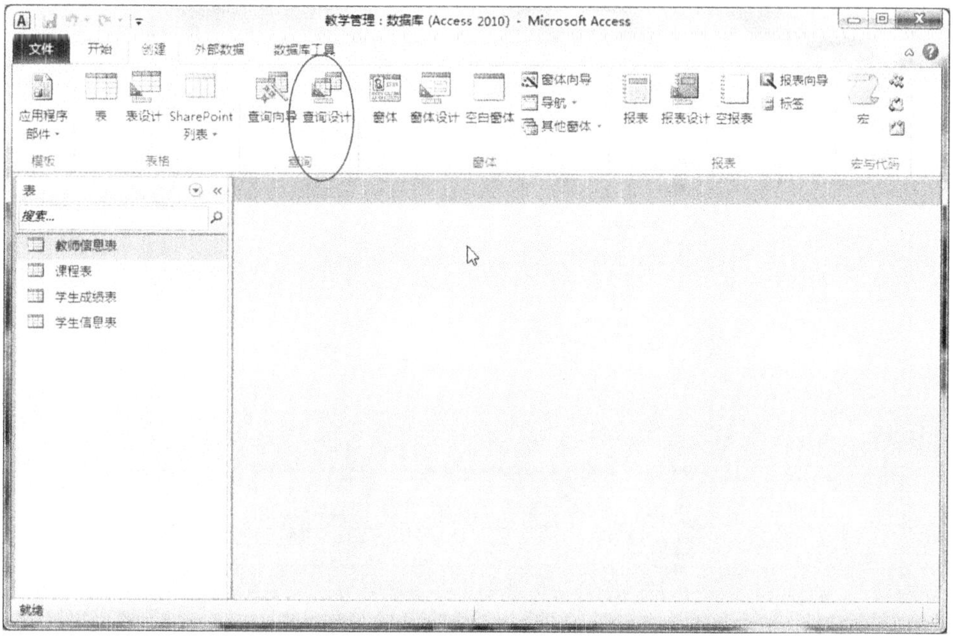

图 6-3-1　单击“查询设计”按钮

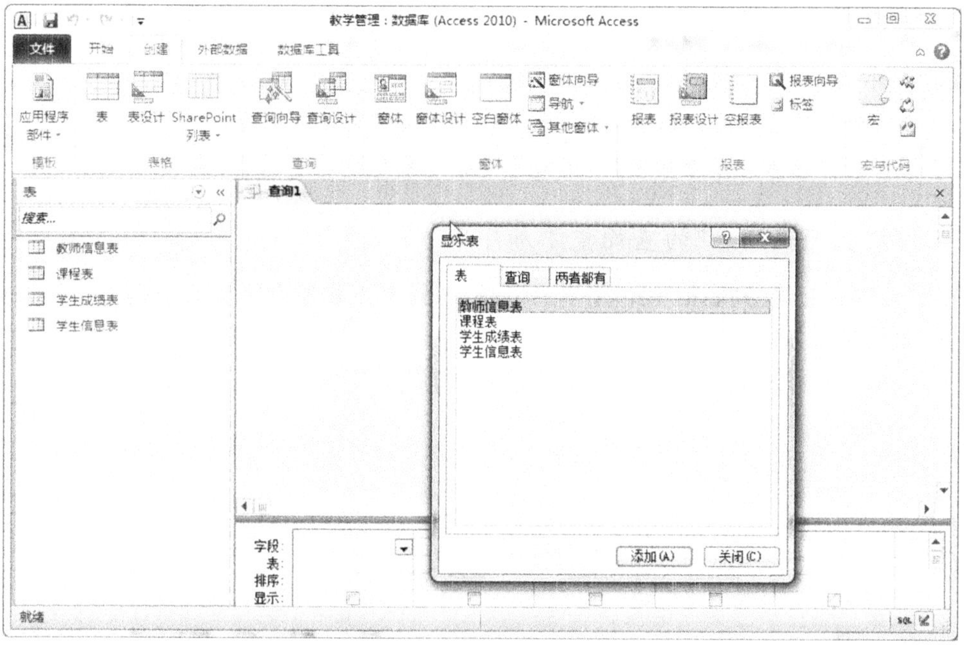

图 6-3-2　“显示表”对话框

（二）向“教师信息表”的查询中添加表

当打开一个查询窗口后，首先要做的就是添加一个或多个表，这些表为用户提供了想要搜索的数据，操作步骤如下。

（1）在“显示表”对话框中选择“教师信息表”选项，作为进行查询的数据源。

（2）单击“显示表”对话框中的“添加”按钮，然后单击“关闭”按钮，就会出现如图 6-3-3 所示的查询设计窗口。

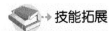

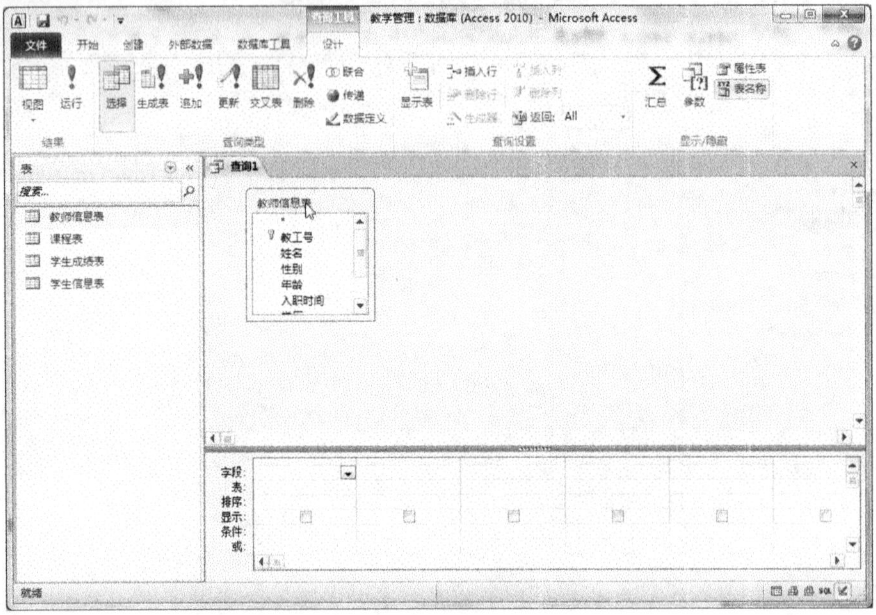

图 6-3-3　查询设计窗口

技能拓展

查询设计窗口分为以下两部分。

（1）上半部分包含一个列表框，包括添加的用于查询的数据表等。

（2）下半部分包含一个查询网格，主要用于指定要包含的字段、查询条件等。

（三）向“教师信息表”的查询中添加字段

双击“教师信息表”列表框中的每一个字段，这样可以将所有字段添加到查询网格的“字段”行中，最终结果如图 6-3-4 所示。

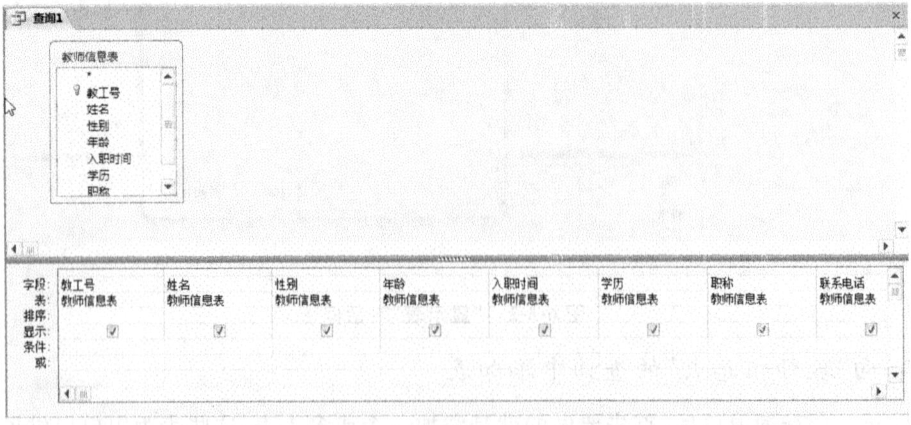

图 6-3-4　把列表框中的字段添加到查询网格中的效果

技能拓展

用户还可以利用鼠标把列表中的任意字段拖放到查询网格的"字段"行中。选中列表框中的任意字段，然后按住鼠标左键把它拖到查询网格"字段"行的相应位置上，释放鼠标左键即可。

用户要一次性把全部字段添加到查询网格中，可以先选择第一个字段，然后按住"Shift"键单击最后一个字段，这时，列表中的字段都被选中了，然后单击并拖动选择的字段，将其放至查询网格的第一列上。

（四）为"教师信息表"的查询指定条件

如果用户要检索学历为"硕士研究生"或"博士研究生"的教师记录，操作步骤如下。

(1)在"学历"所在列下面的"条件"单元格中输入"硕士研究生"，在本列"或"单元格中输入"博士研究生"，如图 6-3-5 所示。

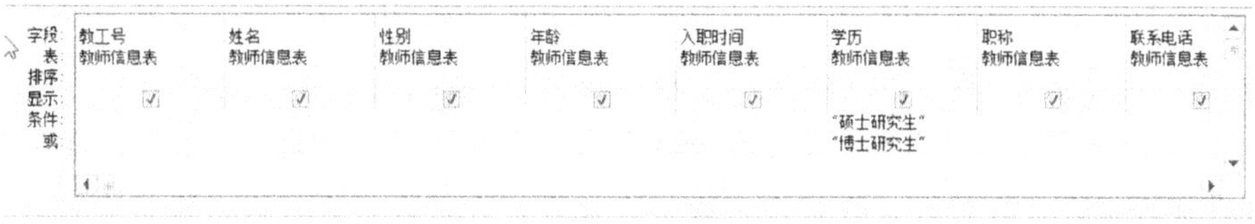

图 6-3-5　输入查询条件

(2)在"查询工具/设计"选项卡下的"结果"分组中单击"运行"按钮，得到如图 6-3-6 所示的查询结果。

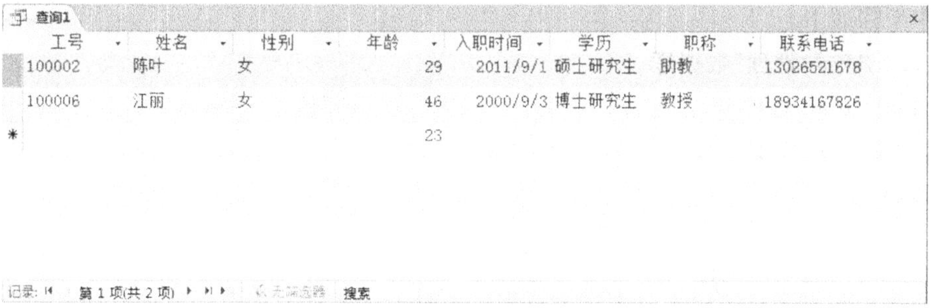

查询1

工号	姓名	性别	年龄	入职时间	学历	职称	联系电话
100002	陈叶	女	29	2011/9/1	硕士研究生	助教	13026521678
100006	江丽	女	46	2000/9/3	博士研究生	教授	18934167826
*			23				

记录：第 1 项(共 2 项)　无筛选器　搜索

图 6-3-6　查询结果

如果用户要检索年龄小于 40 且职称为讲师的教师记录，操作步骤如下。

(1)在"年龄"列下面的"条件"单元格中输入"<40"，在"职称"列下面的"条件"单元格中输入"讲师"，如图 6-3-7 所示。

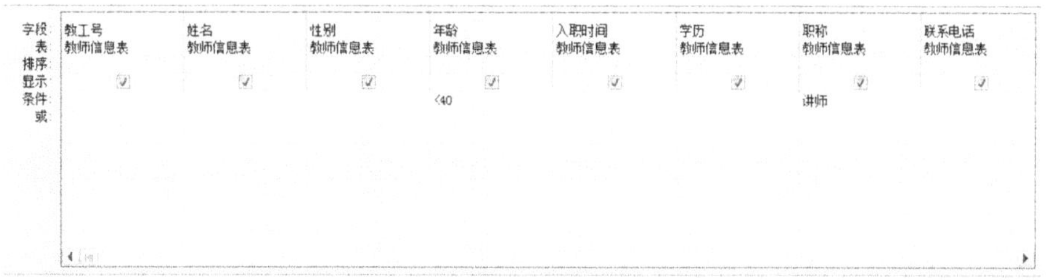

图 6-3-7　输入查询条件

(2)在“查询工具/设计”选项卡下的“结果”分组中单击“运行”按钮,得到如图 6-3-8 所示的查询结果。

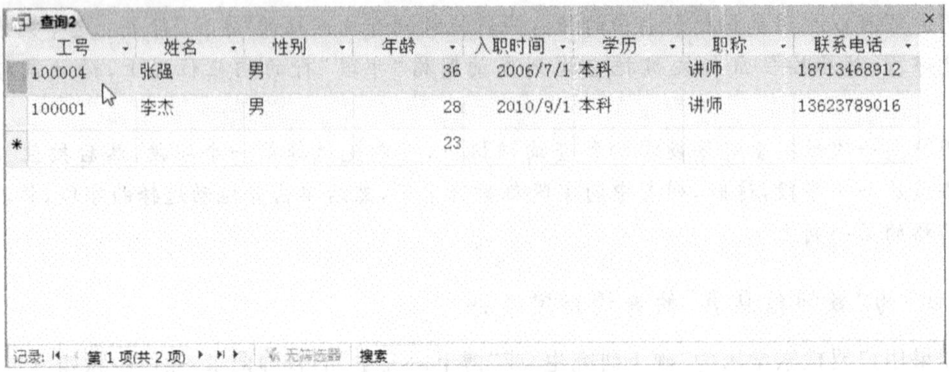

图 6-3-8　查询结果

技能拓展

如果用户在检索时,并不想在查询结果中显示所有字段,而只是想显示特定的字段,那么,用户在向查询网格中添加字段时,只需添加要在结果中显示的字段即可,未添加的字段将不在查询结果中显示。

二、利用 SQL 语句进行查询

(一)打开 SQL 视图查询窗口

具体步骤如下。

(1)打开“教学管理”数据库。

(2)单击“创建”选项卡,在“查询”分组中单击“查询设计”按钮,如图 6-3-1 所示。这里不添加任何表,在“显示表”对话框中直接单击“关闭”按钮,进入空白的查询设计视图,如图 6-3-9 所示。

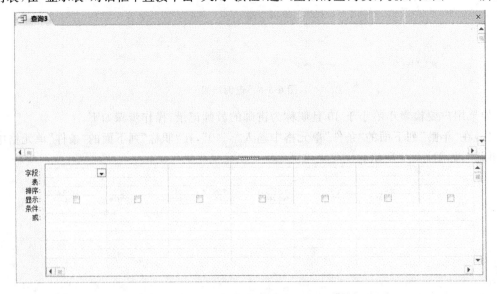

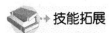

图 6-3-9　空白的查询设计视图

(3)在“查询工具/设计”选项卡下单击“结果”分组中的“SQL 视图”按钮，如图 6-3-10 所示。在弹出的菜单中单击“SQL 视图”，进入 SQL 视图查询窗口，如图 6-3-11 所示。

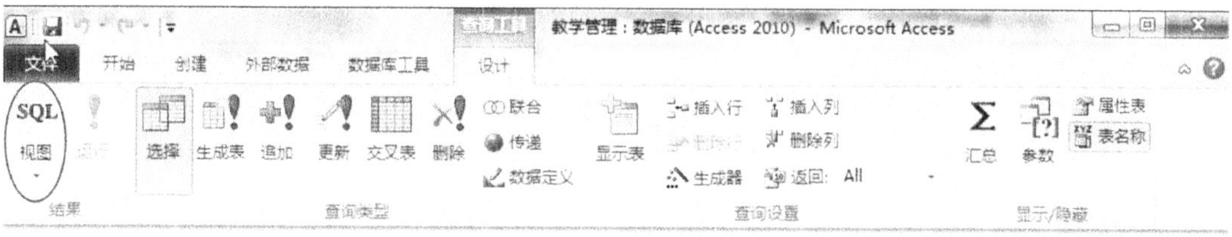

图 6-3-10　SQL 视图按钮

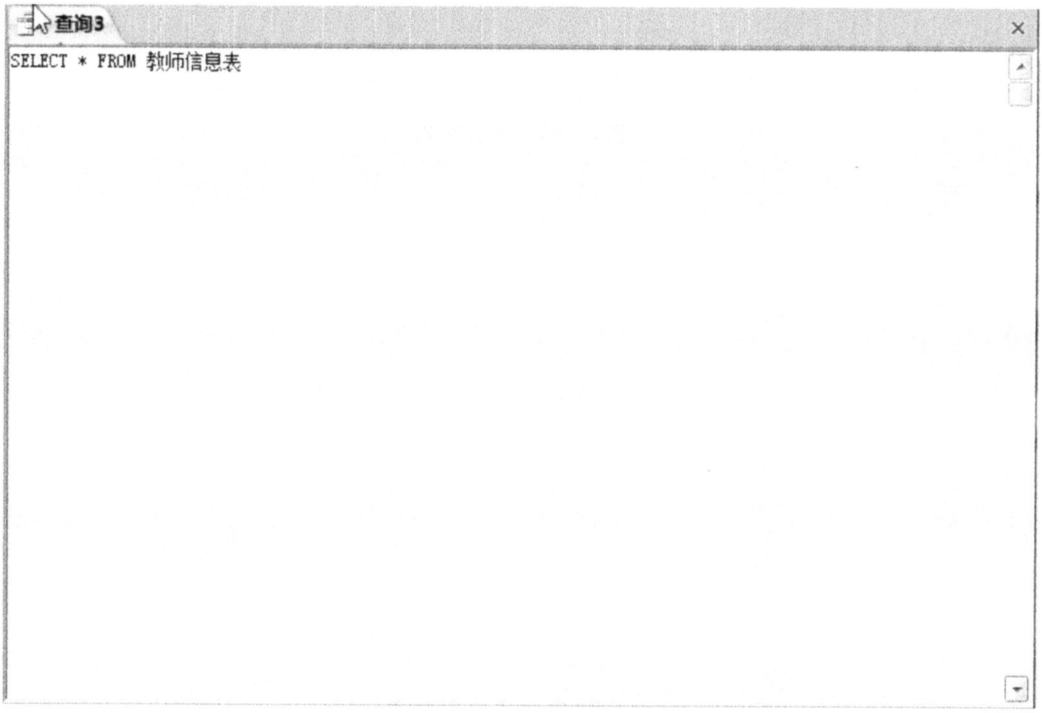

图 6-3-11　SQL 视图查询窗口

(二)输入查询语句进行查询

用户想要查询“教师信息表”中的全部记录，可以在查询窗口(图 6-3-11)中输入以下语句：

SELECT * FROM 教师信息表

输入完毕，在“查询工具/设计”选项卡下单击“结果”分组中的“运行”按钮。此时会得到如图 6-3-12 所示的查询结果。

用户还想要查询“教师信息表”中职称为“副教授”的全部记录，可以在查询窗口中输入以下语句，如图 6-3-13 所示。

SELECT * FROM 教师信息表 WHERE 职称=“副教授”

输入完毕，在“查询工具/设计”选项卡下单击“结果”分组中的“运行”按钮。此时会得到如图 6-3-14 所示的查询结果。

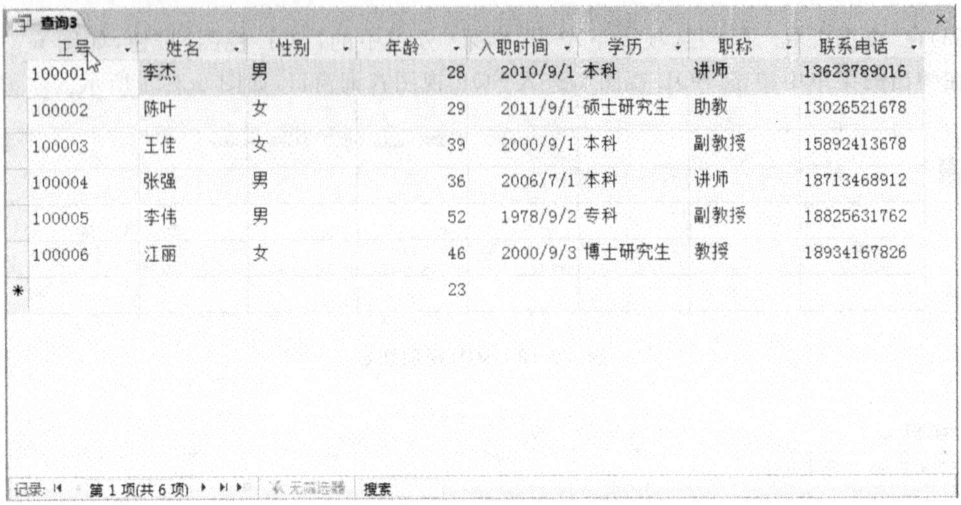

图 6-3-12　查询结果

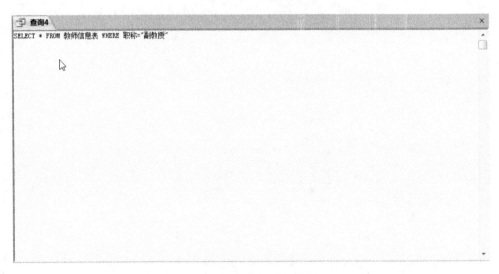

图 6-3-13　输入 SQL 语句

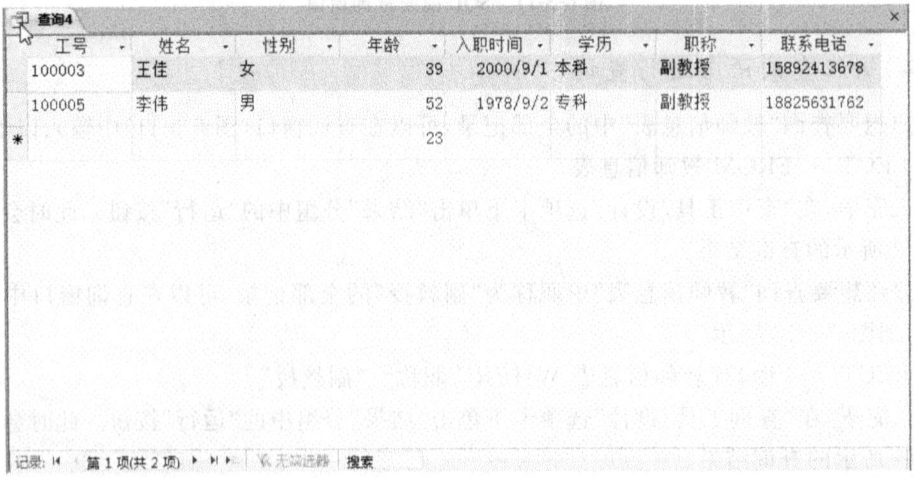

图 6-3-14　查询结果

（三）保存查询结果

点击“保存”按钮，在弹出的“另存为”对话框中，输入查询名称保存。

6.3.3　操作实践

分别利用查询设计窗口和 SQL 语句查询“病人信息表”中“主管医生”是“李华”的信息记录（表 6-2-4）。

操作步骤如下。

1. 利用查询设计窗口进行查询

（1）打开“病人信息”数据库，在导航窗格中，单击“查询”对象。

（2）单击“创建”选项卡，在“查询”分组中单击“查询设计”按钮。

（3）在“显示表”对话框中选择“病人信息表”选项，单击该对话框中的“添加”按钮，然后单击“关闭”按钮。

（4）在查询设计窗口中，双击“教师信息表”列表框中的每一个字段，将所有字段添加到查询网格的“字段”行中。

（5）在“主管医生”所在列下面的“条件”单元格中输入“李华”。

（6）在“查询工具/设计”选项卡下的“结果”分组中单击“运行”按钮，得到查询结果。

2. 利用 SQL 语句进行查询

（1）打开“病人信息”数据库。

（2）单击“创建”选项卡，在“查询”分组中单击“查询设计”按钮。这里不添加任何表，在“显示表”对话框中直接单击“关闭”按钮，进入空白的查询设计视图。

（3）在“查询工具/设计”选项卡下，单击“结果”分组中的“SQL 视图”按钮。在弹出的菜单中单击“SQL 视图”，进入 SQL 视图查询窗口。

（4）在查询窗口中输入以下语句：

SELECT * FROM 病人信息表 WHERE 主管医生=“李华”

（5）输入完毕，在“查询工具/设计”选项卡下，单击“结果”分组中的“运行”按钮，得到查询结果。

第7章 计算机网络

本章将介绍计算机网络的基础知识和计算机网络在医学领域的应用。计算机网络最早出现在军事领域，经过不断的发展，领域不断扩展，现在已经遍布世界各地，成为我们日常工作和生活必不可少的元素。

本章主要内容包括网络的基本概念、网络的分类、网络结构、Internet 基础、IP 地址分类、网络协议、网络在医学上的应用、物联网的基本概念和基本技术、物联网在医学上的应用等。

7.1 计算机网络的基础知识

7.1.1 计算机网络的基本概念

一、计算机网络概述

21 世纪的重要特征就是数字化、网络化和信息化，它是一个以网络为核心的信息时代。这里所说的网络是指“三网”，即电信网络、有线电视网络和计算机网络。电信网络提供电话、电报以及传真等服务。有线电视网络提供电视转播服务。计算机网络则可使用户能够迅速传送数据文件，以及从网络上查找并获取各种有用资料，包括图像和视频文件。

计算机网络是现代计算机技术和通信技术密切结合的产物，是随社会对信息的共享和信息传递的要求而发展起来的。所谓的计算机网络就是利用通信设备和线路将地理位置不同的多个计算机系统相互连接起来，以功能完善的网络软件（如网络通信协议、信息交换方式以及网络操作系统等）来实现网络中信息传递和资源共享。

二、计算机网络的功能

计算机网络向用户提供的最重要的功能有两个，即网络互连和资源共享。

网络互连是指通过计算机网络，上网用户之间都可以交换信息，好像这些用户的计算机都可以彼此直接连通一样。用户之间的距离也似乎因此而变得更近了。资源共享是指用户可以在网络上通过免费或者付费的方式，使用网络上其他用户提供的资源。

三、计算机网络的发展

1. 以数据通信为主的第一代计算机网络

1954 年，美国军方的半自动地面防空系统将远距离的雷达和测控仪器所探测到的信息，通过通信线路汇集到某个基地的一台 IBM 计算机上进行集中信息处理，再将处理好的数据通过通信线路送回到各自的终端设备。这种以单个计算机为中心，面向终端设备的网络结构，严格地讲，是一种联机系统，只是计算机网络的雏形，一般称之为第一代计算机网络。

2. 以资源共享为主的第二代计算机网络

美国国防部高级研究计划局(Advanced Research Projects Agency,ARPA)于 1968 年主持研制,次年将分散在不同地区的 4 台计算机连接起来,建成了 ARPA 网。ARPA 网的建成标志着计算机网络的发展进入了第二代,它也是 Internet 的前身。

第二代计算机网络是以分组交换网为中心的计算机网络,它与第一代计算机网络的区别在于:①网络中通信双方都是具有自主处理能力的计算机,而不是终端机;②计算机网络功能以资源共享为主,而不是以数据通信为主。

3. 体系结构标准化的第三代计算机网络

国际标准化组织(ISO)在 1977 年设立了一个分委员会,专门研究网络通信的体系结构,1983 年,该委员会提出的开放系统互连参考模型(OSI-RM)各层的协议被批准为国际标准,给网络的发展提供了一个可共同遵守的规则,从此计算机网络的发展走上了标准化的道路,因此我们把体系结构标准化的计算机网络称为第三代计算机网络。

4. 以 Internet 为核心的第四代计算机网络

进入 20 世纪 90 年代,Internet 的建立将分散在世界各地的计算机和各种网络连接起来,形成了覆盖世界的大网络。随着信息高速公路计划的提出和实施,Internet 发展迅速,它将当今世界带入了以网络为核心的信息时代。目前这个阶段计算机网络发展特点为高速互连、智能与更广泛的应用。

7.1.2　计算机网络的分类

一、按网络拓扑结构分类

计算机网络的拓扑结构是指一个网络的通信链路和节点的几何排列或物理布局图形。链路是网络中相邻两个节点之间的物理通路,节点指计算机和有关的网络设备,甚至指一个网络。按拓扑结构,计算机网络可分为以下五类:星形网络、环形网络、总线形网络、树形网络、网状形网络。其拓扑结构如图 7-1-1 所示。

1. 星形网络

星形网络是以中央节点为中心与各节点连接组成的,多节点与中央节点通过点到点的方式连接。星形网络结构简单,便于管理,但网络延迟时间较短,误码率较低,网络共享能力较差,通信线路利用率不高,中央节点负荷太重。

2. 环形网络

环形网络中各节点通过环路接口连在一条首尾相连的闭合环形通信线路中,环上任何节点均可请求发送信息。环形网络中信息在网络中沿固定方向流动,两个节点间仅有唯一的通路,大大简化了路径选择的控制;由于信息是串行穿过多个节点环路接口,当节点过多时,网络响应时间变长。

3. 总线形网络

由一条高速公用总线连接若干个节点所形成的网络即为总线形网络。总线形网络中节点扩充方便灵活,是一种很容易建造的网络。由于多个节点共用一条传输信道,故信道利用率高,但容易产生访问冲突。总线形网络常因一个节点出现故障,而导致整个网络不通,因此可靠性不高。

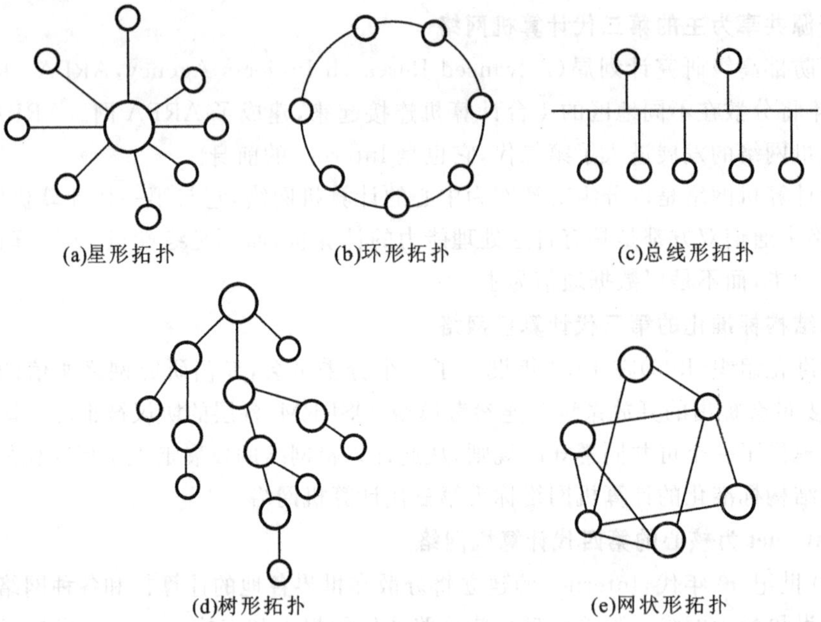

图 7-1-1　网络拓扑结构

4. 树形网络

将多级星形网络按层次方式排列即形成树形网络。树形网络中节点扩充方便灵活。但在这种网络系统中，除终端节点及其相连的链路外，任何一个节点或链路产生的故障都会影响整个网络。

5. 网状形网络

网状形网络是广域网中最常采用的一种网络形式，是典型的点到点结构。网状形网络的主要特点是网络可靠性高，一般通信子网任意两个节点交换机之间存在着两条或两条以上的通信路径。这样，当一条路径发生故障时，还可以通过其他路径把数据传送到节点交换机。另外，网状形网络的可扩充性好，该网络无论是增加新功能，还是要将另一台新的计算机连接入网，以形成更大或更新的网络时，都比较方便；网状形网络可建成各种形状，采用多种通信信道和多种传输速率。

二、按网络作用范围分类

1. 局域网

局域网(Local Area Network，LAN)分布距离短，是最常见的计算机网络。由于局域网分布范围极小，一方面容易管理与配置，另一方面容易构成简洁规整的拓扑结构，加上速度快、延迟小的特点，使之得到广泛的应用，成为实现有限区域内信息交换与共享的有效途径。局域网的应用包括教学科研单位的内部 LAN、办公自动化 OA 网、校园网等。

2. 城域网

城域网规模局限在一座城市的范围内，10～100 km 的区域。辐射的地理范围从几十千米至数百千米，城域网基本上是局域网的延伸，像是一个大型的局域网，通常使用与局域网相似的技术，但是在传输介质和布线结构方面牵涉范围较广。例如，政府城市范围、大型企业、机关、公司以及社会服务部门的计算机联网需求，实现大量用户的多媒体信息。

3. 广域网

广域网(Wide Area Network,WAN)的作用范围通常为几十千米到几千千米,有时又称远程网,其分布距离远,网络本身不具备规则的拓扑结构。由于速度慢、延迟大,入网站点无法参与网络管理,所以,它要包含复杂的互连设备,如交换机、路由器等,由它们负责重要的管理工作,而入网站点只管收发数据。

中国公用分组交换网(CHINAPAC)、中国公用数字数据网(CHINADDN)、国家公用信息通信网(CHINAGBN)、中国教育科研计算机网(CERNET)以及覆盖全球的 Internet 均是广域网。

三、按网络使用范围分类

1. 公用网

公用网是指电信公司(国有或私有)出资建造的大型网络。"公用"的意思就是所有愿意按电信公司的规定交纳费用的人都可以使用这种网络。因此公用网也称为公众网。

2. 专用网

专用网是由某个部门或企事业单位自行组建,不允许其他部门或单位使用。例如,军队、铁路、电力等系统均有本系统的专用网。

四、按其他分类方法分类

计算机网络按网络传输信息采用的物理信道来分类,可划分为有线网络和无线网络;按传输的信号分类,可划分为数字网和模拟网。

7.1.3　计算机网络的协议和体系结构

一、网络协议的概念

数据交换、资源共享是计算机网络的最终目的。要保证数据交换有条不紊地进行,合理共享资源,各个独立的计算机系统之间必须达成某种默契,严格遵守事先约定好的一整套通信规程,包括严格规定要交换的数据格式、控制信息的格式和控制功能以及通信过程中事件执行的顺序等。这些通信规程通常称之为网络协议(Protocol)。

网络协议主要由以下三个要素组成:

(1)语法,即数据与控制信息的结构或格式;

(2)语义,即需要发出何种控制信息,完成何种动作以及做出何种响应;

(3)同步,即事件实现顺序的详细说明。

网络协议是计算机网络不可缺少的组成部分。

二、网络体系结构的发展

计算机网络是个非常复杂的系统。为了完成网络中计算机的通信,计算机网络采用了"分层"的设计方法。"分层"可将庞大而复杂的问题,转化为若干较小的局部问题,而这些较小的局部问题就比较易于研究和处理。

1974 年,美国的 IBM 公司宣布了系统网络体系结构 SNA(System Network Architecture)。这个著名的网络标准就是按照分层的方法制定的。随后,国外一些主要计算机生产厂家都先后推出了本公司的网络体系结构,但它们都属于专用性的。为使不同厂家生产的计算机能相互通信，以便在更大范围内建立计算机网络，国际标准化组织信息处理系统技术委员会(ISO TC97)于1978年为开放系统互连建立了分委员会SC16，并于1980年12月发表了第一个开放系统互连参考模型(Open Systems Interconnection/Reference Model，OSI/RM)的建议书，1983年它被正式批准为国际标准，即著名的OSI7498国际标准。通常也将它称为OSI参考模型，并记为OSI/RM，有时简称为OSI。

三、计算机网络体系结构

1. OSI七层体系结构

OSI参考模型将网络的功能划分为7个层次，从下到上依次是物理层、数据链路层、网络层、传输层、会话层、表示层和应用层，如图7-1-2所示。

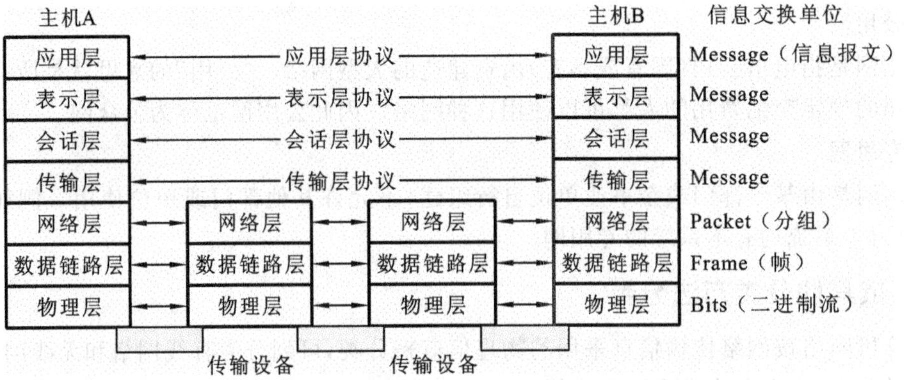

图7-1-2 ISO/OSI体系结构模型

各层主要功能如下。

(1)物理层：位于OSI参考模型的最底层，提供一个物理连接，所传数据的单位是比特。其功能是屏蔽网络中各种网络设备和传输介质的差异，给上层数据链路层提供比特流传输服务。

(2)数据链路层：负责在各个相邻节点间的线路上无差错地传送以帧(Frame)为单位的数据。每一帧包括一定数量的数据和一些必要的控制信息。其功能是对物理层传输的比特流进行校验，并采用检错重发等技术，使本来可能出错的数据链路变成不出错的数据链路，从而对上层提供无差错的数据传输。

(3)网络层：计算机网络中进行通信的两台计算机之间可能要经过多个节点和链路，也可能要经过多个通信子网。网络层数据的传送单位是分组或包(Packet)，它的任务就是要选择合适的路由，将发送端的传输层数据能够按照目的地址发送到接收端，使传输层及以上各层设计时不再需要考虑传输路由。

(4)传输层：在发送端和接收端之间建立一条不会出错的路由，对上层提供可靠的报文传输服务。与数据链路层提供的相邻节点间比特流的无差错传输不同，传输层提供的是发送端和接收端之间的无差错传输，主要控制的是包的丢失、错序、重复等问题。

(5)会话层：会话层虽然不参与具体的数据传输，但它却对数据传输进行管理。会话层建立在两个互相通信的应用进程之间，组织并协调其交互。

(6)表示层：表示层主要为上层用户解决用户信息的语法表示问题，其主要功能是完成数据转换、数据压缩和数据加密。

(7)应用层:应用层是OSI参考模型中的最高层。应用层确定进程之间的通信性质以满足用户的需要,负责用户信息的语义表示,并在两个通信者之间进行语义匹配。

OSI的七层协议体系结构虽然概念清楚,理论也较完整,但它既复杂也不实用。

2. TCP/IP 协议体系结构

TCP/IP协议是1974年由Vinton Cerf和Robert Kahn开发的,随着Internet的飞速发展,TCP/IP协议现已成为事实上的国际标准。TCP/IP(Transmission Control Protocol/Internet Protocol),中译名为传输控制协议/因特网互联协议,又名网络通信协议,是Internet最基本的协议,是Internet国际互联网络的基础,由网络层的IP协议和传输层的TCP协议组成。TCP/IP定义了电子设备如何连入因特网,以及数据如何在它们之间传输的标准。协议采用了4层的层级结构,每一层都呼叫它的下一层所提供的协议来完成自己的需求,如图7-1-3所示。

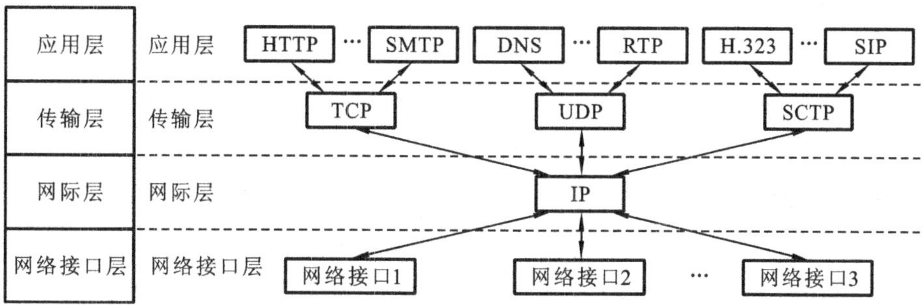

图7-1-3 TCP/IP协议体系结构

四、常见的网络协议

(1)超文本传输协议(HTTP),用来传递制作的网页文件。

(2)文件传输协议(FTP),用于实现互联网中交互式文件传输功能。

(3)电子邮件协议(SMTP),用于实现互联网中电子邮件传送功能。

(4)网络终端协议(TELNET),用于实现互联网中远程登录功能。

(5)域名服务(DNS),用于实现网络设备名字到IP地址的映射服务。

(6)路由信息协议(RIP),用于网络设备之间交换路由信息。

(7)简单网络管理协议(SNMP),用来收集和交换网络管理信息。

(8)网络文件系统(NFS),用于网络中不同主机间的文件共享。

(9)传输控制协议(TCP),负责数据在网络中的可靠传输。

(10)网际协议(IP),决定数据在网络中传输的目的地,是互联网构成的基础。

7.1.4 Internet基础

Internet,音译为因特网,也称国际互联网,是通过路由器将世界不同地区、规模大小不一、类型不同的网络互相联结起来的网络,是一个全球性的、开放的计算机互联网络。Internet联入的计算机几乎覆盖了全球180个国家和地区且存储了丰富的信息资源,是世界上最大的计算机网络。

人们通常把联入Internet并使用其资源通俗地称为“上网”或“网上冲浪”。

一、Internet 的起源及发展

Internet 诞生于 20 世纪 60 年代，1969 年，美国国防部所属的 ARPA(Advanced Research Project Agency，美国国防部高级研究计划署)为实现国防部与各地军事基础之间的数据传输通信，建立了当时世界上最早的网络之一——ARPAnet(阿帕网)。ARPAnet 采用分布式的控制与处理，它的一个或多个站点被破坏时，其他站点间的联结和通信不受影响。ARPA 研究出一种方法，能解决不同品种、不同型号计算机组成的计算机网络的互联。采用这种方法组成一个 ARPAnet 主干网，称为 Inter Network。随着 ARPAnet 的发展，为了与其他网络互联概念相区别，创造者取 Inter Network 的 Internet，并将其第一个字母大写，Internet 由此面世。ARPAnet 所具有的高可靠性使它得到了迅速发展，随着新团体的不断加入，规模越来越大，功能也逐步完善起来。1983 年，正式命名为 Internet，我国称它为因特网或国际互联网。ARPAnet 是 Internet 的前身。

1985 年，美国国家科学基金会(National Science Foundation，NSF)决定建立美国的计算机科学网 NSFnet，该网络成为 Internet 的第二个主干网。

20 世纪 80 年代以来，由于世界各国家和地区纷纷加入 Internet 的行列，Internet 成为一个全球性的网络。目前，因特网已经覆盖了全球大部分地区。

二、Internet 在中国的发展

20 世纪 80 年代末期，Internet 进入中国，1989 年，北京中关村地区科研网 NCFC(The National Computing and Networking Facility of China)开始建立。1991 年 6 月，中国科学院高能物理研究所建成了我国首条与 Internet 联网的专线，实现了国际计算机信息资源的共享。1994 年，中国正式接入 Internet，建立了我国最高域名 CN 服务器，同时还建立了 E-mail 服务器、News 服务器、FTP 服务器、WWW 服务器、Gopher 服务器等。1995 年，原邮电部做出两个重要决定：一是建立全国省会城市 Internet 网；二是将北京电报局现有的 Internet 节点建成全国 Internet 骨干网的中心节点。从此，Internet 在中国进入了高速发展的时期。

三、Internet 组成

Internet 是一个全球范围的广域网，可以将它看成是由无数个大小不一的局域网联结而成的。整体而言，Internet 由复杂的物理网络通过 TCP/IP 协议将分布世界各地的各种信息和服务连接在一起，如图 7-1-4 所示。

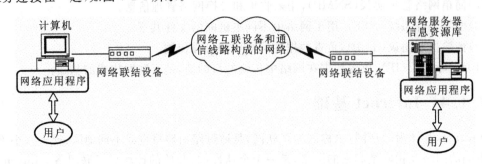

图 7-1-4 Internet 组成

1. 通信协议

在 Internet 中要维持通信双方的计算机系统联结，做到信息的完好流通，必须有一项各个

网络都能共同遵守的信息沟通技术，即网络通信协议。

Internet 上各个网络共同遵守的网络协议是 TCP/IP 协议，由 TCP 协议和 IP 协议组合而成，实际是一组协议。TCP 协议负责数据的可靠传输，IP 协议负责数据的路径。

2. 物理网络

物理网络在 Internet 中所起的作用仿佛是一根无限延伸的电缆，把所有参与网络中的计算机联结在一起。物理网络由各种网络互联设备、通信线路以及计算机组成。网络互联设备的核心是路由器，它是一种专用的计算机，起到类似邮局准确分发信件的作用，以极高的速度将 Internet 上传送的信息准确分发到各自的通道中去。

通信线路是传输信息的媒体，可用带宽来衡量一条通信线路的传输速率，用户上网快和慢的感觉就是传输带宽大和小的直接反映。

常见的网络设备有以下几种。

1）网卡

网卡又称为网络适配器（NIC），是计算机网络中最重要的连接设备之一，如图 7-1-5 所示。一般插在机器内部的总线槽上，网线则接在网卡上。目前，常用的网卡使用 RJ-45 接口。

2）交换机

交换机应用在数据链路层，交换机有多个端口，如图 7-1-6 所示。交换机的每个端口都具有桥接功能，可以联结一个局域网或一个网络设备，用于完成网络中数据的接收和转发。

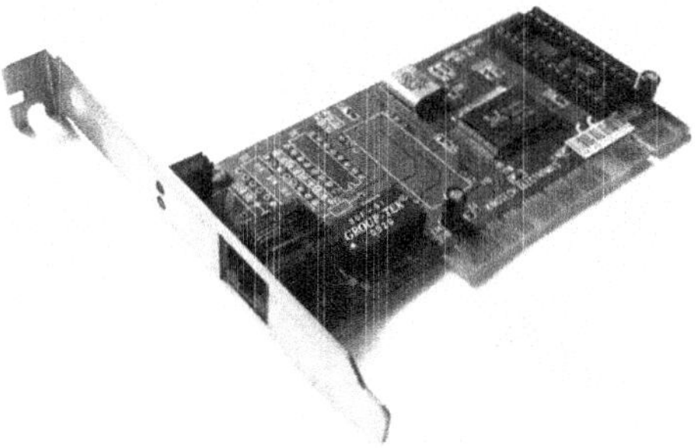

图 7-1-5　网卡

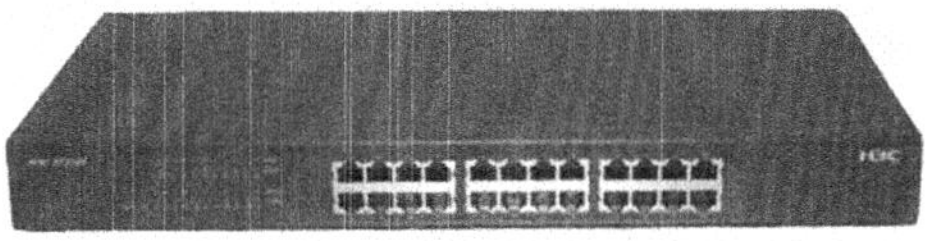

图 7-1-6　交换机

3）路由器

路由器是网间联结设备，它能够在复杂的网络环境中完成数据包的传送工作，如图 7-1-7 所示。它能够把数据包按照一条最优的路径发送到目的网络。路由器工作在网络层，并使用网络层地址（如 IP 地址等）。路由器可以通过调制解调器（Modem）与模拟线路相连，也可以通过通道服务单元/数据服务单元（CSU/DSU）与数字线路相连。

4）调制解调器

调制解调器是一种网络硬件，如图 7-1-8 所示。它能把计算机的数字信号翻译成可沿电话线传送的模拟信号，而这些模拟信号又可被线路另一端的另一个调制解调器接收，并译成计算机可懂的语言。这一简单过程完成了两台计算机间的通信。

把计算机中的数字信号转化成模拟信号，才能传送到 Internet 上，这个过程称为“调制”。当计算机获取信息时，把 Internet 上的模拟信号转化成计算机能识别的数字信号，这个过程称为“解调”。因此，称为调制解调器。

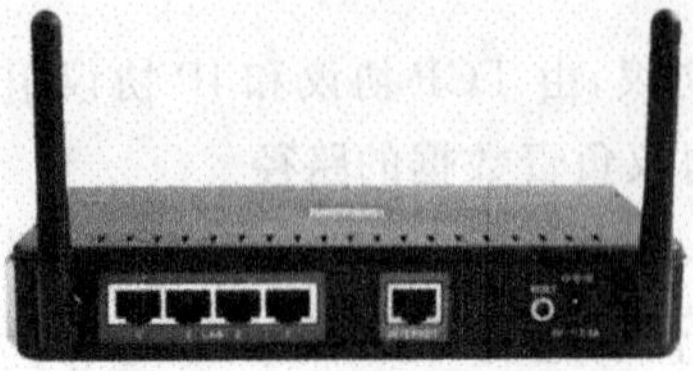

图 7-1-7　路由器

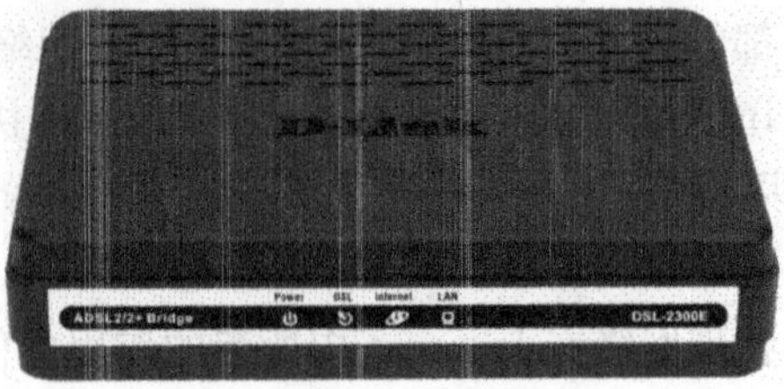

图 7-1-8　调制解调器

5)双绞线

双绞线是把两条相互绝缘的铜导线绞合在一起。采用绞合的结构是为了减少对相邻导线的电磁干扰,主要用于局域网,使用距离最大为 100 m。通常所说的网线就是指双绞线,如图 7-1-9 所示。

6)光纤

光纤(图 7-1-10)是由非常透明的石英玻璃拉成细丝做成的,信号传播利用了光的全反射原理,当光从一种高折射率介质射向低折射率介质时,只要入射角足够大,就会产生全反射,这样一来,光就会不断在光纤中折射传播下去。由于光纤非常细,难以提供足够的抗拉强度,因此通常做成结实的光缆。单模光纤传输距离更远,可达几十公里。

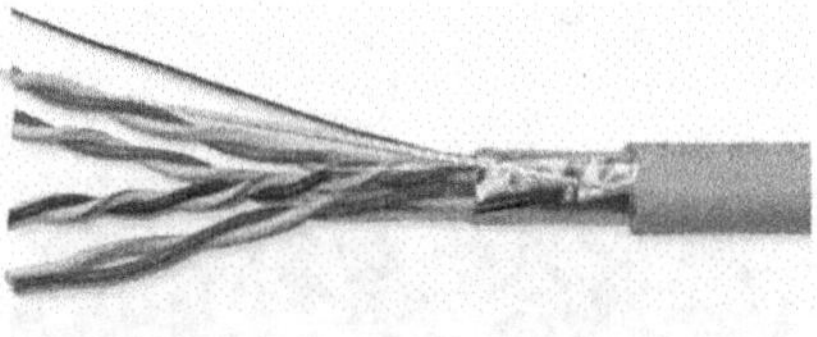

图 7-1-9　双绞线

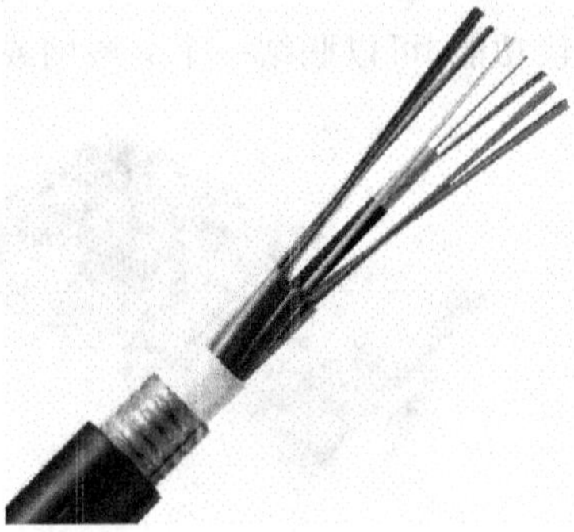

图 7-1-10　光纤

7.1.5　IP 地址及域名

一、IP 地址

1. IP 地址概述

在 TCP/IP 体系中,IP 地址是一个最基本的概念。Internet 是通过路由器将物理网络互联在一起的虚拟网络。在一个具体的物理网络中,每台计算机都有一个物理地址,物理网络靠此地址来识别其中每一台计算机。在 Internet 中,为解决不同类型的物理地址的统一问题,在 IP 层采用了一种全网通用的地址格式,为网络中的每一台主机分配一个 Internet 地址,从而将主机原来的物理地址屏蔽掉,这个地址就是 IP 地址。

IP 地址由网络号和主机号两部分组成,网络号说明主机所联结的网络,主机号标识了该网络上特定的那台主机。IP 地址的结构如下所示。

网络号	主机号

IP 地址用 32 个比特(4 个字节)表示。为便于管理,将每个 IP 地址分为四段(一个字节一段),用三个圆点隔开,每段用一个十进制整数表示。可见,每个十进制整数的范围是 0～255。例如:某计算机的 IP 地址可表示为 11001010.01100011.01100000.10001100,也可表示为 202.99.96.140。

2. IP 地址分类

由于网络中 IP 地址很多,所以又将它们按照第一段的取值范围划分为五类(表 7-1-1):0～127为 A 类;128～191 为 B 类;192～223 为 C 类;D 类和 E 类留作特殊用途。

表 7-1-1　IP 地址的分类

0	网络标识(1～127)			主机标识(24 位)
1	0	网络标识(128～191)		主机标识(16 位)
1	1	0	网络标识(192～223)	主机标识(8 位)
1	1	1	0	网络标识(224～239)组播地址
1	1	1	1	网络标识(240～255)保留

IP 地址是由各级网管管理组织分配给网上计算机的,管理方式为层次型。最高一级 IP 地址由 InterNIC(国际网络信息中心,位于美国)负责分配。其职责是分配 A 类 IP 地址、授权分配 B 类 IP 地址并有权刷新 IP 地址。分配 B 类 IP 地址的国际组织有三个:ENIC 负责欧洲地区;InterNIC 负责北美地区;APNIC 负责亚太地区。我国的 Internet 地址由 APNIC 分配(B 类地址)。国内的 Internet 地址则由地区网络中心向国家级网管中心(如 ChinaNet 的 NIC)申请分配。

3. IPv6

前面介绍的 IP 地址是指目前广泛使用的 IP 协议版本 4,简称 IPv4。IPv4 使用 32 位来表示,随着 Internet 的飞速发展,IP 地址存在耗尽的趋势。为了解决 IP 地址耗尽的问题,IETF 提出下一代的 IP 协议版本 IPv6。IPv6 中 IP 地址由 128 位二进制数码表示。

与 IPv4 相比,IPv6 具有更大的地址空间。IPv4 中规定 IP 地址长度为 32 位,最大地址个数为 2^{32};而 IPv6 中 IP 地址的长度为 128 位,即最大地址个数为 2^{128}。与 32 位地址空间相比,其地址空间增加了 $2^{128}-2^{32}$ 个。

二、域名

网络上主机通信必须指定双方机器的 IP 地址。IP 地址虽然能够唯一地标识网络上的计算机,但它是数字型的,对使用网络的人来说有不便记忆的缺点,因而提出了字符型的名字标识,将二进制的 IP 地址转换成字符型地址,即域名地址,简称域名。

网络中命名资源(如客户机、服务器、路由器等)的管理集合即构成域。从逻辑上来说,所有域自上而下形成一个森林状结构,每个域都能包含多个主机和多个子域,树叶域通常对应于一台主机。每个域或子域都有其固有的域名。Internet 所采用的这种基于域的层次结构名字管理机制称为域名系统。它一方面规定了域名语法以及域名管理特权的分派规则,另一方面描述了关于域名-地址映射的具体实现。

1. 域名规则

域名系统将整个 Internet 视为一个由不同层次的域组成的集合体,即域名空间,并设定域名采用层次型命名法,从左到右,从小范围到大范围,表示主机所属的层次关系。不过,域名反映出的这种逻辑结构和其物理结构没有任何关系，也就是说，一台主机的完整域名和物理位置并没有直接的联系。

域名由字母、数字和连字符组成，开头和结尾必须是字母或数字，最长不超过 63 个字符，而且不区分大小写。完整的域名总长度不超过 255 个字符。在实际使用中，每个域名的长度一般小于 8 个字符。通常格式如下：

主机名.机构名.网络名.顶层域名

例如：yjscxy.csu.edu.cn 就是中南大学一台计算机的域名地址。

顶层域名又称最高域名，分为两类：一类通常由三个字母构成，一般为机构名称，是国际顶级域名；另一类由两个字母组成，一般为国家或地区的地理名称。

(1)机构名称。如 com 为商业机构，edu 为教育机构等，如表 7-1-2 所示。

表 7-1-2 机构名称

域 名	含 义	域 名	含 义
com	商业机构	net	网络服务机构
edu	教育机构	int	国际机构
gov	政府机构	org	非营利性组织
mil	军事机构		

(2)地理名称。如 cn 代表中国，us 代表美国，ru 代表俄罗斯等。

2. IP 地址与域

IP 地址和域名相对应，域名是 IP 地址的字符表示，它与 IP 地址等效。当用户使用 IP 地址时，负责管理的计算机可直接与对应的主机联系，而使用域名时，则先将域名送往域名服务器，通过服务器上的域名和 IP 地址对照表翻译成相应的 IP 地址，传回负责管理的计算机后，再通过该 IP 地址与主机联系。Internet 中一台计算机可以有多个用于不同目的的域名，但只能有一个 IP 地址(不含内网 IP 地址)。一台主机从一个地方移到另一个地方，当它属于不同的网络时，其 IP 地址必须更换，但是可以保留原来的域名。

三、域名解析

将域名翻译为对应 IP 地址的过程称为域名解析。请求域名解析服务的软件称为域名解析器，它运行在客户端，通常嵌套于其他应用程序，负责查询域名服务器，解释域名服务器的应答，并将查询到的有关信息返回给请求程序。

1. 域名服务器

运行域名和 IP 地址转换服务软件的计算机称为域名服务器，它负责管理、存放当前域的主机名和 IP 地址的数据库文件，以及下级子域的域名服务器信息。所有域名服务器数据库文件中的主机和 IP 地址集合组成一个有效的、可靠的、分布式域名-地址映射系统。同域结构对应，域名服务器从逻辑上也成树状分布，每个域都有自己的域名服务器，最高层为根域名服务器，它通常包含了顶级域名服务器的信息。

2. 域名解析方式和解析过程

域名解析的方式有两种。一种是递归解析，要求域名服务器系统一次性完成全部域名-地址变换，即递归地一个服务器请求下一个服务器，直到最后找到相匹配的地址，是目前较为常用的一种解析方式。另一种是迭代解析，每次请求一个服务器，当本地域名服务器不能获得查询答案时，就返回下一个域名服务器的名字给客户端，利用客户端上的软件实现下一个服务器的查找，依此类推，直至找到具有接收者域名的服务器。两者的区别在于前者将复杂性和负担交给服务器软件，适用于域名请求不多的情况；后者将复杂性和负担交给解析软件，适用于域名请求较多的环境。

总体来说，每当一个用户应用程序需要转换对方的域名为 IP 地址时，它就成为域名系统的一个客户。客户首先向本地域名服务器发送请求，本地域名服务器如果找到相应的地址，就发送一个应答信息，并将 IP 地址交给客户，应用程序便可以开始正式的通信过程。如果本地域名服务器不能回答这个请求，就采取递归或迭代方式找到并解析出该地址。

四、统一资源定位符

统一资源定位符(URL)俗称为网页地址(网址)，是对可以从互联网上得到的资源的位置和访问方法的一种简洁的表示，是互联网上标准资源的地址。互联网上的每个文件都有一个唯一的 URL，它包含的信息指出文件的位置以及浏览器应该如何处理它。统一资源定位符的标准格式如下：

协议类型://服务器地址(必要时需加上端口号)/路径/文件名

例如：http://sports.163.com/special/nbazt/2014.html，这是关于体育的网页地址，根据统一资源定位符的标准格式对照解释如下。

(1)使用的协议类型由"://"前面的部分指定，本例中是 http 协议。

(2)服务器地址由"://"后面的部分指定，本例中是"sports.163.com"，通常网页访问默认端口是 80，一般可以省略。

(3)路径指服务器地址后的内容，本例中是"special/nbazt/"。路径的表示方法与 Windows 中文件路径的表示方法不同。在 URL 中，路径分隔符为"/"，而 Windows 中文件路径分隔符为"\"。

(4)文件名是最后的内容，本例中是"2014.html"。

7.2 计算机网络的服务及应用

7.2.1 计算机网络提供的服务

Internet 是人类历史上第一个全球性的"图书馆"，是知识的宝库、信息的海洋。Internet 为全世界提供了一个巨大的并且在迅速增长的信息资源，用户可从中获得各方面的信息，如自然、政治、历史、科技、教育、卫生、娱乐、政府决策、金融、商业和气象等，其中主要的服务资源包括以下几种。

(1)电子邮件(E-mail)。E-mail 是 Internet 上使用最多、应用最广泛的服务之一，它利用 Internet 传递和存储电子信函、文件、数字传真、图像和数字化语音等各种类型的信息。其最大特点是解决了传统邮件时空的限制，人们可以不分时间、地点任意收发邮件，并且速度快，大大提高了工作效率，为工作和生活提供了很大便利。

(2)远程文件传输(FTP)。FTP 是 Internet 文件传送的基础，常用来从远程主机中复制所需的软件。其中，从远程主机中复制文件到本地计算机称为下载；将文件从本地计算机中复制到远程主机上称为上传。

使用FTP的主要目的是在本地计算机与远程计算机之间传递文件。

(3)远程登录(Telnet)。Telnet是Internet远程登录协议的意思,可让用户计算机通过Internet网络登录到另一台远程计算机上,登录后用户计算机就仿佛是远程计算机的一个终端,可以用自己的计算机直接操纵远程计算机,享受与远程计算机本地终端同样的操作权限。

使用Telnet的主要目的是使用远程计算机拥有的信息资源。

(4)万维网(WWW),简称为3W或Web,是目前Internet上一种最受欢迎、最流行的访问方式和管理系统。该服务采用超文本传输协议HTTP、超文本及超媒体技术,将文本、图像、图形、声音等各种信息有机地结合在一起。用户阅读文档时,通过链接随时可以从一个文档跳转到另一文档,或从一台WWW服务器跳转到另一台WWW服务器,使信息查询变得更简单、更方便。

(5)电子公告牌(BBS)。BBS是网民交换信息的地方,一般划分成若干个版块,用户可到自己感兴趣的版块浏览信息、发表意见、交互讨论等。只要连接Internet,即可通过浏览器使用BBS。多线的BBS可以与其他同时上网的用户做到即时联机交流,有的只能用文字,有的可以直接进行声音和视频通话。

(6)新闻组(Usenet)。Usenet是一群有共同爱好的Internet用户为相互交换信息而组成的一种无形的用户交流网。实际上,这些信息是网络用户相互交换的新闻,因而也被称为Netnews(网络新闻)。通俗地说,Usenet是一种遍布世界范围的BBS电子公告牌系统。

(7)即时通信。即时通信包括网络聊天(IRC)、网络寻呼(ICQ)和IP电话。网络聊天就是在Internet上专门指定一个场所,为大家提供即时的信息交流平台,大多数的门户网站都提供这样的聊天室。网络寻呼的学名为即时消息,是通过即时消息软件和其他网络用户进行实时交流,也可通过语音、视频进行。IP电话也称网络电话,是通过TCP/IP协议实现的一种电话应用。它利用Internet作为传输载体实现计算机与计算机、普通电话与普通电话、计算机与普通电话之间的语音通信。

(8)软件下载。软件下载就是把网站上的共享软件复制到用户的计算机中,除了软件外,图书、音乐、电影、游戏等所有能够在网上得到的信息或资料都可以下载。目前,从Internet上下载文件的方法主要有直接从网页或FTP站点下载、用断点续传软件下载、BT下载等。

7.2.2 计算机网络在医学上的应用

1. 医学信息获取

医学信息获取是指利用互联网获取医学信息,进行信息交流。随着多媒体技术的发展,网上语言、声音、图像等传递非常方便。利用互联网资源,可以查询到药品的信息,可以查询到医院的信息,可以方便快捷地了解最新的医学技术,了解医学前沿发展的动态。例如:打开浏览器(Internet Explorer),在地址栏输入“www.baidu.com”,在其搜索框中输入“重庆医科大学附属医院”,在搜索结果中单击“重庆医科大学附属第一医院官网”,打开重庆医科大学附属第一医院网页,可以看到医院的信息介绍、科室介绍、医生出诊、预约挂号等信息。

2. 医院信息管理系统

医院信息管理系统是以支持日常医疗、服务、经营管理、决策为目标的信息收集、处理、存储、传播的各相关部分的集合。计算机网络技术作为现代医院信息系统的支撑技术,对信息系统的结构、功能、性能都有重要影响。医院信息系统的诸多子系统,如门诊挂号、划价、收费、住院病人入院出院管理系统等，都是建立在医院计算机网络数据库之下，通过网络管理中心实现医院各部门之间相互传递、交换信息的目的，从而实现资源共享。现在大部分的医院已经实现了计算机网络化管理。

3. 网上医院

网上医院就是以互联网为载体，开展在线医疗健康咨询和信息服务的专业健康网站。它主要提供三个方面的信息：在线健康咨询、医疗信息服务、医药营销与传播。网站涵盖的范围很广，有新闻、百科、健康专题、名医、医院、药品、药商、保健商等栏目。这些栏目不仅为咨询者提供了大量的专业信息，而且保证了在线服务的及时性与准确性。现在的网上医院很多，因互联网存在虚拟性，一定要到正规的网上医院咨询，以免上当。例如：在百度中搜索“网上医院”，在搜索结果中可以看到很多网上医院的网址。

4. 网上挂号

在医院排队挂号，一些大医院可能要排很久，而且不一定能挂到自己理想的医生号牌。利用网络技术，现在一些大的医院基本上实现了网上挂号，可以不用到医院排队，通过网络，一般可以提前一周左右进行挂号，方便快捷。例如：在百度中搜索“西南医院网上预约挂号”，在搜索结果中单击“第三军医大学西南医院_预约挂号”，打开西南医院网上挂号网站，可以在挂号网站上选择需要挂号的科室，网上付费后就可以挂号成功。

5. 远程医疗

远程医疗是指使用远程通信技术、全息影像技术、新电子技术和计算机多媒体技术发挥大型医学中心医疗技术和设备优势对医疗卫生条件较差的及特殊环境提供远距离医学信息和服务。它包括远程诊断、远程会诊及护理、远程教育、远程医疗信息服务等所有医学活动。

在我国已经有多家医院为数百名各地的疑难急重症病人进行了远程、异地、实时、动态的电视直播会诊，成功地进行了大型国际会议全程转播，并组织国内外专题讲座、学术交流和手术观摩，极大地促进了我国远程医疗事业的发展。

7.3　物联网基础

7.3.1　物联网的基本概念

物联网是国家新兴战略产业中信息产业发展的核心领域，将在国民经济发展中发挥重要作用。目前，物联网是全球研究的热点问题，国内外都把它的发展提到了国家级的战略高度，称之为继计算机、互联网之后世界信息产业的第三次浪潮。

物联网在不同阶段、不同场合有不同的描述。目前我国对物联网的表述是：通过各种信息传感设备及系统（传感网、射频识别系统、红外感应器、激光扫描器等）、条码与二维码、全球定位系统，按约定的通信协议，将物与物、人与物连接起来，通过各种接入网、互联网进行信息交换，以实现智能化识别、定位、跟踪、监控和管理的一种信息网络。

物联网并不是一个全新的网络，它是在现有的电信网、互联网、未来融合各种业务的下一代网络以及一些行业专用网的基础上，通过添加一些新的网络能力实现所需的服务。

一、物联网的基本属性

总结目前对物联网概念的表述，可以将其核心要素归纳为“感知、传输、智能、控制”。也就是说，物联网具有以下四个重要属性。

(1)全面感知：利用RFID、二维码、传感器等智能感知设施，可随时随地感知、获取物体的信息。

(2)可靠传输：通过各种信息网络与计算机网络的融合，将物体的信息实时准确地传送到目的地。

(3)智能处理：利用数据融合及处理、云计算等各种计算技术，对海量的分布式数据信息进行分析、融合和处理，向用户提供信息服务。

(4)自动控制：利用模糊识别等智能控制技术对物体实施智能化控制和利用，最终形成物理、数字、虚拟世界和社会共生互动的智能社会。

二、物联网的主要类型

(1)按照物联网的用户范围不同，可将其分为公用物联网和专用物联网。公用物联网是指为满足大众生活和信息需求提供物联网服务的网络；专用物联网是指满足企业、团体或个人特色应用，有针对性地提供专业性业务应用的物联网。

(2)按照接入网络的复杂程度，物联网的网络接入可分为简单接入和多跳接入。简单接入是指在感知设施获取信息后直接通过有线或无线方式将数据直接发送至承载网络。多跳接入是指利用传感网(WSN)技术，将具有无线通信与计算能力的微小传感器节点通过自组织方式，根据环境的变化，自主地完成网络自适应组织和数据的传送。

(3)按照应用类型进行划分，有数据采集应用、自动化控制应用、日常便利性应用以及定位类应用等物联网。

三、物联网的体系结构

物联网由三个部分组成：感知层、网络层、应用层，如图7-3-1所示。

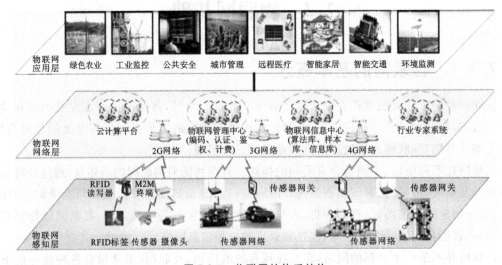

图7-3-1 物联网的体系结构

（1）感知层的主要功能是信息感知与采集，主要包括二维码标签和识读器、RFID 标签和读写器、各种传感器（如温度传感器、声音传感器、振动传感器、压力传感器等）、视频摄像头等，完成物联网应用的数据感知和设施控制。

（2）网络层是核心，负责信息传递和处理。网络层包括通信与互联网的融合网络、网络管理中心和信息处理中心等。网络层将感知层获取的信息进行传递和处理。

（3）应用层由各种应用服务器组成（包括数据库服务器），其主要功能包括对采集数据的汇聚、转换、分析，以及用户层呈现的适配和事件触发等。应用层是物联网与行业专业技术的深度融合，与行业需求结合，实现行业智能化。

四、物联网系统的基本组成

从物联网系统组成来看，可以把它分为硬件平台和软件平台两大系统。

（一）硬件平台系统

1. 感知节点

感知节点由各种类型的采集和控制模块组成，如温度传感器、声音传感器、振动传感器、压力传感器、RFID 读写器、二维码识别器等，具有完成物联网应用的数据采集和设备控制等功能。

2. 网络接入设备

网络接入设备包括汇聚节点、接入网关等，可完成感知节点的组网、控制和数据汇聚。感知节点与网络接入设备承担物联网的信息采集和控制任务，具有构成传感网、实现传感网的功能。

3. 核心承载网

核心承载网可以有很多种，主要承担传感网与信息服务系统之间的数据通信任务。根据具体应用需要，承载网可以是公共通信网，如 2G、3G、4G 移动通信网，Wi-Fi，WiMAX，互联网，以及企业专用网，甚至是新建的专用于物联网的通信网。

4. 信息服务系统硬件设施

物联网信息服务系统硬件设施由各种应用服务器（包括数据库服务器）组成，还包括用户设备（如 PC、手机）、客户端等，主要用于对采集数据的融合（汇聚）、转换、分析等。

（二）软件平台系统

1. 数据感知系统软件

数据感知系统软件是完成物品的识别和物品 EPC 码的采集和处理，主要由企业生产的物品、物品电子标签、传感器、读写器、控制器、物品代码（EPC）等部分组成。

2. 物联网中间件系统软件

中间件是位于数据感知设施（读写器）与在后台应用软件之间的一种应用系统软件。中间件具有两个关键特征：一是为系统应用提供平台服务，这是一个基本条件；二是需要连接到网络操作系统，并且保持运行工作状态。中间件为物联网应用提供一系列计算和数据处理功能，主要任务是对感知系统采集的数据进行捕获、过滤、汇聚、计算、数据校对、解调、数据传送、数据存储和任务管理，减少从感知系统向应用系统中心传送的数据量。同时，中间件还可提供与其他 RFID 支撑软件系统进行互操作等功能。

3. 网络操作系统

物联网通过互联网实现物理世界中的任何物品的互联,在任何地方、任何时间可识别任何物品,使物品成为附有动态信息的“智能产品”,并使物品信息流和物流完全同步,从而为物品信息共享提供一个高效、快捷的网络通信及云计算平台。

4. 物联网信息管理系统

物联网大多数是基于 SNMP 建设的管理系统,这与一般的网络管理类似,提供对象名解析服务(ONS)是重要的。ONS 类似于互联网的 DNS,要有授权,并且有一定的组成架构。它能把每一种物品的编码进行解析,再通过 URL 服务获得相关物品的进一步信息。

7.3.2 物联网的基本技术

物联网的技术包括节点感知技术、网络通信技术(主要为传感网技术和通信技术)、数据融合与智能技术、云计算等。

一、节点感知技术

节点感知技术是实现物联网的基础。它包括用于对物质世界进行感知识别的电子标签、新型传感器、智能化传感网节点技术等。

1. 电子标签

在感知技术中,电子标签用于对采集点信息进行标准化标识,通过射频识别读写器、二维码识别器等实现物联网应用的数据采集和设备控制。射频识别是一种非接触式的自动识别技术,RFID 通过射频信号自动识别目标对象并获取相关数据。RFID 技术与互联网、通信等技术相结合,可实现全球范围内的物品跟踪与信息共享。

2. 新型传感器

传感器是节点感知物质世界的“感觉器官”,用来感知信息采集点的环境参数。传感器可以感知热、力、光、电、声、位移等信号,为物联网系统的处理、传输、分析和反馈提供最原始的数据信息。

3. 智能化传感网节点技术

智能化传感网节点是指一个微型化的嵌入式系统。在感知物质世界及其变化的过程中,需要检测的对象很多,例如温度、压力、湿度、应变等,因此需要微型化、低功耗的传感网节点来构成传感网的基础层支持平台。

二、网络通信技术

1. 传感网技术

传感网是集分布式数据采集、传输和处理技术于一体的网络系统,以其低成本、微型化、低功耗和灵活的组网方式、铺设方式以及适合移动目标等特点受到广泛重视。物联网正是通过遍布在各个角落和物体上的形形色色的传感器节点以及由它们组成的传感网,来感知整个物质世界的。

2. 核心承载网通信技术

目前,有多种通信技术可供物联网作为核心承载网络选择使用,可以是公共通信网,如 2G、3G/B3G 移动通信网,互联网,无线局域网(WLAN),企业专用网,甚至是新建的专用于物联网的通信网,包括下一代互联网。

三、数据融合与智能技术

1. 数据融合与处理

数据融合是指将多种数据或信息进行处理，组合出高效、符合用户要求的信息的过程。在传感网应用中，多数情况只关心监测结果，并不需要收到大量原始数据，数据融合是处理这类问题的有效手段。

2. 海量数据智能分析与控制

海量数据智能分析与控制是指依托先进的软件工程技术，对物联网的各种数据进行海量存储与快速处理，并将处理结果实时反馈给网络中的各种控制部件。

四、云计算

云计算是一个美好的网络应用模式，由 Google 首先提出。云计算最基本的概念是通过网络将庞大的计算处理程序自动分拆成无数个较小的子程序，再交由多个服务器所组成的庞大系统，经搜寻、计算分析之后将处理结果回传给用户。通过云计算技术，网络服务提供者可以在几秒之内，形成处理数以千万计甚至数以亿计的数据，达到与超级计算机具有同样强大效能的网络服务。

物联网的发展需要“软件即服务”、“平台即服务”等云计算模式的支撑。

7.3.3　物联网的应用

物联网的应用领域非常广泛，从日常的家庭个人应用，到工业自动化应用，以致军事反恐、城建交通。当物联网与互联网、移动通信网相连时，可随时随地全方位“感知”对方，人们的生活方式将从“感觉”跨入“感知”，从“感知”到“控制”。目前，物联网已经在很多领域初步得到实际应用，在医学方面的应用有以下几方面。

一、移动护理信息系统

移动护理信息系统基于物联网、云计算、移动应用、数据集成等核心技术，无缝对接医院现有的 HIS、EMR 信息资源，进行数据采集和再次利用，实现护理管理工作数据实时查询、网络直报，将医院护理行政管理、人力资源、规章制度、临床护理管理等纳入计算机管理并实现网络共享，为医院护理中心获取及时、准确的信息资源提供了依据，帮助医院优化流程、提高医疗效率，同时可以帮助医院实现“以病人为中心”的管理理念。西京医院、北京大学人民医院、北京大学第三医院等多家医院均使用该技术。

二、移动门诊输液管理系统

移动门诊输液管理系统基于物联网、云计算、无线网络和条码技术，由系统完成接单，通过叫号机系统极大地减少了护士工作站前排队的情况，并借助无线移动手持终端（EDA）完成输液执行电子签字等，有效地提高了护士工作效率及输液安全性。仁济医院、佛山市第一人民医院、镇海人民医院、萧山第一人民医院等多家医院已使用该技术。

三、医院信息集成平台

医院信息集成平台基于物联网、云计算、移动应用、数据集成等核心技术，以医院数据服务总线为枝干，以医院主索引管理系统为绿叶，打通医院内系统孤立、信息分散、数据关联性差等障碍，旨在通过对医院原有系统的有机集成，改造及构建医院门户系统，建立统一的用户管理和权限配置平台，建立分级门户和虚拟门户，为各个科室/分院实现自己的门户，建立统一的流程管理，实现工作流平台，提升工作协同效率，使之成为医院综合办公、信息传递、统计与分析平台。北京大学人民医院、北京电力医院、大连大学附属中山医院等多家医院使用了该技术。

四、医疗物资的监督管理

(1)医疗设备与药品防伪。RFID 标签依附在产品上的身份标识具有唯一性，难以复制，可以起到查询信息和防伪打假的作用。

(2)药品全程监控。药品从科研、生产、流通到使用整个过程中，RFID 标签都可进行全方位的监控。

(3)医疗垃圾信息管理。通过实现不同医院、运输公司的合作，借助 RFID 技术建立一个可追踪的医疗垃圾追踪系统，实现对医疗垃圾运送到处理厂的全程跟踪，避免医疗垃圾的非法处理。

第8章

多媒体技术

多媒体技术是指通过计算机对文字、数据、图形、图像、动画、声音等多种媒体信息进行综合处理和管理，使用户可以通过多种感官与计算机进行实时信息交互的技术，又称为计算机多媒体技术。

8.1 组成内容

多媒体技术是利用计算机对文本、图形、图像、声音、动画、视频等多种信息综合处理、建立逻辑关系和人机交互作用的技术。

媒体在计算机行业里有以下两种含义：一是指传播信息的载体，如语言、文字、图像、视频、音频等；二是指存储信息的载体，如ROM、RAM、磁带、磁盘、光盘等，主要的载体有CD-ROM、VCD、网页等。多媒体是近几年出现的新生事物，正在飞速发展和完善之中。

多媒体技术中的媒体主要是指前者，就是利用计算机把文字、图形、影像、动画、声音及视频等媒体信息都数位化，并将其整合在一定的交互式界面上，使计算机具有交互展示不同媒体形态的能力。它极大地改变了人们获取信息的传统方法，符合人们在信息时代的阅读方式。

多媒体技术的发展改变了计算机的应用领域，使计算机由办公室、实验室中的专用品变成了信息社会的普通工具，广泛应用于工业生产管理、学校教育、公共信息咨询、商业广告、军事指挥与训练，甚至家庭生活与娱乐等领域。

8.2 基本要素

多媒体包括文本、图形、静态图像、声音、动画、视频剪辑等基本要素。在进行多媒体教学课件设计时，也就是从这些要素的作用、特性出发，在教育学、心理学等原理的指导下，充分构思、组织多媒体要素，发挥各种媒体要素的长处，为不同学习类型的学习者提供不同的学习媒体信息，从多种媒体渠道向学习者传递教育、教学信息。

1. 文本

1)文本的作用

多媒体教学课件可以通过文本向学生显示一定的教育教学信息，在学生用多媒体进行自主学习遇到困难时也可以提供一定的帮助和指导，使学生的学习顺利进行，一些功能齐备的教学软件还能根据学生的学习结果和从学生一方获得的反馈信息，向学生提供一定的学习评价信息和相应指导信息。另外，大部分教学软件都会用文本为软件的使用提供一定的使用帮助和导航信息，增强了软件的友好性和易操作性，软件的使用人员不用经过专门的培训就能根据屏幕上的帮助、导航信息使用操作学习软件。最后，一些教学软件能从学生身上获得一定的反馈信息，实现信息提供者和接收者之间的信息的双向流动，加强了学习过程的反馈程度。

2）文本信息的特点

计算机屏幕上的文本信息可以反复阅读，从而容易理解，不受时间、空间的限制，但是，在屏幕上阅读显示的文本信息，特别是信息量较大时容易引起视觉疲劳，使学生产生厌倦情绪。另外，文本信息具有一定的抽象性，阅读者在阅读时，必须会“译码”工作，即抽象的文字还原为相应事物，这就需要多媒体教学软件使用者有一定的抽象思维能力和想象能力，不同的使用者对所阅读文本的理解也不完全相同。

3）文本的开发与设计

①普通文本的开发。开发普通文本的方法一般有两种：如果文本量较大，可以用专用的字处理程序来输入加工，如 Microsoft Word、Word Pad 等；如果文字不多，用多媒体创作软件自身的字符编辑器就足够了。

②图形文字的开发。Microsoft Office 办公软件提供了艺术工具 Microsoft Word Art，可以制作丰富多彩、效果各异的效果字；用 Photoshop 这一类的图形、图像处理软件同样能制作图形文字。

③动态文字的开发。在多媒体教学软件中，经常用一些有一定变化的动态文字来吸引学生的注意力，开发这些动态文字的软件很多，方法也很多。首先，一般的多媒体创作软件都提供了较为丰富的字符出现效果，像 PowerPoint、Authorware 等创作软件中都有溶解、从左边飞入、百叶窗等多种效果；其次，也可以用动画制作软件来制作文字动画，像 COOL 3D 这样的软件在制作文字动画时就非常简单、方便。

4）文本的格式与视觉诱导

多媒体中的文本为学生提供了大量的教学信息，学生可以通过阅读文本获得教学信息。如果设计多媒体文本时，给文本以丰富的格式，能引导学生的注意力。增加文本的格式有以下几种。

① 段落对齐和左右缩进。多媒体中的段落对齐主要有左对齐、居中、右对齐、两端对齐等，通过不同的对齐方式，多媒体教学软件的开发人员就能方便地控制文本在页面中的左右位置，另外，开发人员还可以通过文本的左右缩进技术控制文本在屏幕上的显示宽度。

② 字体、字号、风格及颜色。一般的字处理软件和多媒体创作软件都提供字符的字体、字号、风格（下划线、斜体、粗体等）及颜色的支持，利用这些不同的字符效果就能突出显示教学信息中的重点和难点，吸引学生的注意力。

③ 多行文本及其滚动。

④ 超文本。用超文本技术开发的多媒体教学软件更接近学生联想的特点，更符合学习者的身心特点，十分方便信息的查询与检索，在多媒体应用中具有很大的潜力。但是，超文本开发的工作量远远超过线性文本的开发，从开发超文本所需的技术要求来讲，用一般的程序设计语言或字处理程序是很难做到的，要做到超文本的随意跳转，最好用面向对象的程序设计语言或专用的多媒体创作工具，如 Visual Basic、Visual C＋＋、PowerPoint、Authorware、Director、Tool Book 等。

5）多媒体文本开发应注意的问题

在开发多媒体系统中的文本时，应注意使用合适的字体，特别是以下几个方面：一是在新的应用环境中安装这些字体，二是在多媒体系统中嵌入所用的字体。如果开发的文字是标题，那就把文字制作成图片文件，再插入到多媒体应用系统中。

2. 图片

这里的图片指的是静态的图形图像。不同的学习者有不同的学习习惯，有些擅于从文字的阅读过程中获取教学信息，而有些则喜欢从图形、图像的观察和辨别中发现事物的本质，多媒体教学软件中的图形、图像就为这类的学习者提供了教学信息。另外，与教学内容相关的图形、图像在降低教学内容抽象层次方面同样起着不可忽视的作用。

1)图片的作用

①传递教学信息。图形、图像都是非文本信息，在多媒体教学软件中可以传递一些用语言难以描述的教学内容，提供较为直观、形象的教学。

②美化界面、渲染气氛。无论是单机多媒体教学软件，还是网络多媒体教学软件，用合适的图形或图像做软件的背景图或装饰图，能美化操作界面，提高软件的艺术感，给人美的感受。

③用作导航标志。在多媒体教学软件中经常用一些小的图形符号和图片作为导航标志，教学软件的使用者用鼠标单击这些导般标志，从一个页面跳到另一个页面，任意选择自己想要了解的教学内容，从而能在教学软件中任意漫游，不会“迷路”(在多媒体系统中找不到想要的信息)。

2)图片信息的特点

与文本信息相比，图片信息一般比较直观，抽象程度较低，容易阅读，而且图片信息不受宏观和微观、时间和空间的限制，在大到天体，小到细菌，从原始社会到未来，这些内容都可用图片来直观表现。

3)图片文件的类型

图片包括图形和图像两种。图形指的是从点、线、面到三维空间的黑白或彩色几何图，也称量图。一般所说的图像不是指动态图像，而指的是静态图像，静态图像是一个矩阵，其元素代表空间的一个点，称为像素点，这种图像也称为位图。

位图中的位用来定义图中每个像素点的颜色和高度。对于黑白线条图常用1位表示，对灰度图常用4位(16种灰度等级)或8位(256种灰度等级)表示该点的高度，而彩色图像则有多种描述方法。位图图像适合表现层次和色彩比较丰富、包含大量细节的图像。彩色图像需要由硬件(显示卡)合成显示。

在多媒体制作中常用的就是位图。

8.3 主要用途

通常的计算机应用系统可以处理文字、数据和图形等信息，而多媒体计算机除了处理以上种类的信息以外，还可以综合处理图像、声音、动画、视频等信息，开创了计算机应用的新纪元。

多媒体技术发展已经有多年的历史了，到目前为止，声音、视频、图像压缩方面的基础技术已逐步成熟并形成了产品进入市场，热门的技术(如模式识别、MPEG压缩技术、虚拟现实技术)逐步走向成熟，相信不久也会进入市场。

多媒体的含义是，把电视式的视听信息传播能力与计算机交互控制功能结合起来，创造出集文、图、声、像于一体的新型信息处理模型，使计算机具有数字化全动态、全视频地播放、编辑和创作多媒体信息功能，具有控制和传输多媒体电子邮件、电视会议等视频传输功能，将计算机标准化和实用化则是这场新技术革命的重大课题。数字声、像数据的使用与高速传输已成为一个国家技术水平和经济实力的象征。

8.4 应用领域

多媒体技术涉及面相当广泛，主要包括以下几项。

(1)教育(形象教学、模拟展示)：电子教案、形象教学、模拟交互过程、网络多媒体教学、仿真工艺过程。

(2)商业广告(特技合成、大型演示)：影视商业广告、公共招贴广告、大型显示屏广告、平面印刷广告。

(3)影视娱乐业(电影特技、变形效果)：电视/电影/卡通混编特技、演艺界 MTV 特技制作、三维成像模拟特技、仿真游戏。

(4)医疗(远程诊断、远程手术)：网络多媒体技术、网络远程诊断、网络远程操作(手术)。

(5)旅游(景点介绍)：风光重现、风土人情介绍、服务项目。

(6)人工智能模拟(生物、人类智能模拟)：生物形态模拟、生物智能模拟、人类行为智能模拟。

8.5 基本特点

多媒体是融合两种以上媒体的人-机交互式信息交流和传播的媒体，具有以下特点。

(1)信息载体的多样性是相对于计算机而言的，即指信息媒体的多样性。

(2)多媒体的交互性是指用户可以与计算机的多种信息媒体进行交互操作，从而为用户提供了更加有效的控制和使用信息的手段。

(3)集成性是指以计算机为中心综合处理多种信息媒体，它包括信息媒体的集成和处理这些媒体的设备的集成。

(4)数字化是指媒体以数字形式存在。

(5)实时性是指声音、动态图像(视频)随时间变化而变化。

8.6 技术发展

1. 音频技术

音频技术发展较早，几年前一些技术已经成熟并产品化，甚至进入了家庭，如数字音响。音频技术主要包括四个方面：音频数字化、音频处理、语音合成及语音识别。

音频数字化是较为成熟的技术，多媒体声卡就是采用此技术而设计的，数字音响也是采用了此技术取代传统的模拟方式而达到了理想的音响效果。音频采样包括两个重要的参数，即采样频率和采样数据位数。采样频率是指对声音每秒钟采样的次数，人的听觉上限在 20 kHz 左右，常用的采样频率为 11 kHz、22 kHz 和 44 kHz 几种。采样频率越高音质越好，存储数据量也越大。CD 唱片采样频率为 44.1 kHz，达到了当前最好的听觉效果。采样数据位数即每个采样点的数据表示范围，常用的有 8 位、12 位和 16 位三种。不同的采样数据位数决定了不同的音质，采样位数越高，存储数据量越大，音质也越好。CD 唱片采用了双声道 16 位采样，因而达到了专业级水平。

音频处理包括的范围较广，但主要集中在音频压缩上，目前最新的 MPEG 语音压缩算法可将声音压缩 6 倍。

语音合成是指将正文合成为语言播放，国外几种主要语音的合成水平均已到实用阶段，汉语合成几年来也有突飞猛进的发展，实验系统正在运行。

在音频技术中难度最大、最吸引人的技术当属语音识别，由于广阔的应用前景一直成为研究关注的热点之一。

2. 视频技术

虽然视频技术发展的时间较短，但是产品应用范围已经很大，与 MPEG 压缩技术结合的产品已开始进入家庭。视频技术包括视频数字化和视频编码技术两个方面。视频数字化是将模拟视频信号经模数转换和彩色空间变换转为计算机可处理的数字信号，使得计算机可以显示和处理视频信号。采样格式有两种：Y：U：V＝4：1：1 和 Y：U：V＝4：2：2，前者是早期产品采用的主要格式，Y：U：V＝4：2：2 格式使得色度信号采样增加了 1 倍，视频数字化后的色彩、清晰度及稳定性有了明显的改善，是下一代产品的发展方向。

视频编码技术是将数字化的视频信号经过编码成为电视信号，从而可以录制到录像带中或在电视上播放。对于不同的应用环境有不同的技术可以采用，从低档的游戏机到电视台广播级的编码技术都已成熟。

3. 图像压缩

图像压缩一直是技术热点之一，它的潜在价值相当大，是计算机处理图像和视频以及网络传输的重要基础，目前 ISO 制定了两个压缩标准，即 JPEG 和 MPEG。

JPEG 是静态图像的压缩标准，适用于连续色调彩色或灰度图像。它包括两部分：一是基于 DPCM（空间线性预测）技术的无失真编码；二是基于 DCT（离散余弦变换）和哈夫曼编码的有失真算法。前者图像压缩无失真，但是压缩比很小，目前主要应用的是后一种算法，图像有损失但压缩比很大，压缩 20 倍左右时基本看不出失真。

MJPEG 是指 MotionJPEG，即按照 25 帧/秒速度使用 JPEG 算法压缩视频信号，完成动态视频的压缩。

MPEG 算法是适用于动态视频的压缩算法，它除了对单幅图像进行编码以外，还利用图像序列中的相关原则，将帧间的冗余去掉，这样大大提高了图像的压缩比例。通常保持较高的图像质量而压缩比高达 100 倍。MPEG 算法的缺点是压缩算法复杂，实现很困难。

8.7　主要产品

市场上的多媒体产品较多，硬件产品主要包括声卡、语音合成卡、CD-ROM、视频卡、视频编码卡、静态图像压缩卡、动态图像压缩卡等；软件产品包括多媒体应用系统制作工具、多媒体信息咨询系统、多媒体数据库等。应用时根据不同的要求选择合适的产品。

第9章 计算机病毒与信息安全

21世纪的今天，随着计算机及网络的发展，信息量也激增，计算机信息系统的使用已经相当普及。计算机病毒也伴随着计算机的发展流行起来，大量的计算机被计算机病毒侵入，造成了数据被破坏、信息被窃等，导致国家、集体或个人遭受损失。

信息的安全问题已成为人们工作、生活中的关键性问题。其中医学信息安全也成为各大医院和医学院校专家、学者关注的问题。

9.1 计算机病毒

9.1.1 计算机病毒的概念

计算机病毒是指编制者在计算机程序中插入的破坏计算机功能或计算机数据，影响计算机的正常使用，且能够自我复制的一组计算机指令或者程序代码（这是《中华人民共和国计算机信息系统安全保护条例》对计算机病毒的明确定义）。

计算机病毒和医学上的病毒区别在于，计算机病毒不是天然存在的，而是计算机用户利用计算机软件和硬件漏洞编写的程序。计算机病毒通常是通过某种途径自我复制，潜伏在计算机的存储介质中，或者潜伏在计算机应用程序中，一旦病毒程序设置的条件被激活，即对计算机硬件和软件造成危害。

9.1.2 计算机病毒的常见类型

计算机病毒的种类很多，根据不同的分类条件可以有多种不同的类型。通常根据计算机病毒存储的介质，可以分为系统引导型病毒、应用程序或文件病毒和计算机网络病毒。系统引导型病毒主要是感染计算机的硬盘系统启动扇区；应用程序或文件病毒主要感染计算机存储介质中的各类应用程序和文件；网络病毒主要是通过计算机网络传播和感染。

在计算机病毒的发展史上，出现了如蠕虫病毒、小球病毒、黑色星期五病毒、CIH病毒、梅丽莎病毒、熊猫烧香病毒或木马程序等。

9.1.3 计算机病毒的特点和危害

计算机病毒和人体生理上的医学病毒很相似，也有其独特的特点。常见的计算机病毒的特点有自我复制性、传染性、潜伏性、破坏性和隐蔽性。

(1)自我复制性：这是计算机病毒最大的特点之一。自我复制是指计算机病毒程序能够将自制程序自动复制，其繁殖能力极强。

(2)传染性:计算机病毒和人的生理一样,也具有扩散传染的能力,且传染的能力和速度都很强。一旦计算机感染了病毒,它会在存储介质或网络传输介质上查找符合条件的硬件或软件目标,然后将病毒程序进行自我复制插入到目标程序中。

(3)潜伏性:计算机病毒的发作需要一定的条件和时间。计算机感染病毒后也许不会立即发作,而是潜伏在计算机中,一旦病毒发作的条件和时间适合,计算机病毒就造成破坏。

(4)破坏性:计算机病毒是造成计算机不安全的最大因素之一。计算机病毒的破坏不仅仅是针对计算机软件,也可能是对计算机硬件。计算机病毒的破坏有大有小,程度不一。轻则损坏计算机软件的发展使用,占用计算机硬件资源,如不断自我复制将计算机内存或硬盘的空间占满,让计算机软件无法运行,重则破坏计算机的操作系统或者破坏计算机的硬件资源。

(5)隐蔽性:计算机病毒能够进行伪装,和正常程序无异。计算机感染病毒后,会对自制程序名作自我修改,不让计算机操作系统发现。或者,计算机病毒程序就包含在正常程序之中,计算机用户在复制、网络下载或安装该程序时,计算机病毒也会被安装到用户的计算机中。

9.1.4 计算机中毒的现象

计算机中了病毒,最常见的现象就是系统的运行速度变慢,计算机系统无故地频繁死机,或者计算机系统会莫明其妙地自启动。若计算机在运行中出现这些现象,就极有可能是感染了计算机病毒。

计算机中毒常见的现象还有计算机的存储介质容量无故减少,存储介质中的文件无故丢失或损坏,计算机操作系统无法识别硬盘,计算机中的文件无法正确读取,计算机无法正常连接到网络等。

9.2 信息安全

9.2.1 信息安全的概念

所谓信息安全,有多种说法。信息安全的范围很广,大到国家的经济、国防大业,中到企业的商业机密,小到老百姓的个人隐私。信息安全有广义和狭义之分,广义的信息安全是综合性的专业学科,是多种行业、专业的综合研究问题,狭义的信息安全是指计算机信息安全。在这里,主要讨论狭义的信息安全概念。

信息安全是指计算机信息系统(其中主要包括计算机硬件、计算机软件、计算机数据、用户、物理环境及其基础设施)受到一定的保护,能够不因偶然的或者恶意的原因遭受破坏、变更、泄露,信息系统可以连续、可靠地正常运行,信息服务实现连续性。

因此,信息安全的根本目的,就是使系统内部的信息不会受到系统内部、系统外部和自然界等因素的威胁和破坏。为了保障信息安全,就应该要求计算机系统有信息源认证机制、访问控制机制,系统中不能有非法软件驻留,系统不能有未授权的操作行为等。

9.2.2 信息安全的内容

在当前计算机网络化、计算机数字时代,计算机、网络和信息已经融为一体。网络信息安全的主要内容包括以下五方面:信息的保密性、信息的真实性、信息的完整性、信息的可用性和信息载体的安全性。

1)信息的保密性

信息的保密性是指在计算机、网络和信息系统的使用过程中,信息的发布和使用只给有合法权限的用户,也就是被授权的用户,未获得授权的非法用户不能使用此信息。即信息不能泄露给未授权者。

2)信息的真实性

信息的真实性是指信息的内容、形式要真实、可靠,信息的提供者和发布者要真实、准确地处理信息。即信息的提供者要对信息的真实性负责,不得发布虚假、编造的信息。

3)信息的完整性

信息的完整性是指在信息的发布到用户收取信息的过程中要保证信息的完整,信息不能在中间环节被修改、增加、删除或加工。

4)信息的可用性

信息的可用性是指信息系统或者信息的发布者随时可以为授权的合法用户提供服务,在信息的使用和处理过程中不会出现信息授权者拒绝服务合法用户的情况,同时也杜绝非法用户使用信息。

5)信息载体的安全性

信息载体是指信息所处的媒体、途径或信息系统,信息发布或流通的过程中是很容易受到不安全因素的威胁和破坏,因此,首先要保证信息流通途径的安全性。

9.2.3 信息安全的防范策略

为了保障信息安全,可以依据一定的防范策略。信息安全的防范策略主要分为个人计算机信息安全策略和计算机网络信息安全策略。

1.个人计算机信息安全策略

1)安装正版软件

个人计算机应该安装正版软件,包括正版的操作系统和应用软件。在这方面,很多用户考虑到经济的原因,安装的是从网上下载的破解软件或盗版软件。盗版软件侵犯了版权法,得不到使用保障。正版软件可以及时升级,及时打上补丁,防范不安全的因素产生,能预防黑客的攻击,保障了信息不被泄露,从而保证了信息的安全。

2)安装个人版防火墙

如果个人计算机要连到局域网或互联网中,在个人计算机上可以选择安装个人版的防火墙。用技术去防范黑客的攻击,防范别有用心的人对信息的盗取。

3)安装防病毒软件或防木马程序

计算机病毒对计算机的破坏可以造成信息的泄露或其他不安全的因素,木马程序的目的就是盗取计算机的有用信息。因此,为了防止计算机病毒和木马程序对计算机的破坏,个人计算机安装完操作系统和常用软件后,应该及时安装防病毒软件和防木马程序。

4)定期备份重要资料

现在很多用户的习惯是将所有的资料信息都保存在计算机中,一旦计算机出了故障,用户的资料等信息得不到安全保障。所以,用户要养成定期备份重要资料的习惯,以防止因计算机的硬件或软件故障造成信息的破坏和丢失。

5)设置使用权限和密码

计算机在使用过程中,要给系统设置使用权限及给计算机或者重要的软件、资料设置密码,还要禁止来历不明的人使用计算机。特别是如果计算机处于网络中,用户更要做好计算机的权限设置和密码保护,以防止非法用户登录计算机盗取计算机的资料信息。

2. 计算机网络信息安全策略

1)建立和完善网络信息安全管理制度

计算机网络涉及的计算机设备较多,给安全管理带来一定的困难和压力。对于网络的信息安全管理,首先要建立或完善管理制度,以制度规范管理。制度是管理的先导条件和保障。

制定安全管理制度时要结合本单位或网络的实际情况,作出规范的管理条款。网络安全管理制度要具有可操作性。

2)专人负责网络安全管理

计算机网络和管理要配备专用的管理员,专人负责网络的安全。作为网络安全管理员,一是要提高安全意识,二是要提高进行安全管理的操作技能,三是要做好网络安全管理的检查机制。

3)安装网络防火墙

计算机网络很容易受到黑客攻击,因此,计算机网络要安装网络防火墙。网络防火墙有硬件防火墙和软件防火墙两类。不论是何种防火墙,目的是保证网络不受非法用户或黑客的攻击。

防火墙是网络中使用最广泛的安全技术之一。它的作用是在网络内部和网络外部之间构建网络通信的监控系统,监控网络进入和流出的数据流,监控网络的访问者,以达到网络安全的目的。

4)安装防病毒软件

计算机病毒曾经给计算机网络造成相当大的破坏。所以计算机网络要安装防病毒软件,防止因为病毒的入侵造成网络的破坏,从而使信息受到威胁和泄露。

5)做好网络数据备份

及时做网络的数据备份,是网络信息安全的保障机制之一。网络数据备份需要有硬件的支持,及时将网络中的资料、信息备份到物理存储空间。网络数据备份还有人为因素,应加强数据备份的意识,定期对网络数据进行有策略地备份,保障信息的安全。

第10章 计算机与信息技术的医学应用

本章将介绍计算机与信息技术的医学应用。计算机和信息技术在医学领域的应用，经历了多年的研究和发展，已成为现代医学中的一个新的边缘学科。计算机技术已经渗透到医学及其管理的各个领域，可以利用计算机获取、存储、传输、处理和利用医学及医学管理的各种信息。

本章主要内容包括计算机在医学中的应用、医院信息管理系统、中医专家系统、远程医疗会诊系统、虚拟现实技术在医学中的应用等。

10.1 计算机在医学中的应用

计算机的应用很广泛，其在医学中的应用有如下几种。

1. 计算机辅助诊断系统

计算机辅助诊断(CAD)是指通过影像学、医学图像处理技术以及其他可能的生理、生化手段，结合计算机的分析计算，辅助医生发现病灶，提高诊断的准确率。现在常说的CAD技术主要是指基于医学影像学的计算机辅助技术。有人称CAD技术为医生的“第三只眼”，采用CAD系统有助于提高医生诊断的敏感性和特异性。

由于病人的个体差异以及医生对影像信息观察掌握的局限性，有时不免会产生判断的失误或错误。根据现代影像提供的信息，按照不同疾病的临床影像特征，利用计算机对病变的特征进行量化分析处理并做出判断，从而避免因“人”对事物判断的局限性带来的失误，这就产生了医学CAD概念。

2. 医疗专家系统

医疗诊断系统是专家系统的一个重要应用领域。世界上比较著名的医疗诊断系统包括青光眼医疗诊断系统、内科病医疗诊断系统、处理精神病的系统、肾病医疗诊断系统等。我国在中医专家系统方面做了大量研究，中医专家系统是把医疗专家系统知识应用于中医技术的一项计算机技术。

3. 医院信息系统

医院信息系统(Hospital Information System，HIS)，亦称医院管理信息系统，是医学信息学的重要研究对象和内容。信息科学在医学领域的应用称为医学信息学。信息科学是以信息为研究对象，以计算机、网络、通信等技术为研究工具，以扩展人类的信息功能为主要目标的一门新的综合性学科。

4. 医学图像处理与图像识别

随着医学成像技术的发展与进步，图像处理与图像识别在医学研究与临床医学中的应用越来越广泛。在医学领域中有大量的图像需要处理和识别，以往都是采用人工方法，其优点是可以由有经验的医生对临床医学图像进行综合分析，但分析速度慢，正确率随医生而异。计算机高速度、高精度、大容量的特点，可弥补上述不足。特别是有一些医学图像，如脑电图的分析，仅靠人工观察，只能提取少量信息，大量有用信息白白浪费。而利用计算机可做复杂的计算，能提取其中许多有价值的信息。在某些情况下，利用计算机处理、识别医学图像，可以做人工做不到的工作。

5. 医疗设备智能化

医疗设备智能化是现代医疗仪器与计算机技术及其各种软件结合的应用。医疗设备智能化是医疗仪器发展的一个方向，它与传统医疗设备比较，具备测量精准、设计人性化、操作简单等优势。

6. 虚拟现实技术在医学中的应用

虚拟现实是近年来发展起来的一项新的技术，它已经被广泛地应用于许多领域，特别是在医学领域。虚拟现实技术在疾病的诊断、康复以及医学教育与培训等方面都发挥重要作用。

医院急救室好比一个剧场，要有效地完成急救室的急救工作，需要医护人员有充分的“排练”准备。现在这种训练工作可以在一个虚拟环境中完成。在这种训练系统中，要构造一个虚拟的急救室，包括病床、桌子、抽屉(抽屉里还可以装有绷带、剪刀、镊子和注射器等)、手术器械以及急救室的其他必需器械。理论上讲，可以让一个虚拟病人受到任何部位及任何程度的伤害。在一个交互式的虚拟训练环境中，可预先设计一个病人受伤害的过程，让接受训练的医护人员可能治愈这个“病人”，也可能造成更大的伤害以致发生医疗事故。这样一来，就基本有了急救室的那种氛围。

当前，器官移植手术正广泛使用，但它有一个急需解决的问题就是排异性，也就是接受器官的病人的身体本身可能“不愿意接受”外来器官，而不管病人的思想上愿不愿意接受，这种情况只有在手术进行后才能知道，而这时再采取补救措施已经来不及了。虚拟现实技术在这方面能发挥很大作用。利用它可以在手术前根据接受器官病人和被移植器官的生理特性及生化特性，在虚拟环境中模拟移植后的情况，观察移植后的效果，为移植手术的实际实施提供指导。

在远程医疗中采用虚拟现实技术，外地病人的各种生理参数都能反映在医疗专家面前的虚拟病人身上，专家们便能及时得出结论，并给出相应的治疗措施。这样，利用远程医疗技术，即使偏远地区的病人也可以得到经验丰富的医生的诊治，特别是那些患有当地医生无法解决的疑难杂症的病人。

10.2　医院信息管理系统

10.2.1　概念及作用

一、基本概念

随着信息化技术的发展，医院信息管理系统已经成为现代化医院运营的必要技术支撑和基础设施，实现医院信息管理系统的目的就是以更现代化、科学化、规范化的手段来加强医院的管理，提高医院的工作效率，改进医疗质量，从而树立现代医院的新形象，这也是医院现代化管理发展的必然方向。

医院信息管理系统(Hospital Management Information System,HMIS),亦称医院信息系统,是指利用计算机软硬件技术、网络通信技术等现代化手段,对医院及其所属各部门的人流、物流、资金流进行综合管理,对在医疗活动各阶段产生的数据进行采集、储存、处理、提取、传输、汇总、加工生成各种信息,从而为医院的整体运行提供全面的、自动化的管理及各种服务的信息系统。HIS是覆盖医院所有业务及其全过程的信息管理系统。

二、作用

医院信息管理系统的作用主要体现在经济管理功能、药品管理功能、临床诊疗功能、综合管理与统计分析功能、外部接口功能等方面。

1. 经济管理功能

经济管理功能属于医院信息系统中最基本的部分,主要包括门诊、急诊挂号,门诊、急诊划价收费,出入院管理,住院收费等。

2. 药品管理功能

药品管理功能协助整个医院完成对药品的管理,主要包括对药库、门诊药房、住院药房、药品价格等信息的管理,其中加强了基本药物的管理。

3. 临床诊疗功能

临床诊疗功能主要是将病人整个诊疗过程作为主线,处理与病人诊疗有关的各种诊疗数据与信息。主要包括各种与诊疗有关的工作站,如门诊医生工作站和护士工作站等。

4. 综合管理与统计分析功能

综合管理与统计分析功能是指对医院各类相关数据的统计分析和管理,并将所有数据进行汇总、分析、综合处理,供领导决策和卫生部门查询使用,主要包括医疗统计、院长综合查询与分析、卫生局综合查询与分析等。

5. 外部接口功能

外部接口功能提供了医院信息系统与新农合系统的接口,并将逐步实现与医疗保险系统、双向诊疗系统、远程医疗咨询系统、妇幼保健系统等的接口,解决医院与社会上相关系统的互联问题。

10.2.2 系统的构成

医院信息管理系统是指与医疗活动直接有关的信息系统,包括医疗专家系统、辅助诊断系统、辅助教学系统、危重病人监护系统、药物咨询监测系统,以及一些特殊诊疗系统(如CT、B超、心电图自动分析、血细胞及生化自动分析等)。这些系统相对独立,形成专用系统或由专用电子计算机控制,主要完成数据采集和初步分析工作,其结果可通过联机网络汇集成诊疗文件和医疗数据库,供医生查询和调用。

医院信息管理系统主要包括以下四类。

(1)行政管理系统:包括人事管理系统,财务管理系统,后勤管理系统,药库管理系统,医疗设备管理系统,门诊、手术及住院预约系统,病人住院管理系统等。

(2)医疗管理系统:包括门诊、急诊管理系统,病案管理系统,医疗统计系统,血库管理系统等。

(3)决策支持系统:包括医疗质量评价系统,医疗质量控制系统等。

(4)各种辅助系统:包括医疗情报检索系统,医疗数据库系统等。

10.3　中医专家系统

一、基本概念

中医专家系统是把专家系统知识应用于中医领域的一项计算机技术。

中医专家系统是人工智能的一个分支,主要目的是要使计算机在各个领域中起到人类专家的作用。它是一种智能程序子系统,内部具有大量中医专家水平的知识领域和经验,能利用仅人类专家可用的知识和解决问题的方法来解决该领域的问题。它是一种计算机程序,可以用专家的水平(有时超过专家)完成一般的、模仿人类的解题策略,并与这个问题所特有的大量实际知识和经验知识结合起来。

二、特点及作用

一般中医专家系统有三个特点:①启发性,能运用专家的知识和经验进行推理和判断;②透明性,能解决本身的推理过程,能回答用户提出的问题;③灵活性,能不断地增长知识,修改原有的知识。

目前中医专家系统的代表有“慈方数字名医服务系统”和“中医全科专家系统”。前者是在PC上运行的系统;后者是在智能手机和平板电脑上使用的App,它们均能起到以下作用:

(1)“复活”古代名医,造福现代病人。

(2)将医生从繁重治疗中解放出来,把精力用于中医的发展。

(3)弥补过细分科导致的医生知识缺陷,减少误诊和漏诊。

(4)让医生能够在短时间内驾驭浩如烟海的医学经验,在一个高起点的平台上快速进步,成长为名医。

10.4　远程医疗会诊系统

一、定义

所谓远程医疗,就是借助信息及电信技术来交换相隔两地的病人的医疗临床资料及专家的意见。远程医疗包括远程医疗会诊、远程医学教育、建立多媒体医疗保健咨询系统等。远程医疗会诊在医学专家和病人之间建立起全新的联系,使病人在原地、原医院即可接受异地专家的会诊并在其指导下进行治疗和护理,可以节约医生和病人大量时间和金钱。

二、发展史

20 世纪 50 年代末期起,已有很多人对利用电信信道联系身处异地的医护人员这一措施的可行性进行了调查研究。电信信道还包括信息处理技术,其中可能是较基础的,如电话、传真机,也可能是很尖端的,如专用医疗仪器的双向交互式声像交换。1994 年 9 月,美国 SynOptics 公司和 NIT 在国会山庄向国会和克林顿总统成功地演示了全国保健试验示范系统。系统模拟一个在南加州发生车祸的病人,送入洛杉矶的医院,医院调用病人在东海岸巴尔的摩市的病历档案，并与东海岸的病人的保健医生和在另一个地点的第三方专家进行会诊和咨询。1995 年 1 月美国俄克拉荷马州的远程医疗网络投入运营，这是当时世界上最大的远程医疗专用网络。它通过一个专门的 T1 网络，把俄克拉荷马州 140 家医院中的 54 家联结起来。

我国远程医疗系统的研究和发展起步较晚，目前主要工作是建立计算机网络，并在此基础上开展一些应用服务项目。现在一般的服务系统能 24 h 提供访问信息库的服务，实现信息库共享，具有远程挂号、预约专家门诊、传送电子邮件等功能。上海医科大学"远程医疗"项目是由上海市教委、上海交通大学和上海医科大学联合开发并研制的。目前依托中国教育科研网(CERN)实现的上海地区"远程医疗"系统试验网是国内首家实现的远程医疗系统。目前，上海医大的远程医疗系统正处在试运行阶段。尽管在会诊节点的最佳配置、系统维护、运行费用等方面还有许多亟待解决的问题，但未来通信线路质量和带宽的提高，将使我们步入"信息高速公路"时代。作为其中一项重要应用的远程医疗系统必将进入千家万户，为入网用户提供更广泛的医疗保健和咨询信息。具有 21 世纪特征的"网络虚拟医院"的建立和实现将是远程医疗系统对传统医疗的一次观念性的变革。

三、构建远程医疗会诊系统的主要技术

1. 诊疗和临床检测工程技术

诊疗和临床检测工程技术包括心电图、血压、血氧等生理和电生理参数的检测技术，B 超、CT 等医学成像技术，血、尿、体液的各种生化含量指标的检测技术等。由于远程医疗的特点是病人在异地，有些面对面就诊时可以获取的信息可能无法获取或无法直接获取(如触摸等)。目前面临的问题就是怎样将这些信息进行数字化，并联网进行传输，这就对传统的医疗设备提出新的要求。

2. 信息学技术

信息学技术包括各种医疗信息的存储、显示、处理、查询、管理以及各种数据库技术等。在远程医疗活动中，采集后的医疗信息进行存储也是一个难题，不仅存储量大，而且时间长，有的病人资料要保存几十年以备查询，因此熟练和合理地运用数据库乃至数据仓库至关重要。信息显示技术关系到诊断的准确性，所以要尽量选择较好的显示器。医疗信息的处理也发挥着重要作用，要让信息更易读、更准确，对于海量的医学信息，科学管理有利于信息的分析和利用，大量的临床信息的纵横分析将揭示新的医疗现象和规律，这也有利于医学学科的发展。

3. 远程通信技术

远程医疗中传送的医学信息主要有数据、文字、视频、音频和图像等形式。其中数据和文字信息的数据量小，对通信要求不高。视频和音频信号数据量较大，在远程实时会诊中通常需要同时传送视频和音频信号。一些医学影像信息也经常需要用到，如 X 光片、CT 图像等静止图像和运动图像，这些都需要传输速度较快、较稳定的通信网络。

10.5 虚拟现实技术在医学中的应用

一、概述

虚拟现实作为一门真正具有多媒体交互共享模式的新兴技术，以其独特的优势，在各个领域的应用越来越广泛。特别是 LED 和 CRT 显示器技术、高速图形技术、多媒体技术及示踪技术的发展，使虚拟现实技术在医学领域的应用不断扩大，对传统的医学诊断、治疗和医学科研、教育产生了深远的影响。

虚拟现实系统是利用计算机及专用硬件和软件仿真各种现实环境，通过计算机和信息技术构造虚拟自然环境，将用户和计算机结合成一个整体。用户置身于模仿真实世界而创建的三维电子环境中，通过各种技术模拟直接进入虚拟环境去接受和影响环境中各种感觉刺激，与虚拟环境的人及事物进行行为和思想的交流。用户可以利用人类本能的方式与计算机进行信息交流，人的语言、眼神、手势都可以为计算机所识别，而人则可以用听觉、视觉、触觉来感受计算机信息，就如同人们在现实环境中对话、相互交流一样的感受，达到与计算机进行直观、自然的交互。

二、应用

1. 虚拟手术

现代科学技术的发展越来越能体现多门学科的交叉和渗透。虚拟手术(Virtual Surgery, VS)是集医学、生物力学、机械学、材料学、计算机图形学、计算机视觉、数学分析、机械力学等诸多学科为一体的新型交叉研究领域。其目的是使用计算机技术(主要是计算机图形学与虚拟现实)来模拟、指导医学手术所涉及的各种过程，在时间段上包括了术前、术中、术后，在实现的目的上有手术计划制订、手术排练演习、手术教学、手术技能训练、术中引导手术、术后康复等。

虚拟手术的研究目前正在逐步形成之中，与之相关的一些研究方向主要有医学可视化、医用机器人、手术模拟、图像引导手术、计算机辅助手术等。我们认为使用虚拟手术这个名词能够更充分地体现虚拟现实作为计算机图形学在医学治疗过程中的作用，充分体现人机交互和真实感。国外也称此方向为虚拟手术室或医学虚拟现实。

虚拟手术是利用各种医学影像数据和虚拟现实技术在计算机中建立一个模拟环境，医生借助虚拟环境中的信息进行手术计划和训练，以及研究实际手术过程中引导手术的新兴学科。

2. 机器人辅助手术系统

机器人辅助手术系统通常被用于微创手术精确定位，同时也应用于外科手术，规划模拟、教学训练、遥控操作、辅助导航等方面。与传统操作相比，机器人有提高手术质量和安全的特点，如可以精确完成 6 自由度的三维空间定位，具有极高的重复操作精度，不会抖动，不会疲劳，不怕辐射，能融合多种传感器信息等。现在已经被广泛应用于神经外科、骨科、整形外科、心脏外科、牙科等科室。机器人辅助手术系统的工作流程如下。

(1)采集某区域的影像信息。为了定位，首先将病人某部位固定，在其体表粘贴四个固定体外标记点，然后采集该部位相应 CT、MRI 及 PET 的连续断层或薄层二维影响信息送交服务器存储。

(2)虚拟建模。首先,利用三维建模软件对虚拟环境及在其中执行操作的机器人进行建模。其次,对病人该区域进行建模,将获得的CT、MRI及PET的连续断层二维影像数据先进行滤波、图像增强等预处理后,对图像进行分割与配准,重建立体图像,获得该组图像序列的体数据空间,简称为图像空间,它是医生的手术路径规划空间。

(3)空间注册。在该区域体表周围粘贴的四个体外标记点可以在扫描数据中识别出来,在其图像空间的坐标位置也可以获得进而可以得到图像空间与病人间的映射关系。对病人感兴趣部位固定,操纵机器人依次在病人该部位接触四个标记点,可以得到这四个标记点在机器人空间的位置坐标,进而得到病人空间与机器人空间的映射关系。将两个映射关系进行合并、求解,便可以得到机器人空间与图像空间的映射关系。这样可以将图像空间中规划的手术路径转化到机器人坐标系中来。

(4)制定手术方案。根据各种辅助诊断及医生确诊结果,在图像空间确定病灶位置、大小、体积及毗邻关系,设定最佳手术路径并将其转换为机器人可以执行的运动姿势,手术路径的选择应符合最小损伤原则。

(5)手术操作。操控机器人的机器臂,使其准确无误地完成手术规划姿态。按照空间定位映射关系,将机器人运行至实际手术操作位置,再由医生操控手术操作。

3. 微创外科手术技术

微创外科手术技术,是手术医生在腔外操纵插入腔内的手术器械,直视监视屏幕进行手术操作。由于MIS技术性很高,过去只能由经验丰富的高资历医生才能进行操作,一般医生不易掌握,限制了这项技术的广泛应用。有时医生一天可能做好几例手术,这时疲劳和人手操作不稳定等因素都会影响手术质量。

机器人辅助MIS技术在一定程度上解决了上述问题,机器人操纵手术器械的优点有:①可以依据医学图像通过空间注册在计算机上对机器人机械臂进行精确定位;②可以没有颤动地执行持续动作;③可以快速、准确地通过复杂的轨迹重新定位或者到达多个目标等。

开展机器人辅助MIS技术的研究,不仅在手术精确定位、手术最小创伤、手术最优质量等方面将带来一系列技术革命,而且将改变常规外科手术的许多观念,会对新一代手术设备的开发与研制、对新世纪临床医师的技能要求与培训、对人工假体的设计、对临床或家庭的护理及康复训练等方面的发展产生巨大的影响。

第11章

医院信息系统

本章将介绍医院信息系统的概念、发展历程、技术基础、分类、结构和操作等内容。

11.1 医院信息系统概述

11.1.1 医院信息系统的概念

医院信息系统(HIS),在有些文献上又称为医院管理信息系统。医院信息系统有多种定义,简单地可以解释为在医院管理和医疗活动中进行信息管理和联机操作的计算机应用系统,是覆盖医院所有业务和业务全过程的信息管理系统。

根据学术界和医学界公认的美国 MorrisF. Collen 教授所给的定义,医院信息系统是指利用电子计算机和通信设备,为医院所属各部门提供病人诊疗信息和行政管理信息的收集、存储、处理、提取和数据交换的能力并满足授权用户的功能需求的平台。

当前,一个医院的现代化综合管理是否先进,是通过医院的信息化水平来体现的。国内使用得较多的医院信息化管理系统主要是医院信息管理系统,它包含住院登记、护士站、医生站、价格管理、成本核算、药库管理等多个子系统,可以满足医院各个部门的业务信息处理和信息共享。

随着计算机及网络的发展,为了满足我国医院发展的需要,很多医院结合科技公司根据自身管理模式和普遍需求开发医院的信息化管理系统,因此医院信息管理系统应运而生。

11.2 医院信息系统的发展史

11.2.1 国外的发展

在 20 世纪 60 年代初,美国、日本及欧洲多个国家开始设计和建立医院信息系统。到 70 年代,西方很多国家都已建成许多规模较大、信息较完备的医院信息系统。例如:瑞典在其首都斯德哥尔摩建立了市区所有医院的中央信息系统(MIDAS),可处理 75000 住院和门诊病人的医疗信息;美国 IBM 公司设计建立了 IBM 医疗系统解决方案,已经在世界多个国家成功应用。

11.2.2 国内的发展

我国的医院信息系统发展相对落后,一直到 20 世纪 90 年代才开始快速发展,到 2000 年左右,建成了具有自主知识产权且能与世界先进国家技术水平媲美的系统。

近些年,我国医院信息管理系统发展较好,一些软件公司或专业机构开发了商品化的医院信息管理系统,一些大型医院或医疗机构结合自身需求,自己开发了独立的医院信息系统。

总的来说,近年来,随着计算机技术和网络技术的发展,以及其他科学技术的支撑,我国的医院信息系统发展势头良好。但随着医院规模的扩大、社会信息的发展等,我国的医院信息系统的发展也遭遇到一些瓶颈。

11.2.3 发展的趋势

我国政府历来很重视医疗改革,随着国家层面的医疗保障制度的建立和改革,对各级各类医院提出了更高的要求,医院的管理更要上层次、上规模;社会信息化的发展,结合信息技术的发展和运用,医院信息系统迎来发展的好契机,总的趋势有以下几方面。

1. 标准化

标准化是指信息系统采用标准相同的技术基础,如采用统一标准的计算机网络技术,采用统一规格的数据库等。由于采用标准化设计,不同医院信息系统之间能够进行数据交换。

2. 规范化

规范化是指信息系统中规范医院业务处理、数据处理的流程。医院信息系统进行规范化可以优化信息通路,加速信息流通和交换,提高信息处理的能力。

3. 集成程度更高

随着医院业务的增加和专业的分类,信息系统也要相应作出调整和改变,系统细分程度也会越来越高,系统要集成更多处理业务和流程。

一体化的医院管理信息系统建设正在从大城市大医院向地、县级医院和西部地区医院扩展,发达地区的大医院正努力实现计算机辅助管理、辅助决策的目标。成本分析、流程再造、联机分析、数据仓库等技术引进到实际应用之中。

4. 智能化程度高

医院信息系统其实就是利用计算机技术、网络技术及其他科技技术,将医院的传统信息管理集成为数字化的管理方式,为医院的管理提供一个决策和处理的数字平台。利用信息系统,可以更方便地进行数据检索、数据挖掘等处理,能够更好地对医院各类信息进行分类并进行综合处理。

门诊和住院医生工作站、护理工作站已经在不少医院成功实现,大部分医院正在努力实现电子病历和医学影像的数字化,数字化医院的雏形已经显现。

11.3 医院信息系统的分类

医院信息系统是对医院的各科室的各项业务及各种医疗活动进行数字化及网络管理和数据处理,它涉及全部信息管理,主要包括以下四类子系统。

1. 行政管理系统

在医院信息系统中,医院行政管理子系统涉及医院的各科室的行政管理,主要包括人事管理系统、财务管理系统、后勤管理系统、药库管理系统、医疗设备管理系统、门诊和手术及住院预约系统、病人住院管理系统等。

2. 医疗管理系统

医疗管理系统主要是医院涉及的医疗业务方面的信息处理，主要包括门诊、急诊管理系统，病案管理系统，医疗统计查询系统，血库管理系统等。

3. 决策支持系统

决策支持系统主要是有关医疗业务质量等方面的处理，包括医疗质量评价系统、医疗质量控制系统等。

4. 其他各种辅助系统

除了以上的行政管理系统、医疗相关业务处理系统，还有其他的辅助系统，如医疗情报检索系统、医疗数据库系统等。

11.4　医院信息系统的组成结构

从医院信息系统的概念和分类可知，医院信息系统就是医院各项管理及医疗业务相关的信息处理系统，所以医院信息系统的组成结构是指与医院医疗活动直接相关联的信息系统。

医院信息系统的组成结构主要包括临床信息系统、药品管理系统、经济管理系统、行政管理系统及外部接口系统，如图 11-4-1 所示。

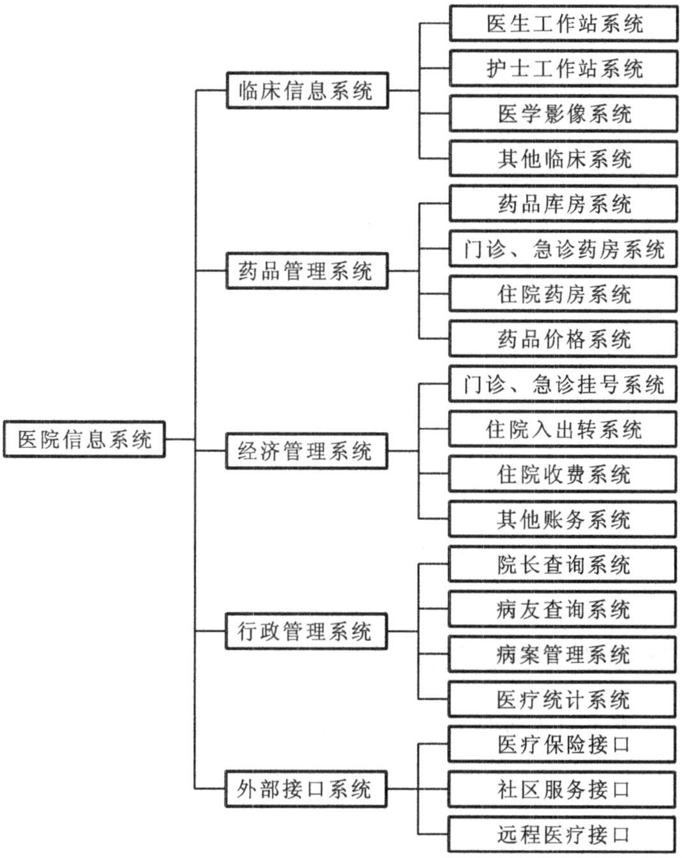

图 11-4-1　医院信息系统组成结构

这些子系统相对独立，由专门的计算机工作站，各自完成相关数据采集和初步分析，然后通过计算机网络汇集成医疗数据库或管理数据库。

11.5 医院信息系统的操作

国内在运行的医院信息系统有很多，有专业公司开发的商品化软件系统，也有医院根据自身需求开发的系统，但各类信息系统的操作大同小异，下面以几个常见操作为例简单介绍一下信息系统的操作界面。

11.5.1 信息系统的主要界面

以用友智慧医院使用的信息系统为例，其系统主界面如图 11-5-1 所示，从中可以观察到信息系统的大概组成结构。

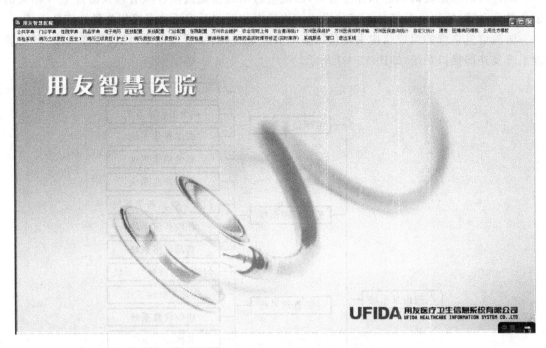

图 11-5-1　用友智慧医院信息系统主界面

11.5.2 住院病人管理系统

图 11-5-2 所示为住院病人管理系统。在左边的列表中，单击名字可以选择某个病人，在病人管理中，可以查询长期医嘱单、短期医嘱单、住院病历、护理记录、检验结果、住院情况、费用信息等多种信息。

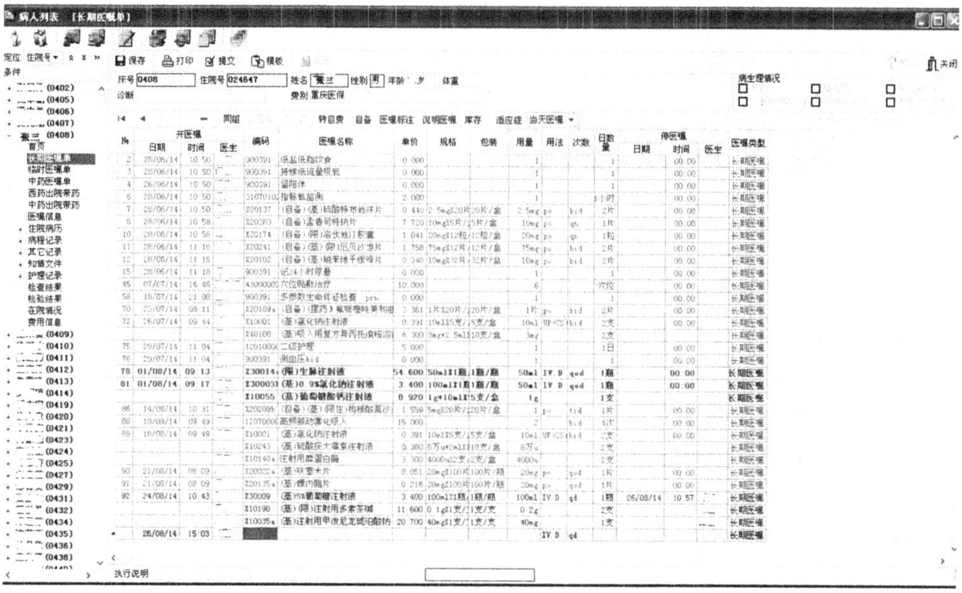

图 11-5-2　住院病人管理系统

11.5.3　病案登记系统

图 11-5-3 所示的是住院病人病案登记系统。

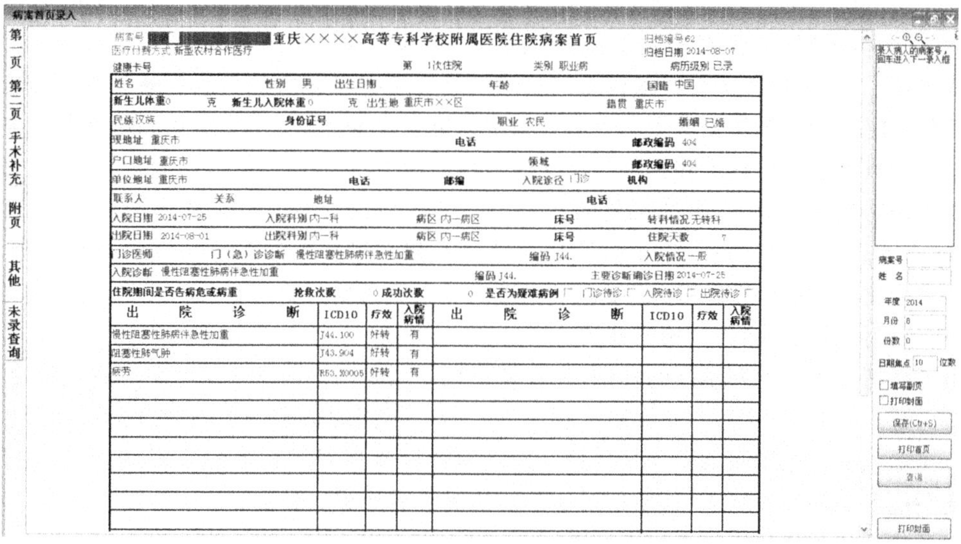

图 11-5-3　住院病人病案登记系统

第12章 电子病历系统

数字化医院是把先进的IT技术充分应用于医疗行业，将整个社会医疗资源和各种医疗服务（如医院、专家、远程服务、社会保险、医疗保险、社区医疗等）连在一起，整合为一个系统，实现临床作业无纸化运行，以提高整个社会医疗服务的工作效率。电子病历（Electronic Medical Record，EMR）是数字化医院的一个重要组成部分，它将传统的纸质病历电子化并超越纸质病历的管理模式，提供查询、统计分析、信息交换等功能，但随着电子病历数据库中病历数据量的急剧增长，如何从海量的数据中发现有价值的信息已经成为目前电子病历系统研究的热点问题。

12.1 电子病历的定义

12.1.1 概念

电子病历也称为计算机化的病案系统或基于计算机的病人医疗记录（Computer-Based Patient Record，CPR）。它是用电子设备（计算机、健康卡等）保存、管理、传输和重现的数字化的病人医疗记录，可取代手写纸张病历。它的内容包括纸张病历的所有信息。美国国立医学研究所将其定义为：EMR是基于一个特定系统的电子化病人医疗记录，该系统提供用户访问完整准确的数据、警示、提示和临床决策支持系统的能力。

电子病历是随着医院计算机管理网络化、信息存储介质（光盘和IC卡等）的应用及Internet的全球化而产生的。电子病历是信息技术和网络技术在医疗领域的必然产物，是医院病历现代化管理的必然趋势，其在临床的初步应用极大地提高了医院的工作效率和医疗质量，但这还仅仅是电子病历应用的起步。

电子病历在国际上有不同的称谓，如计算机化的病案系统或基于计算机的病人医疗记录、电子健康记录（Electronic Health Record，EHR）等。不同的称谓所反映的含义及外延也有所不同。虽然人们对电子病历应当具备的一些基本特性有相同或相近的认识，但由于电子病历本身的功能形态还在发展之中，所以对电子病历尚没有形成一致的定义。

电子病历代表性的定义有以下几种。

1. 美国医学研究所对CPR的定义

电子病历是指以电子化方式管理的有关个人终身健康状况和医疗保健的信息，它可在医疗中作为主要的信息源取代纸质病历，满足所有的诊疗、管理和法律需求。

2. 美国HIMSS协会对EHR的定义

EHR是一个安全、实时、在诊疗现场、以病人为中心而服务于医生的信息资源。它通过为医生提供随时随地访问病人的健康记录，并结合循证医学决策支持功能，来辅助医生的决策。

EHR 能自动化和优化医生的工作流程，消除会导致医疗延误和医疗脱节的沟通和响应阻隔。EHR 也支持非直接用于医疗的数据采集，如计费、质量管理、绩效报告、资源计划、公共卫生疾病监控和报告等。

3. 国际标准化组织卫生信息标准技术委员会(C215)对 EHR 的定义

EHR 是以计算机可处理的方式表示的、有关医疗主体健康的信息仓库。

尽管不同的机构对电子病历的定义有所不同，但基本上都从电子病历应当包含的信息内容和电子病历系统应当具备的功能两个方面进行描述。

电子病历的界面如图 12-1-1 所示。

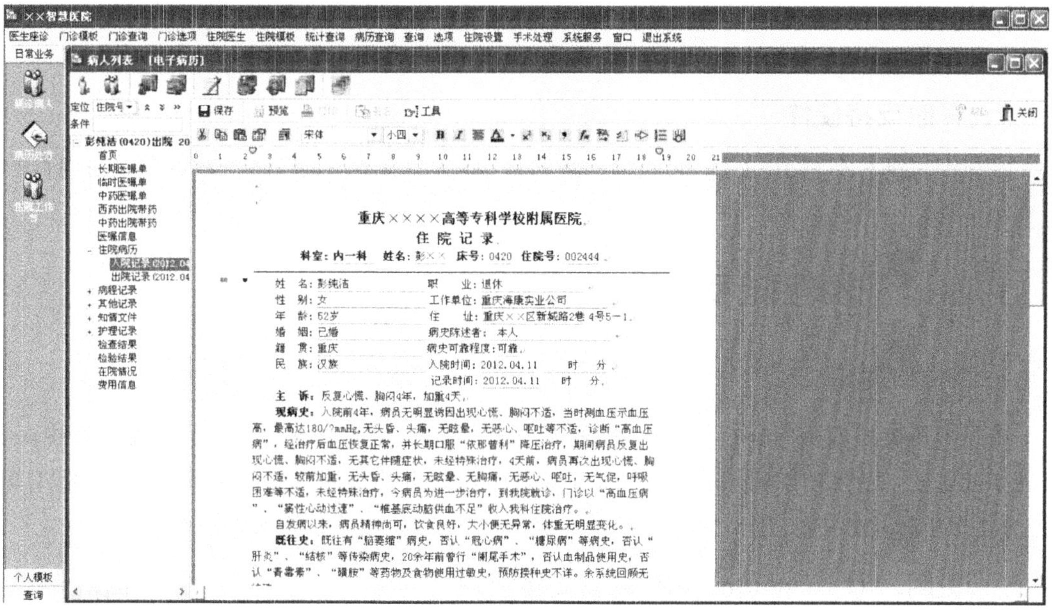

图 12-1-1　电子病历界面

12.2　电子病历的技术基础

12.2.1　硬件技术

一、操作系统和服务器

全结构化医院住院电子病历系统可运行于高端 PC 服务器、Microsoft Windows 2000 Advanced Server 操作系统(及以上)环境。由于全结构化医院住院电子病历系统在医疗工作中的重要性，建议使用高端 PC 服务器集群，以提升系统运行的安全性和稳定性。

二、数据库

全结构化医院住院电子病历系统可运行于 Microsoft SQL SERVER 2008 Enterprise 数据库，通过使用其自带的 Linked Server、Replication 等技术进行数据分发等应用。

三、其他支持软件

全结构化医院住院电子病历系统需基于.NET Framework 2.0 环境以及与其相关的水晶报表等组件。

四、客户端操作系统和配置

(1)客户端操作系统:Windows 2000/XP。客户端硬件配置:处理器 P4 以上、内存 512M、硬盘空间 10G。

(2)数据库服务器:设有一组安装 Windows 2000 Advanced Server 平台的高性能服务器 2 台(如 HP DL580 G5),组成集群,承担电子病历数据的存储和检索、医疗知识库的存储和检索。该服务器应具有 4 核 Xeon5405(2.5GHz)CPU 2 块,内存 8G,硬盘空间 500G。

五、其他支持硬件

其他支持硬件包括 IC 卡读写器、磁卡读写器、针式普通打印机、针式宽行打印机、针式平推打印机、激光打印机等。

12.2.2 软件技术

一、XML 架构

电子病历文档调用、编辑、保存过程:服务端运用并行化的方法将 XML 字段类型中的数据转换成电子病历 EMR-Model 对象,远程对象传输到客户端对 EMR 对象操作(文档编辑)后,再运用串行化的方法把 Model 对象转变成 XML 格式,最后存储到数据库中。

二、使用.Net Remoting 技术实现文档锁定

为了避免两个人同时编辑病历时出现冲突,需要使用文档锁定。通过.Net Rmoting 技术实现文档锁定的操作。在服务器端有一个负责文档加锁、解锁的 Windows Service。该服务提供文档加锁、解锁、解除死锁的服务及接受心跳。客户端需要通过 Remoting 方式来访问服务。客户端一旦对文档加锁后,就每隔 10 s 向服务器发送心跳,表明要维持该锁定。如果服务器在从上次收到心跳 1 min 后不再收到心跳,则服务器会自动解锁。

三、内置 ICD10、SNOMED CT 诊疗常规数据库

(1)国际疾病分类(International Classification of Diseases,ICD),是依据疾病的某些特征,按照规则将疾病分门别类,并用编码的方法来表示的系统,现在使用的是 ICD10 的版本。

(2)SNOMED CT 是当前世界上最全面的临床医学术语标准集,在电子病历等领域得到广泛应用,用以描述和表达复杂的临床病症和诊断。

四、XML 技术

可扩展标记语言 XML 是一种简单灵活的文本格式的可扩展标记语言,起源于 SGML,是 SGML 的一个子集合,也就是 SGML 的一个简化版本,非常适合于在 Web 上或者其他多种数据源之间进行数据的交换。

五、DICOM3.0 技术

DICOM3.0 即数字影像和通信标准，是医学影像的国际通用标准。DICOM3.0 标准中涵盖了医学数字图像的采集、归档、通信、显示及查询等几乎所有信息交换的协议。DICOM3.0 标准的推出与实现，大大简化了医学影像信息交换，推动了远程放射学系统、图像管理与通信系统(PACS)的研究与发展，并且由于 DICOM 的开放性与互联性，使得与其他医学应用系统(HIS、RIS 等)的集成成为可能。

12.3　电子病历的发展史

12.3.1　电子病历在国外的发展

EMR 也称计算机化病历(CPR 或 CMR)。1960 年，以美国麻省总医院为代表，开发门诊 EMR 并投入使用。1991 年，美国国家科学院医学研究所发表了题为"CPR 是医疗保健的基本技术"的研究报告，总结了 40 年来实现病历记录计算机化的经验，全面论述了 CPR 发展的各个方面，提出了推动 CPR 的多项建议。1993 年 9 月，在法国马赛召开首次健康卡系统国际会议，研究该系统应用及发展等问题。1994 年，西门子公司推出了多媒体电子病历记录系统。1995 年，日本厚生省成立了电子病历开发委员会，当年度投入 2.9 亿日元用于开发 EMR。2004 年，美国总统布什在众议院的年度国情咨文中，把建立电子健康记录的目标概括为"将健康记录计算机化，我们可以避免严重的医疗事故，降低医疗费用，提高医疗水平"，要求在 10 年内确保绝大多数美国人拥有共享的 EHR。美国还准备以 EHR(包含个人终身健康状况和医疗保健信息)为基础，建立国家健康信息体系(National Health Information Infrastructure, NHII)。2003 年，美国 13%的医院使用 CPR，到 2004 年年底增加到 19%。2005 年春，英国卫生部签署了一份为期 10 年、价值 55 亿英镑的合同，支持发展电子病历、网上预约、网上处方等。

12.3.2　电子病历在国内的发展

我国的 EMR 起步较晚。1994 年，我国原卫生部在第六届医药信息学大会上提出"希望到本世纪末，我国将有若干家医院能够真正实现完整的电子病历系统"。自 1999 年起，少数医院开始部分使用实验性的 EMR，用计算机写病史、下医嘱、开化验单和检查单，查阅病史和病人信息等。2002 年 10 月，原卫生部制定的《全国卫生信息化发展规划纲要(2003—2010)》指出：三级医院在全面应用管理信息系统的基础上，要创造条件，重点加强临床信息系统的建设应用，如电子病历、数字化医学影像、医生和护士工作站等应用。2005 年 4 月 1 日，我国《电子签字法》开始实施，这对于 EMR 的使用有很大的促进作用。近几年来，各医学软件公司与试点医院合作，积极稳妥地开展 EMR 的研发和试点工作，应用面有所扩大，但是与国外相比仍有较大差距。

12.3.3　电子病历发展的趋势

国际上一般认为，EMR 应具备以下三点，且需要不断发展和完善。

一、能共享病人完整信息

EMR 应集成病人的全部信息，包括 HIS 提供的病人基本信息以及 CIS 各系统提供的数字、文字、图形、影像、声音等多媒体信息和统计分析结果，这些系统包括影像存储与传输系统(PACS)、放射信息系统(RIS)、检验信息系统(LIS)、病理信息系统(PIS)、手术信息系统(ORIS)、监护信息系统(ICUIS)、介入放射信息系统(IRIS)、护理信息系统(NIS)、输液信息系统(IIS)、药品信息系统(DIS)、医嘱录入系统(OE)等，如果集成了病人的保健信息系统就更加完整。

二、能提供医疗提示和报警

完善的 EMR 能应用临床决策支持系统和计算机化医嘱录入系统等，智能地帮助医生诊断与治疗，自动提示最具有性价比的诊疗方案和最佳用药剂量，避免多余的、不适当的诊疗，确保医疗质量和病历质量。

三、能提供资料库支持

完善的 EMR 能提供众多的资料库支持，包括循证医学、临床诊疗指导、临床路径、用药指南、医药计算公式、临床医学概要、业务流程再造、临床专家知识库、医学字典、数据库、电子图书和电子杂志等，有利于医疗水平不断提高。

建设 EMR 是一项复杂的系统工程，涉及技术、法律的许多方面。目前我国理想的 EMR 尚未问世，但是应该将现有较好的 EMR 推向临床应用，在实践中不断使用新技术，通过 IT 人员与医务人员、医院管理者共同努力，逐步形成集成化、标准化、智能化、网络化的 EMR。

12.4 电子病历的特点

一、传送速度快

医务人员通过计算机网络可以远程存取病人病历，在几分钟甚至几秒钟内就能把数据传送到需要的地方。在急诊时，电子病历中的资料可以及时地查询并显示。

二、共享性好

现在使用的常规病历有很大的封闭性。医院诊治病人的记录只保存在本医院，如果病人到其他医院就诊则需要重新进行检查，这不仅浪费了宝贵的医疗资源也使病人增加了不必要的痛苦。采用电子病历能够克服这些不足，病人在各个医院的诊治结果可以通过医院之间的计算机网络或病人随身携带的健康卡来传输。病历的共享将给医疗带来极大的方便。

三、存储容量大

由于计算机存储技术尤其是光盘技术的进步，电子病历系统数据库的存储容量及病人随身携带健康卡的存储容量可以是相当巨大的。

四、使用方便

医务人员使用电子病历系统可以方便地存储、检索、浏览和复制病历，可以迅速、准确地开展各种科学研究和统计分析工作，大大减少人工收集和录入数据的工作量，极大地提高了临床科研水平。

五、成本低

电子病历系统一次性投资建成后，使用中可以降低病人的费用和医院的开支。

12.5　电子病历的组成结构

由于电子病历用途的广泛性和内容的复杂性，电子病历的结构一直是仁者见仁、智者见智，一个全面、通用的结构模型或框架有助于更深入地了解电子病历。有关电子病历的结构，国内相关文献报道较少，而国外则有较多相关报道，主要从内容角度和技术角度进行介绍，而内容结构又可分为抽象结构和具体结构。

一、抽象结构

电子病历的抽象结构指对电子病历的结构框架进行抽象化的描述，而不是对电子病历包含的具体内容进行组织架构或构建模型。欧洲优秀健康记录（Good European Health Record，GEHR）是欧洲医疗通讯信息服务项目（1991—1995）的一个子项目。为了能有效地利用和共享电子病历，达到临床会诊、科研、教育等目的，GEHR 工作组研究出了一套综合的多媒体数据结构，为了支持这种结构，GEHR 工程提出了 GEHR 对象模型和 GEHR 交换格式两个概念。为了使医疗记录系统都采用 GEHR 结构，他们还制定了 9 种可用欧洲语言获取的 2000 个健康记录项（HRI）集、47 个原子图。该结构模型、健康记录项集和原子图都已经被应用于公共领域。如德国航空航天中心根据 GEHR 标准已经开发出了一套电子病历系统。但是由于 GEHR 结构的抽象化，开发者对于结构的理解各持己见，不同的开发商设计的电子病历系统的结构各不相同，因此也难以形成通用的、全面的结构模型。GEHR 的主要结构成分如图 12-5-1 所示。

GEHR的主要结构成分

（1）EHCR：提供一个可包含某个病人的所有数据的容器。
（2）事务：
　①提供医疗护理中有关医疗法律数据所需要的大部分内容。
　②提供控制记录修改的机制。
　③提供EHCR系统安全转移的最小集合数据。
（3）健康记录项（HRI）：
　①集成健康记录项和其他的健康记录项。
　②提供改变数据对象的方法。
（4）标题：标明健康记录项组（HRIs）/数据集合的阐述。

图 12-5-1　GEHR 的主要结构成分

二、具体结构

电子病历的具体结构指对电子病历所应包括的具体内容进行组织架构或构建的模型研究。一个灵活的记录结构应该提供结合了医疗和护理的记录，且记录结构必须具有透明性，能提高病历的易用性，并更易被用户接受。因此，医疗记录和护理记录都应该记录在电子病历内。电子病历的基本结构包括医疗记录、医嘱清单、护理记录、医务支持报告等。其中医疗记录包括历史病例、医疗历史、体检和病程记录；护理记录包括护理历史和当前的护理清单；医务支持报告包括来自物理治疗学家、语言治疗学家、职业治疗学家、社工、护理协调者等提供的有关报告。

12.6 电子病历的功能

一、用户授权与认证功能

（一）用户授权功能

（1）创建用户角色和工作组，为各个使用者分配独立用户名的功能。

（2）为各角色、工作组和用户进行授权并分配相应权限，提供取消用户的功能，用户取消后保留该用户在系统中的历史信息。

（3）创建、修改电子病历访问规则，根据业务规则对用户自动临时授权的功能，满足电子病历灵活访问授权的需要。

（4）提供记录权限、修改操作日志的功能。

（二）用户认证功能

（1）电子病历系统的使用者必须经过规范的用户认证，至少支持用户名/密码认证、数字证书、指纹识别中的一种认证方式。

（2）系统采用用户名/密码认证方式时，要求用户必须修改初始密码，并提供密码强度认证规则验证功能，避免用户使用过于简单的密码。

（3）设置密码有效期，用户使用超过有效期的密码不能登录系统。

（4）设置帐户锁定阈值时间，用户多次登录错误时，自动锁定该帐户，管理员有权限解除帐户锁定。

（5）系统采用用户名/密码认证方式时，管理员有权限重置密码。

二、审计功能

（1）用户登录电子病历系统、访问病人电子病历时，自动生成、保存使用日志，并提供按用户追踪查看其所有操作的功能。

（2）对电子病历数据的创建、修改、删除等任何操作自动生成、保存审计日志（至少包括操作时间、操作者、操作内容等），并提供按审计项目追踪查看其所有操作者、按操作者追踪查看其所有操作等功能。

（3）提供对用户登录所用的数字证书进行审计的功能。

三、数据处理功能

（1）支持对各种类型的病历资料的转换、存储管理，并采用公开的数据存储格式，使用非特定的系统或软件能够解读电子病历资料。

（2）提供按标准格式存储数据或将已存储数据转换为标准格式的功能，处理暂无标准格式的数据时，提供将以私有格式存储的数据转换为其他开放格式数据的功能。

(3)在存储的电子病历数据项目中保留文本记录。

(4)提供电子病历数据长期管理和随机访问的功能。

(5)具有电子病历数据备份和恢复功能,当电子病历系统升级时,应当确保原有数据的继承与使用。

(6)具备保障电子病历数据安全的制度和措施的功能。

四、其他功能

另外,现有的电子病历系统主要功能包括电子病历创建功能、病人既往诊疗信息管理功能、住院病历管理功能、医嘱管理功能、检查检验报告管理功能、电子病历展现功能、临床知识库功能、医疗质量管理与控制功能等。

12.7　电子病历的操作

电子病历的操作流程主要是完成医生使用电子病历系统进行住院病人病历书写的过程。

一、登录

登录界面如图 12-7-1 所示,依次输入用户名和密码,单击“登录”按钮,即可登录到系统,进入控制台页面。若该用户有多个科室病区的操作身份,则进入“住院工作台”界面,选择后,单击“确定”即可。登录过程如图 12-7-2 所示。

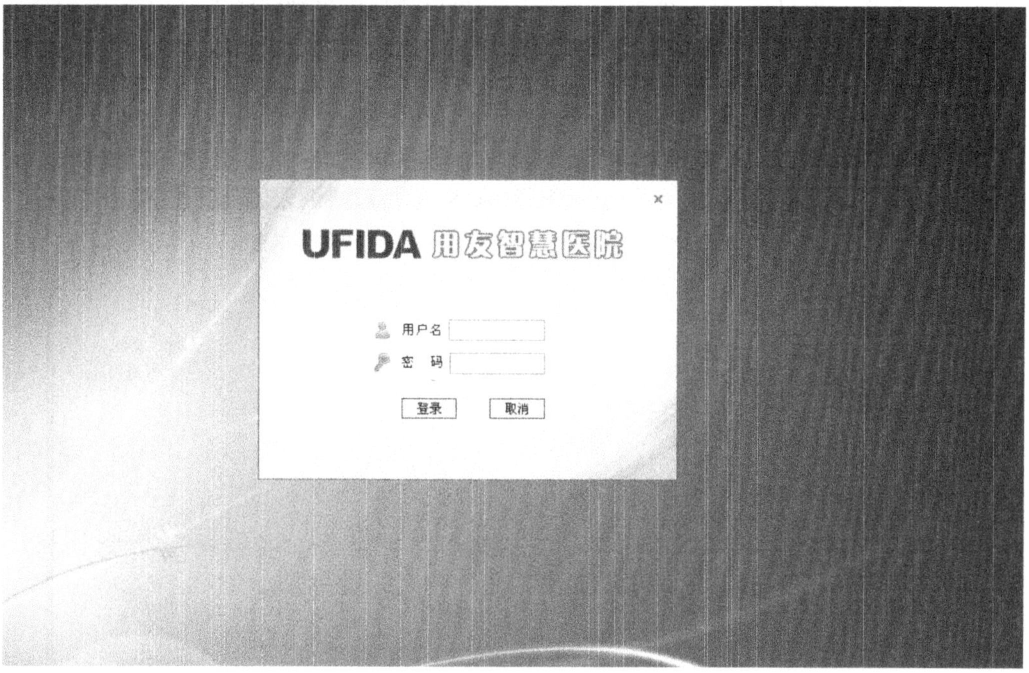

图 12-7-1　登录界面

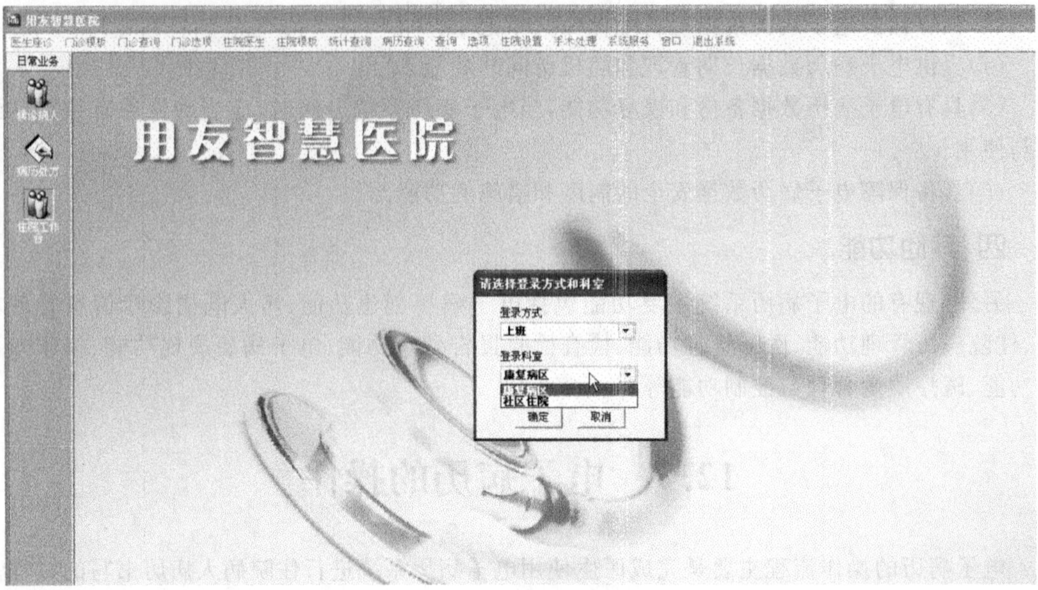

图 12-7-2　登录过程

二、电子病历书写

医护人员登录后，选择“住院工作台”功能组，进入住院医生站功能组主界面。在住院医生站功能组主界面，单击“住院病历”菜单，具体操作流程如下。

(1)在住院医生窗口中，有一个医生选择列表，可以选择医生管辖病人、在本科室的全部病人、出院病人等项。在“条件”窗口中输入病人的住院号或者姓名可以快速查询到某个病人，如图 12-7-3 所示。

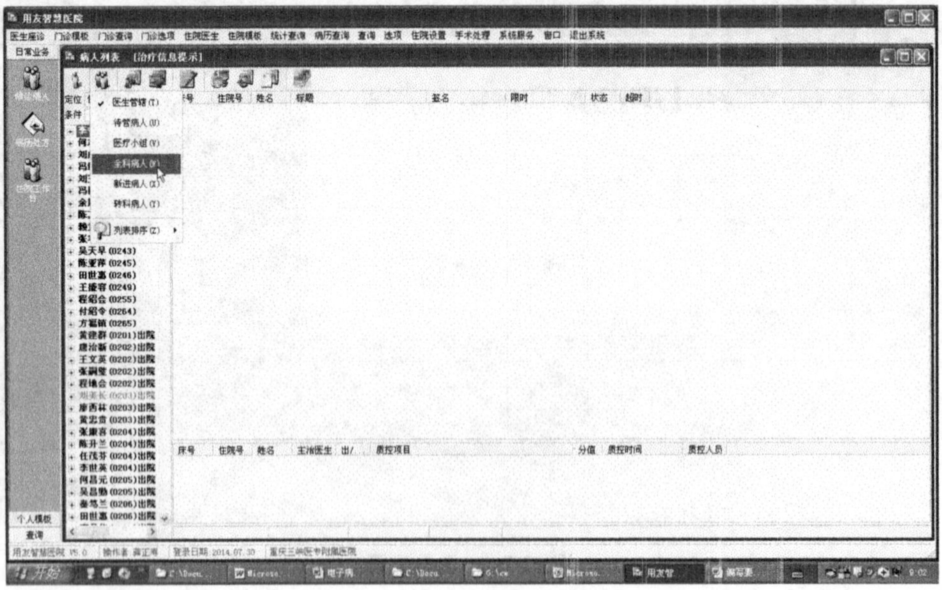

图 12-7-3　病人列表

(2)双击未书写电子病历的或新入院的某个病人并点开“住院病历”,进入该病人病历书写界面。

(3)双击已书写电子病历的某个病人并点开“住院病历”,可以查看该病人病历。

三、病历添加

双击新入院的病人,显示“住院病历”窗口,单击“住院病历”右键,“新建文档”显示该病人的入院登记记录,按照病历书写规范对病历进行书写,典型症状或常用的病历成组(套)以方便日后使用,如图 12-7-4 所示。

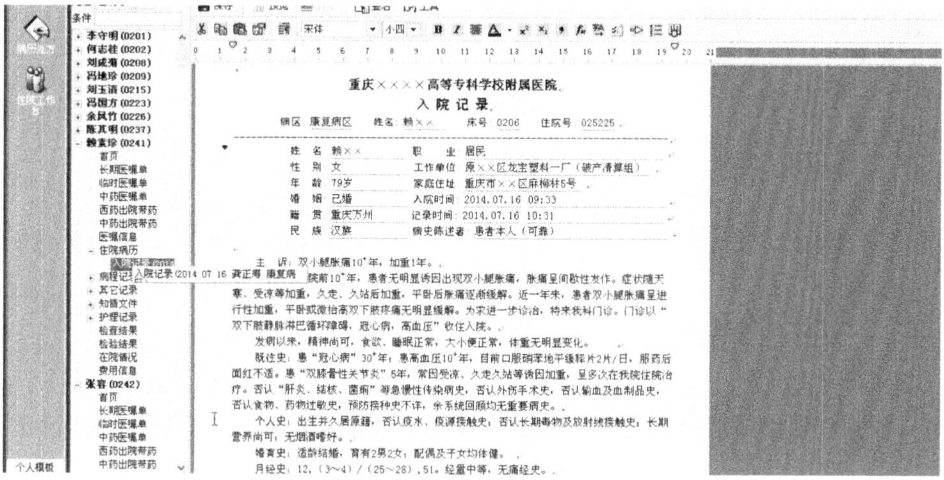

图 12-7-4　病历添加

四、病历打印

打开一份已保存的病历,单击工具栏中的打印按钮,可按照上面提供的条件进行打印预览。单击打印页面预览,弹出选择打印条件的窗口,如图 12-7-5 所示。

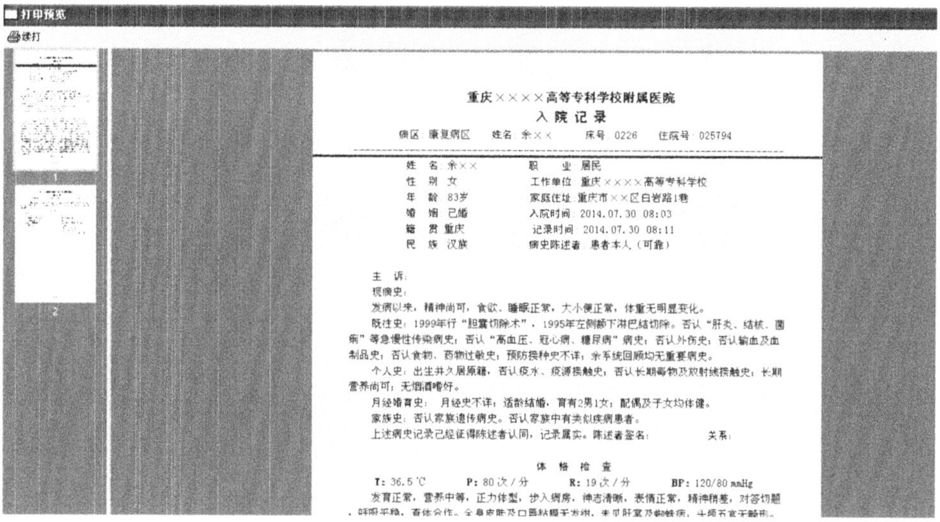

图 12-7-5　打印病历

五、病历签名

病历保存成功后单击工具栏上方的签名按钮，系统会自动弹出再次输入用户名和密码的对话框，如果口令正确则可以成功签名，如果没有输入正确口令则不能签名，这样能防止他人篡改电子病历，能加强电子病历隐私的保护，病历签名如图 12-7-6 所示。

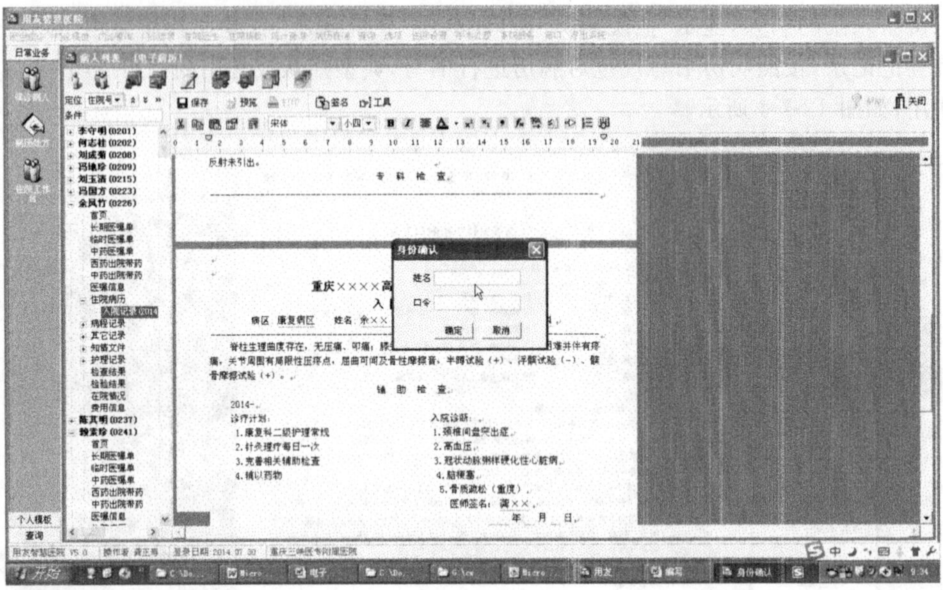

图 12-7-6　病历签名

此外，在书写病程记录时可以使用模板上的电子病历组件，还可进行元素组(套)或医疗组(套)的维护等。

第13章 医学影像信息系统

医学影像成像技术从最初的X射线成像发展到现在的各种数字成像技术，已经经历百年历史，随着数字化信息时代的来临，诊断成像设备中各种先进计算机技术和数字化图像技术的应用为医学影像信息系统的发展奠定基础。

13.1 医学影像信息系统

PACS系统是picture archiving and communication systems的缩写，意为影像归档和通信系统。它是应用在医院影像科室的系统，主要的任务就是把日常产生的各种医学影像（包括MRI、CT、X光机、红外仪、显微仪等设备产生的图像）通过各种接口（模拟、DICOM、网络）以数字化的方式海量保存起来，当需要的时候在一定的授权下能够很快地调出使用，同时增加一些辅助诊断管理功能。它在各种影像设备间传输数据和组织存储数据时具有重要作用。

13.2 医学影像信息系统功能

13.2.1 影像处理

1. 数据接收功能

医学影像信息系统接收、获取影像设备的DICOM3.0和非DICOM3.0格式的影像数据，支持非DICOM 3.0影像设备的影像转化为DICOM 3.0标准的数据。

2. 图像处理功能

医学影像信息系统自定义显示图像的相关信息（如姓名、年龄、设备型号等参数），提供缩放、移动、镜像、反相、旋转、滤波、锐化、伪彩、播放、窗宽及窗位调节等功能。

3. 测量功能

医学影像信息系统提供ROI值、长度、角度、面积等数据的测量，以及标注、注释功能。

4. 图像的多重处理功能

医学影像信息系统具备支持多平面重建（MPR）、最大密度投影（MIP）和容积重建（VR）等三维处理功能。

5. 保存功能

医学影像信息系统支持JPG、BMP等多种格式存储，以及转化成DICOM3.0格式功能。

6. 管理功能

医学影像信息系统支持设备间影像的传递，提供同时调阅病人不同时期、不同影像设备的影像及报告功能。支持 DICOM3.0 的打印输出，支持海量数据存储、迁移管理。

7. 远程医疗功能

医学影像信息系统支持影像数据的远程发送和接收。

8. 系统参数设置功能

医学影像信息系统支持用户自定义窗宽窗位值、放大镜的放大比例等参数。

13.2.2 报告管理

1. 预约登记功能

预约登记功能包括支持手工输入或电子申请单输入确认，提供在 HIS 中获取病人信息登记资料。

2. 分诊功能

分诊功能包括病人的基本信息、检查设备、检查部位、检查方法、划价收费。

3. 诊断报告功能

诊断报告功能包括生成检查报告、支持二级医生审核、支持典型病例管理。

4. 模板功能

模板功能是指用户可以方便灵活地定义模板，提高报告生成速度。

5. 查询功能

查询功能支持姓名、影像号等多种形式的组合查询。

6. 统计功能

统计功能可以统计用户工作量、门诊量、胶片量以及费用信息。

13.2.3 运行要求

(1)共享医院信息系统中病人信息。

(2)网络运行：数据和信息准确可靠，速度快。

(3)安全管理：设置访问权限，保证数据的安全性。

(4)建立可靠的存储体系及备份方案，实现病人信息的长期保存。

(5)报告系统支持国内外通用医学术语集。

13.3 医学影像信息系统组成

一个典型的 PACS 系统主要包括医学影像采集、传输、存储、处理、显示以及打印的功能。硬件系统主要包括接口设备、存储设备、主机、网络设备和显示系统。软件系统功能主要包括通信、数据库管理、存储管理、任务调度和网络监控等。

典型的 PACS 系统组成如图 13-3-1 所示。

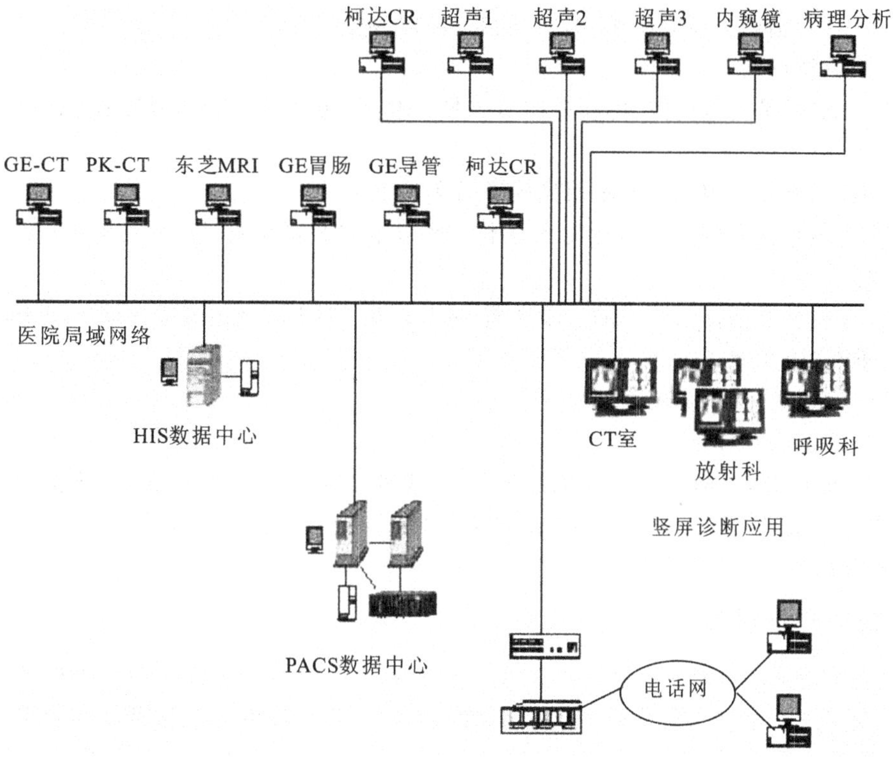

图 13-3-1 PACS 系统组成

13.4 医学影像信息系统技术

13.4.1 医学影像设备

医学影像设备是 PACS 系统的前级设备。医学影像主要分为两大类，即解剖影像和功能影像。解剖影像主要描述人体的生理解剖结构，其来源包括 X 射线、CT、MRI 及超声等；功能影像主要描述人体在不同状态下组织器官的功能活动状况，包括 PET、SPECT 等。按照影像信息的载体来分，医学影像设备主要有以下几种类型：X 射线成像设备、核磁共振成像设备、超声成像设备、核医学成像设备。

一、X 射线成像设备

X 射线成像是利用 X 射线穿过人体后的衰减值来成像的。它反映的是人体组织的密度变化，此类设备主要有 X 射线机、数字 X 射线机（DSA、CR、DR 等）和 X 射线计算机体设备等。常规 X 射线机是利用 X 射线穿透人体不同密度和厚度的组织后达到荧光屏及 X 射线胶片的 X 射线使荧光物质发光和使胶片感光而成像的；数字 X 射线机和 CT 装置则是通过测量透射人体的 X 射线量来实现人体成像的。

二、MRI 成像设备

MRI 设备是通过测量构成人体组织元素的原子核的核磁共振信号来实现人体成像。

MRI 的空间分辨率一般为 0.5～1.7 mm，不如 X 射线和 CT，但其密度分辨力明显优于 X 射线和 CT，MRI 可清晰显示软组织、肌肉、脂肪、韧带、神经、血管。

MRI 图像特点如下。

(1)MRI 成像是三维图像，可通过调节磁场，用电子方式确定获得横断面、冠状面和矢状面图像。

(2)MRI 对脑及软组织的显示明显优于 X 射线和 CT。

(3)MRI 信号含有较丰富的有关受检体生理、生化特性的信息，而 X 射线和 CT 只能提供密度测量值。

(4)MRI 可探测活体组织中的化学性质，估计以后 MRI 信号还可提供体内组织器官或细胞新陈代谢方面的信息。

(5)MRI 对人体无电离辐射损害。

MRI 设备的缺点如下。

(1)成像时间较长，MRI 虽经不断改进，成像速度已有很大提高，仍需 2 s 方能获得一帧图像，若体内有金属异物和人工关节以及心内起搏器等，不能进行 MRI 检查。

(2)设备昂贵、检查费用高。

三、超声成像设备

超声成像设备是目前使用最为普遍的影像设备之一，超声诊断是一种无创伤、无电离辐射损害的检查方法。超声成像设备共分为两大类：利用超声回波的超声诊断仪和利用超声透射的超声计算机体层诊断仪。根据其显示方式不同超声成像设备又可分为 A 型(幅度显示)、B 型(切面显示)、C 型(亮度显示)、M 型(运动显示)、P 型(平面目标显示)等。目前使用最多、最广泛的是 B 型超声诊断仪(简称 B 超)，其横向分辨率可达 2 mm 以内，获得的软组织图像清晰而富有层次。利用 B 超，可实现各种血流参量的测量。在临床上，超声诊断仪在甲状腺、乳房、心血管、肝、胆、泌尿和妇产科等方面的检查有其独到之处。超声 CT 因扫描时间长，分辨率低，有待进一步改进和提高。但它是一种无损伤和非侵入式的检测设备，有希望成为医学影像诊断中的重要设备。

四、核医学成像设备

核医学成像设备是通过有选择地测量摄入体内的放射性核素所发出的 γ 射线，来实现人体成像的设备。核显像设备主要有 γ 相机、正电子发射型计算机体层(PET)和单光子发射型计算机体层(SPECT)。

γ 相机具有显像和功能测定双重功能。临床医学使用它对人体组织器官进行静态或动态照相检查，动态照相主要用于心脏大血管疾病的检查。

PET 可利用人体物质组成的元素(如 13C、15O、13N 等)标记放射性核素来制成放射性药物，特别适合人体生理和功能方面的研究和检查，尤其对脑功能的检查。缺点是人工制成的半衰期较短的放射性核素价格较高，运输不便，使用于此项检查的病人较少从而使成本增加，且半衰期短、失效快。

SPECT 具有 γ 相机的全部功能，又有体层成像功能，提高了诊断病变的定位能力，在动态功能显像检查或疾病早期诊断方面有独到之处，其在临床医学诊断中得到日益广泛的使用。缺点是图像清晰度不如 X-CT 和 MRI，操作中使用放射性药物须进行防护，药物的储存、保管非常严格，也较麻烦。核显像只需极低浓度的放射性核素，图像的横向分辨率达到 1.0 cm，因光子数目有限，致图像较模糊。

13.4.2　医学影像工作站

医学影像工作站是PACS系统的重要组成部分，通常是一台或多台图形图像处理功能极强的高性能计算机。其硬件系统主要突出了图形图像处理功能，采用与国际图形图像的标准相统一的体系结构。软件系统功能与各种医学图像数据源相配合，实现对医学图像的存储和管理、医学图像的处理与分析和多重处理（包括多平面重建、最大密度投影和容积重建等三维处理能力）及医学影像的报告管理等。按应用和功能医学影像工作站可分为影像诊断工作站、影像后处理工作站和影像浏览工作站。在医学影像工作站配置的软件系统中，核心是对各种医学影像的处理与分析技术。

13.4.3　医学影像处理与分析技术

医学影像与普通光学图像相比，具有模糊性和不均匀的特点。在医学影像处理与分析中不能应用传统的基于光强度的光学图像处理方法，必须采取特殊的、适合医学影像自身特点的处理和分析方法。同时，医学影像的处理还需要多学科和领域的知识，需要结合医学专家的指导，也就是涉及人机结合的问题，如何使得医学领域的专家与计算机有机地结合起来也成为该领域具有特色的问题。

医学影像处理和分析技术涉及的研究内容包括医学影像数据获取、医学影像数据预处理（包括医学图像增强、医学图像分割和医学图像配准等）、虚拟现实技术（包括三维可视化、虚拟内窥镜和图像引导手术等）等。

一、医学影像数据获取

医学影像数据基本上是通过医学影像设备获得的。研究这些设备的成像原理，对于提高医学影像的显示质量有着重要的意义。

目前，国内外医学影像设备生产厂商出于技术保密，对本厂生产的设备产生的影像数据进行加密处理，使得数据不具备开放性，对数据的处理必须使用厂商提供的软硬件，从而使得医学研究人员在研究和应用方面受制于影像设备的生产商，不利于医学研究的进展。要对医学影像数据进行富有成效的后处理工作，必须解决影像数据的计算机获取问题。

二、医学影像数据预处理

医学影像预处理技术是指对获得的医学影像数据进行各种处理，以期得到最好的显示效果的技术。常用的数据预处理技术有滤波、增强、恢复、插值以及缩放、旋转、平移等几何变换技术和图像配准等。

滤波、增强、恢复操作可以消除影像数据中的噪声，提高图像的质量，譬如对核磁共振的影像数据等进行滤波处理，以消除影像中的噪声，突出感兴趣的人体组织。几何变换可以方便用户从不同角度、多方位地观察图像。

三、虚拟现实技术

虚拟现实（Virtual Reality，VR）是近年来出现的高新技术，也称灵境技术或人工环境。虚拟现实是利用计算机模拟产生一个三维空间的虚拟世界，从而为使用者提供关于视觉、听觉、触觉等感官的模拟，让使用者如同身临其境一般，可以及时、没有限制地观察三度空间内的事物。随着虚拟现实技术的发展，数字医疗、计算机辅助医学、计算机辅助手术等医学虚拟现实技术成为现阶段研究的热点。目前，在 PACS 系统中，常用的虚拟现实技术包括三维重建、虚拟内窥镜和图像引导手术等。

13.5 医学影像 DICOM3.0S 标准

13.5.1 概述

DICOM 是 digital imaging and communications in medicine 的简称，即医学数字成像和通信，是医学图像和相关信息的国际标准（ISO 12052）。它定义了质量能满足临床需要的可用于数据交换的医学图像格式。

DICOM 被广泛应用于放射医疗、心血管成像以及放射诊疗诊断设备（X 射线、CT、核磁共振、超声等），并且在眼科和牙科等其他医学领域也得到了越来越深入、广泛的应用。在数以万计的在用医学成像设备中，DICOM 是部署最为广泛的医疗信息标准之一。当前大约有百亿级符合 DICOM 标准的医学图像用于临床。

自从 1985 年 DICOM 标准第一版发布以来，DICOM 给放射学实践带来了革命性的改变，X 光胶片被全数字化的工作流程所代替。就像 Internet 成为信息传播应用的全新平台，DICOM 使“改变临床医学面貌”的高级医学图像应用成为可能。比如在急诊科中，心脏负荷测试、乳腺癌的检查、DICOM 为医生和病人服务，都是医学成像有效工作的标准。

DICOM 标准中涵盖了医学数字图像的采集、归档、通信、显示及查询等几乎所有信息交换的协议；以开放互联的架构和面向对象的方法定义了一套包含各种类型的医学诊断图像及其相关的分析、报告等信息的对象集；定义了用于信息传递、交换的服务类与命令集，以及消息的标准响应；详述了唯一标识各类信息对象的技术；提供了应用于网络环境（OSI 或 TCP/IP）的服务支持；结构化地定义了制造厂商的兼容性声明（conformance statement）。

DICOM 标准的推出与实现，大大简化了医学影像信息交换的实现，推动了远程放射学系统、图像管理与通信系统（PACS）的研究与发展，并且由于 DICOM 的开放性与互联性，使得与其他医学应用系统（HIS、RIS 等）的集成成为可能。

DICOM 是由 ACR 和 NEMA 共同制定的标准，它是让不同厂商互相交流的语言。

（1）通过网络进行通信的标准方式：允许一个厂商向另一个厂商的存档系统中存储信息，允许一个厂商查询另一个厂商的存档系统中存储的信息，允许一个厂商从另一个厂商的存档系统中调阅信息。

（2）打印图像的标准方式：允许一个厂商向另一个厂商的打印机打印影像。

（3）存储信息的标准方式：允许一个厂商与另一个厂商使用标准媒体（如 CD）交换信息，提供一个标准的文件格式，即指定影像和病人数据应该如何存储。

13.5.2 标准的组成

DICOM 标准经历了一个从无到有、从简单到复杂的发展过程。在标准的制定过程中不断听取工业界、学术界、医疗界等各方面的意见和建议，注意标准的可扩充性和可扩展性。在经历了 ACR-NEMA 1.0 和 2.0 的版本到目前的 DICOM 3.0 版本，标准的组成也在不断地补充，目前标准共有 14 个基本部分和扩充部分组成。

13.5.3　标准的应用

DICOM 是医学图像信息系统领域中的核心，它主要涉及信息系统中最主要也是最困难的医学图像的存储和通信，可直接应用在放射学信息系统（RIS）和图像存档与通信系统（PACS）中。DICOM 也是研究和开发具有网络连接功能、实现信息资源共享的新型医疗仪器的技术基础。

13.6　医学影像诊断

医学影像包括 X 光、B 超、MRI、CT、CR、DR、数字减影血管造影等。下面主要介绍最常见的 X 射线和 CT。

13.6.1　X 射线

X 射线照片上影像，首先应辨别是否正常，然后才能提出异常征象。从这些异常征象中，找到一个或几个主要征象，与病人现阶段病情有密切关系。对待这些征象，应从其密度、形态、边缘及周围组织状况等分析，推理归纳，得出诊断。例如，肺内大片致密影，密度均匀一致，边缘模糊，如果邻近组织向患侧移位，则可能是肺不张，如果无移位，则可能是肺炎。

13.6.2　X 射线诊断

一、位置与分布

不少疾病有好发部位，如肺结核多见于肺上部，肠结核多见回盲部，骨结核多见骨骺和干骺端并常侵犯关节。

二、形状与边缘

肺内致密影如果为斑片状，则可能为炎症、结核或其他非肿瘤性病变。若致密影外形为圆，或为慢性愈合期中的表现；反之，若病变边缘模糊，一般反映炎症病变正在浸润，且有活动性。恶性肿瘤在进展阶段，有时边缘也稍模糊。

三、数目与大小

病灶的大小，是单发抑或多发，也有一定的鉴别意义。例如：骨结构的死骨多而小，为多个米粒样；化脓性骨髓炎的死骨则少而大，为单个或几个长条状。

四、密度与结构

病变密度的大小及其均匀性有重要的诊断意义，例如，肺内块状影密度高且不均匀，内有钙化，多诊断为结核球；密度不太高且均匀一致，多诊断为肿瘤，少数良性肿瘤也有钙化。骨密度增高反映骨质增生及硬化，骨密度降低表示骨质疏松或骨结构破坏。

五、周围情况

邻近器官、组织的改变对诊断有一定意义。如肺内大片状致密影伴有胸腔体积缩小的邻近组织改变,若病侧肋间隙变窄、横膈上升及气管向病侧移位,则多见于肺不张;反之,若胸腔体积增大,则诊断为胸积液。

六、功能改变

器官的功能变化表现为心脏搏动、横膈运动及胃肠蠕动等改变。例如:心包积液或心肌疾病可见心搏动减弱;胸膜增厚粘连常见病侧横膈运动受限;胃癌则见病区及邻近胃壁蠕动消失。

七、发展情况

某些X射线征象只表明病程中现阶段状况,缺乏特征性,若将检查前后照片相比较,可了解病变发展动态,易得出诊断意见。如肺内块状致密影,究竟是结核瘤抑或恶性肿瘤?如该影已存在数年之久,且大小又无明显变化,则可诊断为良性病变,常见为结核瘤;反之,短期内块影长大,则应考虑为恶性肿瘤,而急性炎症的进展比恶性肿瘤更快,病变消散也快。

13.6.3 CT

CT是用X射线束对人体某部一定厚度的层面进行扫描,由探测器接收透过该层面的X射线,转变为可见光后,由光电转换变为电信号,再经模拟/数字转换器转为数字,输入计算机处理。图像形成的处理对选定层面分成若干个体积相同的长方体,称为体素。扫描所得信息经计算而获得每个体素的X射线衰减系数或吸收系数,再排列成矩阵,即数字矩阵,数字矩阵可存储于磁盘或光盘中。经数字/模拟转换器把数字矩阵中的每个数字转为由黑到白不等灰度的小方块,即像素,并按矩阵排列,即构成CT图像。所以,CT图像是重建图像。

13.6.4 CT诊断

CT诊断一般为平扫CT、增强CT和脑池造影CT。

(1)平扫CT:一般为横断面扫描,多以听眦线为基线,依次向上或向下连续扫描。

(2)增强CT:扫描常用的造影剂为60%泛影葡胺,每千克体重给予量为1.5～2.0 mL,凡有过敏史及心肾功能衰竭者禁用60%泛影葡胺。

(3)脑池造影CT:一般经腰穿或枕大池穿刺注入非离子型造影剂或气体,使拟检查的脑池充盈。做腹部CT检查时,检查前要禁食;口服稀释的碘水剂衬托脏器的轮廓;检查中病人需屏住呼吸后扫描。

中耳癌可表现为以中耳为中心的骨破坏,听小骨完全消失,局部可见软组织块影。鼻窦炎CT表现为黏膜增厚,腔内密度增高,形成积液或积脓。肝癌在平扫时多数呈低密度区。肝硬化CT表现包括肝脏表面凹凸不平,各叶比例失调,肝实质密度不均,脾肿大等。胰腺炎急性病人表现为胰腺弥漫性增大、变形和边缘模糊、胰周脂肪层消失,以及肾筋膜增厚;慢性病人表现为胰腺增大或缩小、变形和钙化,胰管扩大,肾筋膜增厚。支气管扩张病人CT表现为上支气管可呈柱状、囊状或混合状。若CT显示胸壁内面靠外靠后的有弧线形阴影,则表示有胸腔积液存在。图13-6-1所示的为正确的医学影像诊断报告书模板。

重庆万州××高等专科学校
附属医院影像科

诊断报告

检查ID：0　　　　报告日期：2013-05-16

姓名：　　　　性　别：　　　　年龄：　　　　登记日期：2013-05-16
科别：　　　　住院号：　　　　病房：　　　　床　　号：

检查部位：正侧位CR　　　　检查方法：

影像所见：

印　象：

报告医师：　　　　审核医师：

备注：本报告仅供临床医师参考，不作任何证明，未经医师亲笔签名无效。　NO：

图 13-6-1　医学影像诊断报告书模板

13.7　医学影像系统操作步骤

放射科医生需要使用到两套系统：一套是医院信息系统；一套是影像系统。下面做详细介绍。

13.7.1　医院信息系统基本操作

系统登录步骤和前面电子病历一样：依次输入用户名和密码，单击“登录”按钮，即可登录到系统，进入控制台页面，如图 13-7-1 所示。

进入工作台之后会发现左边是一些常用的模块，单击“检查登记与费用确认”，进入登记界面之后，上方是一些查询病人信息的条件，比如需要检查的病人是来源于门诊还是住院、申请日期是几号等。放射科医生收到病人的申请单核对无误后，双击某个病人的姓名会看到这个病人申请的详细信息和收费情况，如果收费情况有错误可以加以修改和将病人信息填写完整，核对无误单击“审核”按钮，病人的申请单就算完成了，如图 13-7-2 和图 13-7-3 所示。

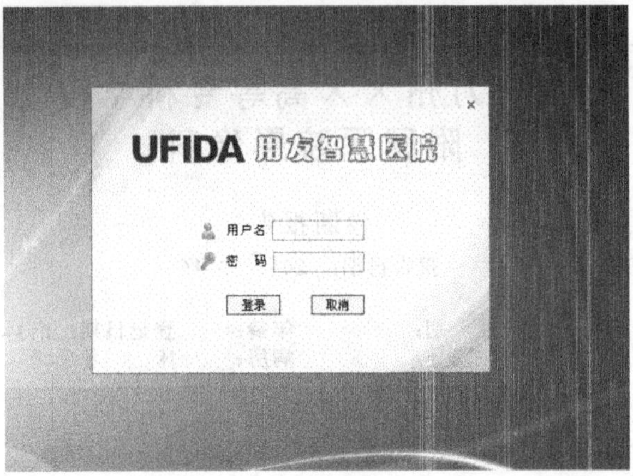

图 13-7-1　登录界面

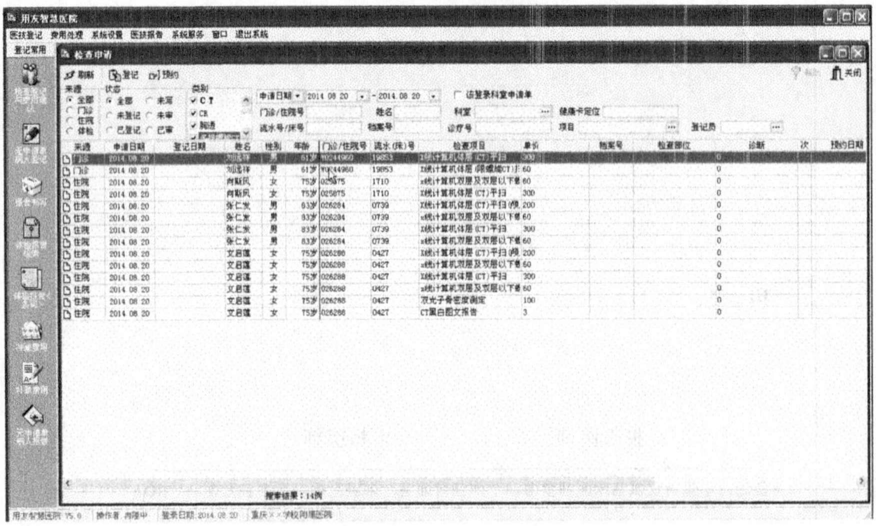

图 13-7-2　检查申请

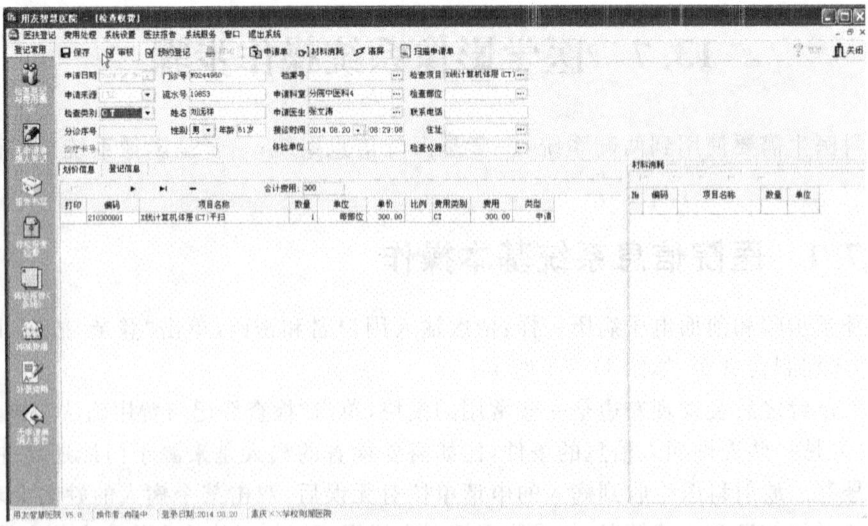

图 13-7-3　检查收费

13.7.2　影像系统基本操作

系统登录步骤如下。

单击桌面上医学影像存储传输与信息管理系统(简称影像系统)图标,弹出启动界面,输入用户名和密码,登录用户,点击“确定”按钮进行身份验证,如图 13-7-4 和图 13-7-5 所示。

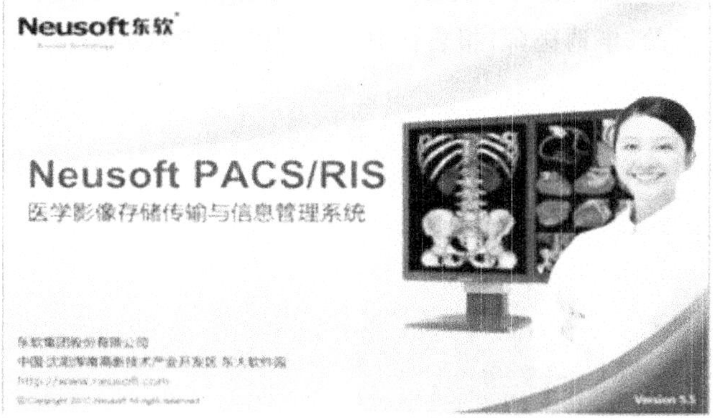

图 13-7-4　影像系统启动界面

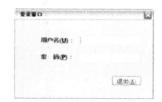

图 13-7-5　影像系统登录界面

13.7.3　影像诊断

当用户进入系统后,单击系统工具栏上的影像诊断按钮,进入影像诊断子系统,进入检查信息查询界面,如图 13-7-6 和图 13-7-7 所示。

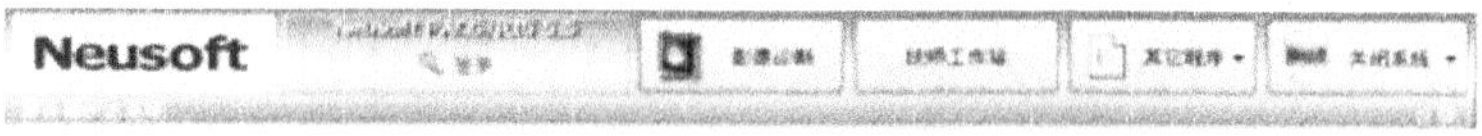

图 13-7-6　工具栏

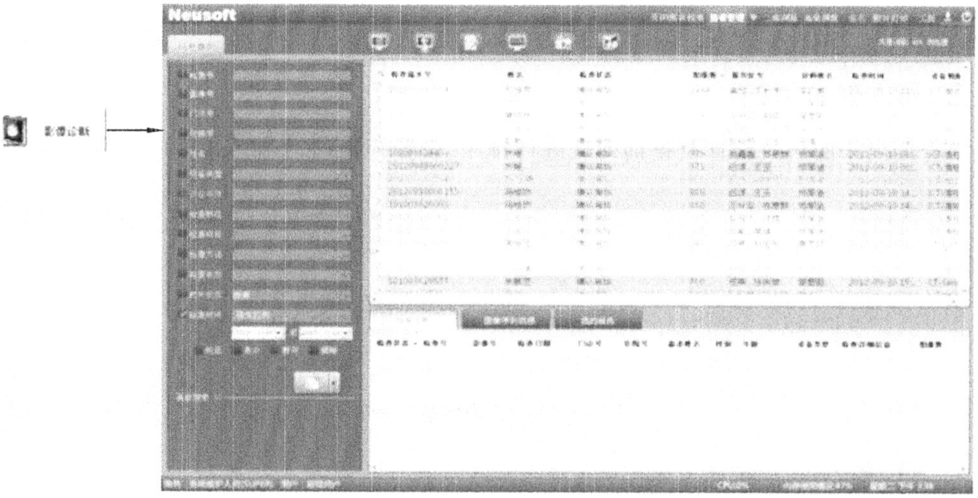

图 13-7-7　查询界面

一、病人查询

系统界面的左侧是检查信息检索区，就是查询条件设置框。病人信息查询条件分为基本查询和高级查询。

1. 基本查询

基本查询条件包括检查号、影像号、门诊号、住院号、姓名等一些条件。

2. 高级查询

高级查询条件包括病人类型、性别、年龄、申请医师、报告医师等一些更为细致的条件，如图 13-7-8 所示。

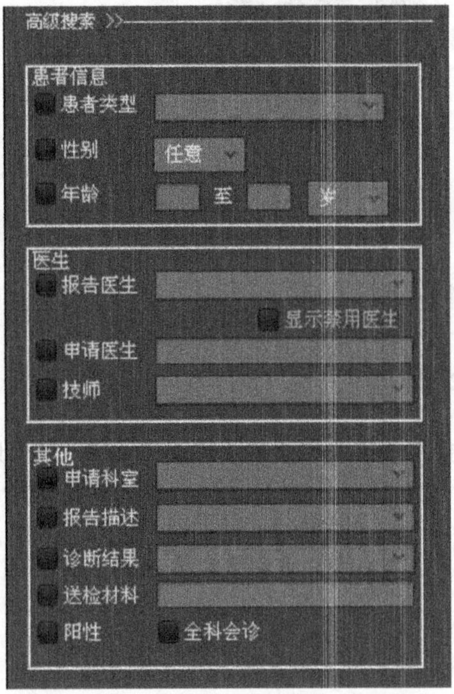

图 13-7-8　高级查询

二、病人信息列表

对查询出来的病人信息及查询列表进行排序、设置等操作，如图 13-7-9 所示。

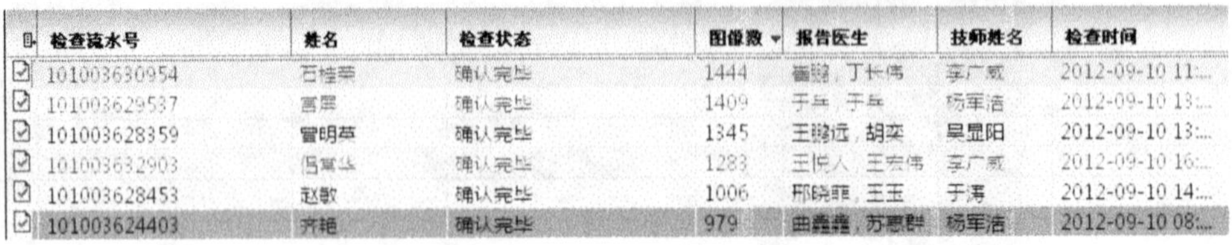

检查流水号	姓名	检查状态	图像数	报告医生	技师姓名	检查时间
101003630954	石桂萍	确认完毕	1444	[illegible]，丁长伟	李广威	2012-09-10 11:...
101003629537	[illegible]	确认完毕	1409	于兵，于兵	杨军洁	2012-09-10 13:...
101003628359	曾明芳	确认完毕	1345	王鹏远，胡奕	吴显阳	2012-09-10 13:...
101003632903	[illegible]	确认完毕	1283	王悦人，王宏伟	李广威	2012-09-10 16:...
101003628453	赵敏	确认完毕	1006	邢晓菲，王玉	于涛	2012-09-10 14:...
101003624403	齐艳	确认完毕	979	曲鑫鑫，苏惠群	杨军洁	2012-09-10 08:...

图 13-7-9　查询信息的操作

（一）定制列

在病人信息列表顶部的列标题上单击鼠标右键，在弹出的设置菜单中，选择"列"命令，弹出定制列对话框。选中列名前选项，则显示选择的列，反之则不显示此列。还可以通过"上移”、“下移”设定病人信息列表中列信息的显示顺序。最后单击“确定”按钮，设置生效，如图 13-7-10 所示。

（二）颜色设置

在病人信息列表顶部的列标题上单击鼠标右键，在弹出的风格设置菜单中，选择“颜色”命令，弹出颜色设置对话框，系统默认颜色交替行数为 1 行（最小值）。如果想改变背景颜色，单击颜色框，在弹出的色表中选择相应颜色即可。设置完成之后，单击“确定”按钮，颜色设置生效。如图 13-7-11 所示。

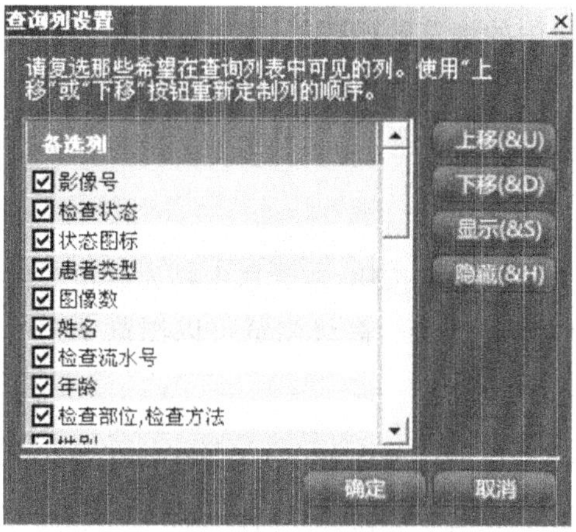

图 13-7-10　查询列设置

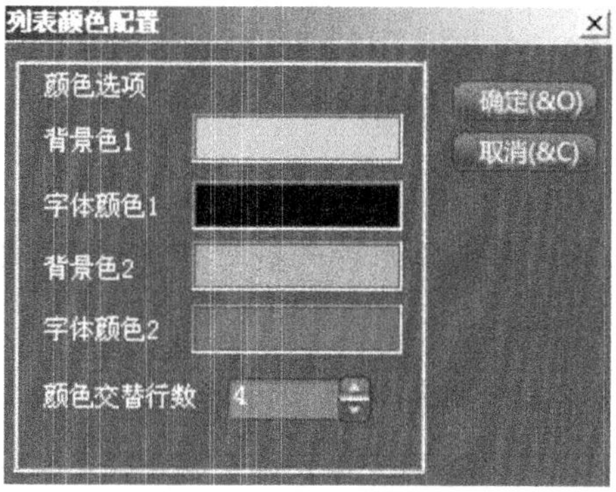

图 13-7-11　列表颜色设置

（三）字体设置

在病人信息列表顶部的列标题上单击鼠标右键，在弹出的风格设置菜单中，选择“字体”命令，弹出设置字体对话框，可以对病人信息列表中显示内容的字体进行设置，如图 13-7-12 所示。

（四）打印列表

对于查询到的病人信息结果列表，系统提供了打印列表功能。在病人信息列表顶部的列标题上单击鼠标右键，在弹出的风格设置菜单中，选择“打印”命令，弹出打印设置界面。设置完成后单击“确定”按钮，打印列表里所有病人信息。如图 13-7-13 所示。

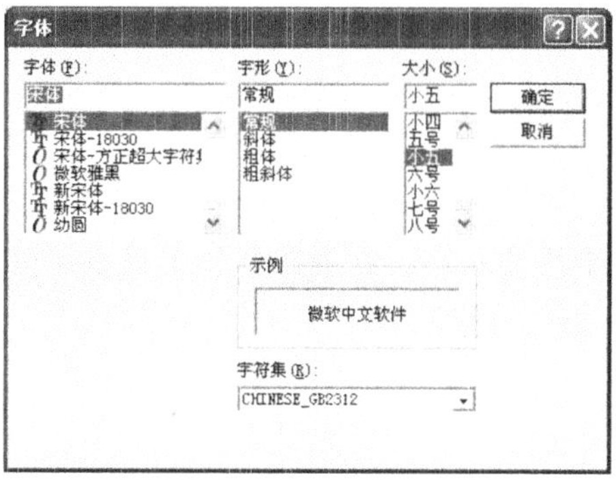

图 13-7-12　字体设置

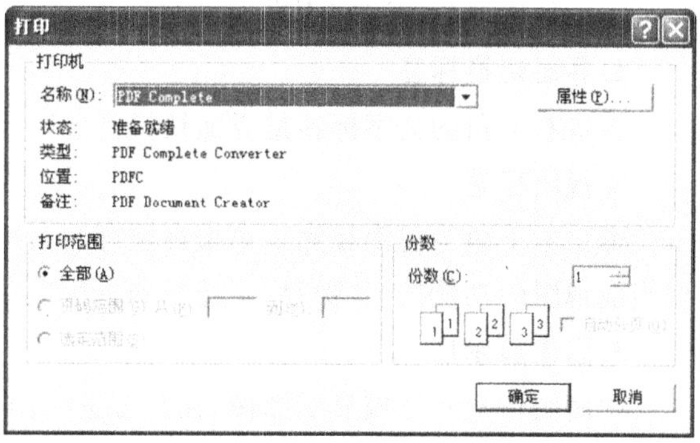

图 13-7-13　打印设置

三、工具栏按钮控制

图 13-7-14 所示的为病人信息查询界面的工具栏。各控制按钮操作如下。

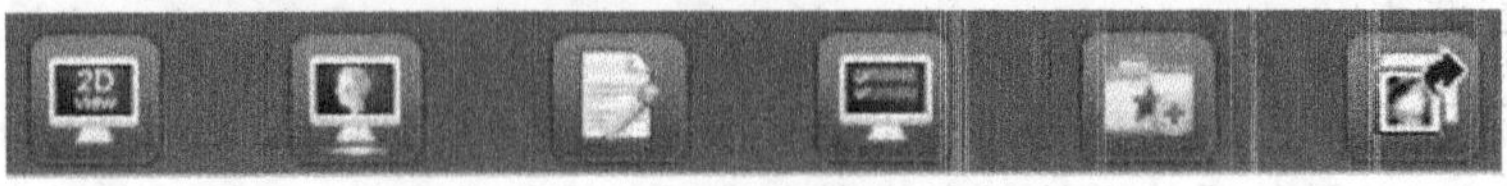

图 13-7-14 病人信息查询界面的工具栏

(一)浏览图像

在病人信息列表中选中一条病人检查,单击工具栏中的浏览图像按钮,或者选中病人后单击鼠标右键,在弹出的菜单中选择“浏览图像”,即可打开浏览图像界面,此界面浏览到的是二维图像。

(二)高级浏览

在病人信息列表中选中一条病人检查,单击工具栏中的相应按钮,或者选中病人后单击鼠标右键,在弹出的菜单中选择“高级浏览”,即可打开高级浏览界面,高级浏览可以浏览重建的三维图像。

(三)编辑报告

在病人信息列表中选中一条病人检查,单击工具栏中的相应按钮,或者选中病人后单击鼠标右键,在弹出的菜单中选择“编辑报告”,打开编辑报告界面,能开始编写报告。

(四)导出图像

在病人信息列表中,选择要导出图像的检查(可以多选),然后单击工具栏上按钮,或单击鼠标右键,在弹出菜单中选择“导出图像”选项,打开选择导出路径界面。选择导出图像保存路径,单击“确定”按钮,即可把该检查的图像导出保存到本地磁盘。

13.7.4 二维图像显示

在病人信息查询界面,使用浏览图像功能,可自动切换到图像显示界面,如图 13-7-15 所示。

一、影像界面基本布局

1. 界面切换标签

窗口右上角的文字标签是界面切换标签。

2. 视图标签

窗口右下角为视图标签。单击视图标签,该视图处于活动状态。在视图标签上提供了处理当前视图的功能按钮“保存”、“选择和排序”、“播放”、“窗口分格”。

3. 图像显示区

中间图像显示区域显示图像,在此可进行图像处理操作。

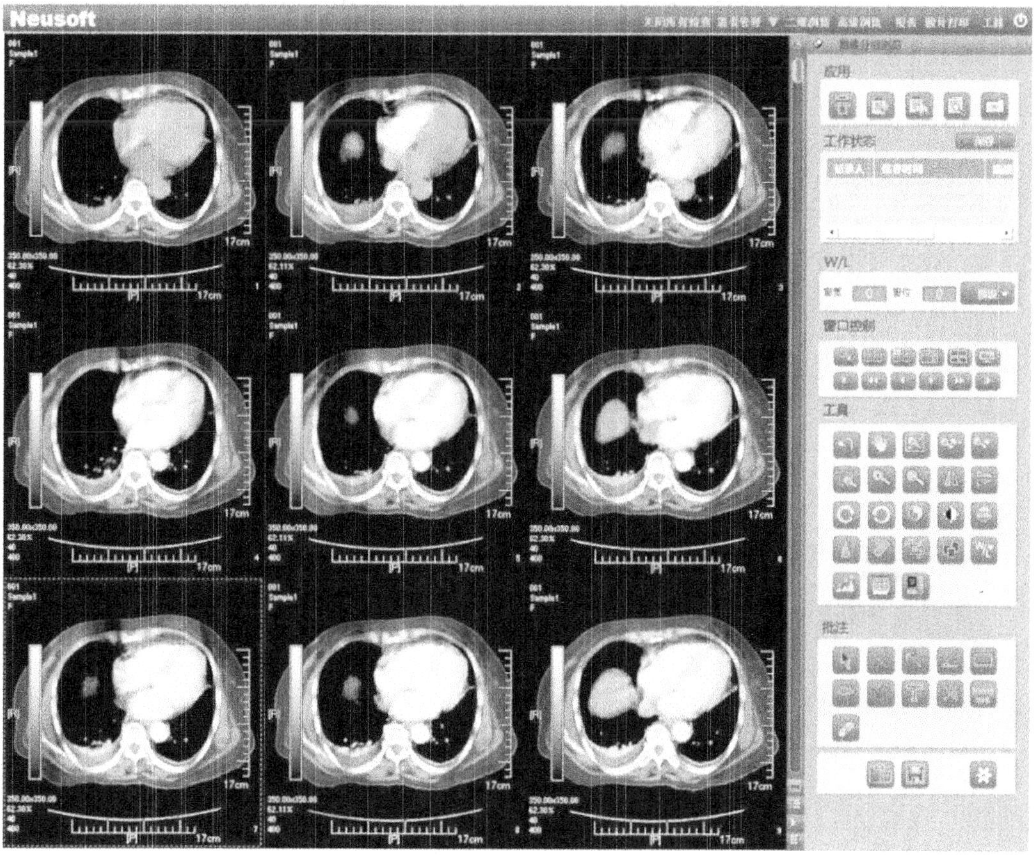

图 13-7-15　图像显示界面

4. 控制栏

右侧控制栏提供处理图像的工具。控制栏可以设置为浮动模式，单击工具栏上的“浮动”按钮，使该按钮处于弹起状态，控制栏便设置为浮动模式。在浮动模式下，鼠标离开控制栏界面的时候，控制栏隐藏；当鼠标移动到界面最右侧的时候，控制栏显示。

5. 图像列表

当鼠标移动到界面最顶部的时候，自动显示图像列表；鼠标离开，图像列表自动隐藏。

二、操作

如果想打开本地存储的图像，单击右上角界面切换标签中的相应按钮，切换到打开本地文件页面，如图 13-7-16 所示。

该界面类似于 Windows 的资源管理器。打开本地图像可参考以下步骤。

步骤 1：在左侧文件目录中选择要打开的图像文件所在的磁盘目录（单击工具栏上的相应按钮，文件目录上移一层）。

步骤 2：在右侧文件列表中选择图像文件（单击工具栏上的相应按钮，可以改变文件列表查看方式，并且选择图像文件后，可以在左下侧预览区预览图像）。

步骤 3：选择图像后，按回车键，或单击相应按钮，打开图像。

注意：打开本地图像，不能编写报告。

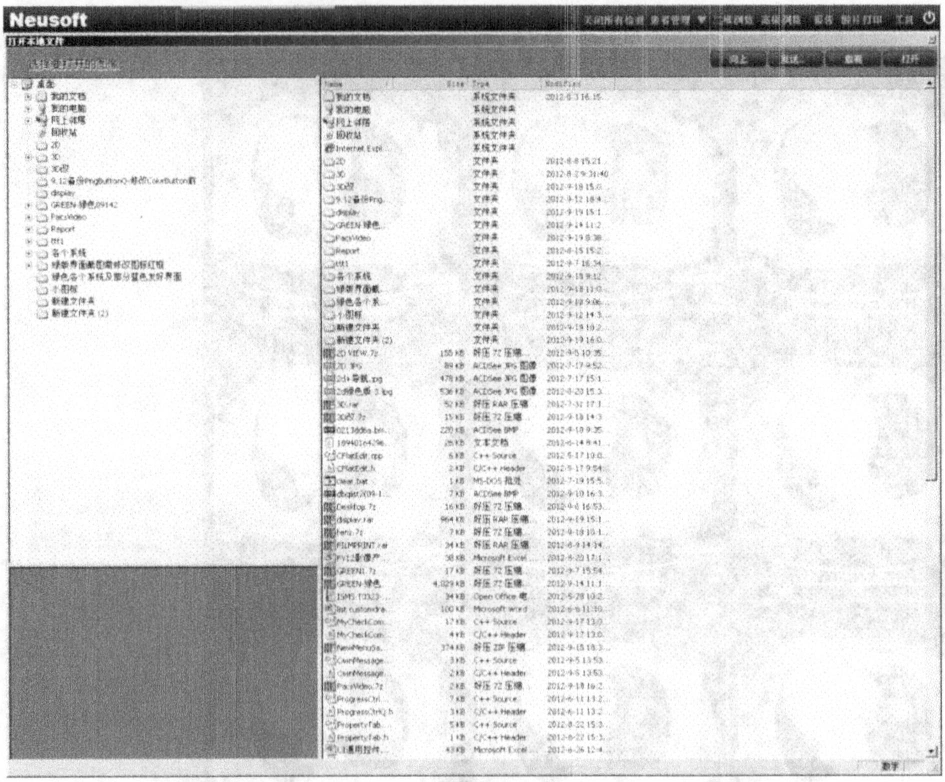

图 13-7-16　打开本地文件页面

三、图像显示

（一）图像显示模式

图像显示模式分为检查模式、序列模式和图像模式。将鼠标移动到界面最顶部显示检查列表，如图 13-7-17 所示。

图 13-7-17　检查列表

（1）检查模式：若要同时显示一个检查的所有图像，选中该检查的检查标签，按住鼠标左键，向图像显示区进行拖拽，拖拽到图像显示区后，放开鼠标左键，该检查的所有图像即可全部被显示。在该模式下，图像以一个检查为一组显示，不区分序列。如果打开多个检查，通过改变视图布局，可以显示多个检查的图像。

（2）序列模式：通常一个检查对应一组图像，这组图像可能包含一个或多个序列，用户可以查看其中的一个或多个序列的图像。在界面中，在序列列表中单机序列缩略图选中要查看的序列，按住鼠标左键并向图像显示区域进行拖拽，拖拽到图像显示区后，放开鼠标左键即可。通过改变视图布局，可以显示多个序列。

（3）图像模式：在图像模式中，图像可以不受检查、序列的限制，在同一个视图窗格中可以同时显示不同检查、不同序列的图像。

（二）视图布局和图像分格

视图布局就是当前检查或序列在屏幕中的视图窗格显示格式。图像分格是指每个视图窗格中图像显示的分格格式。相关操作按键如图 13-7-18 所示。

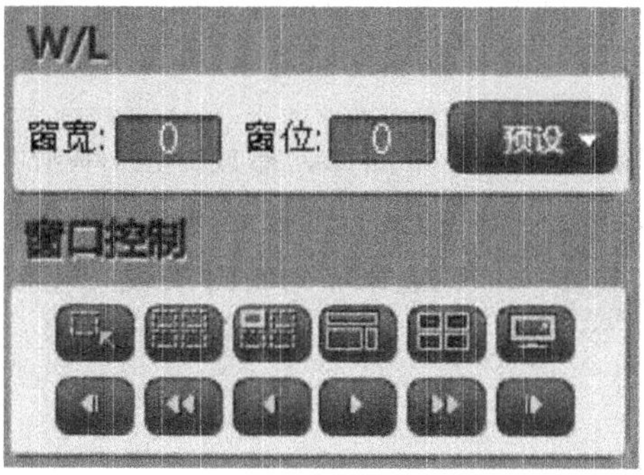

图 13-7-18　相关操作按键

1. 视图布局

单击"相关操作按键"按钮，弹出设置视图布局对话框，如图 13-7-19 所示。系统提供了几种常用的视图布局：1×1、1×2、2×1、1×3、2×2、3×1。单击相应按钮，即可设置布局，同时关闭对话框。

2. 图像分格

图像分格是指图像在工作区中的显示方式，以行×列方式显示。图像分格可以按设备类型预设，当打开该设备类型的检查时按照预设图像分格显示。

图像分格预设是事先定制图像的显示方式，而实际使用时经常根据需要来改变图像的显示方式，系统提供了图像分格设置功能。

单击视图标签，选择要设置图像分格视图窗格，如图 13-7-20 所示。

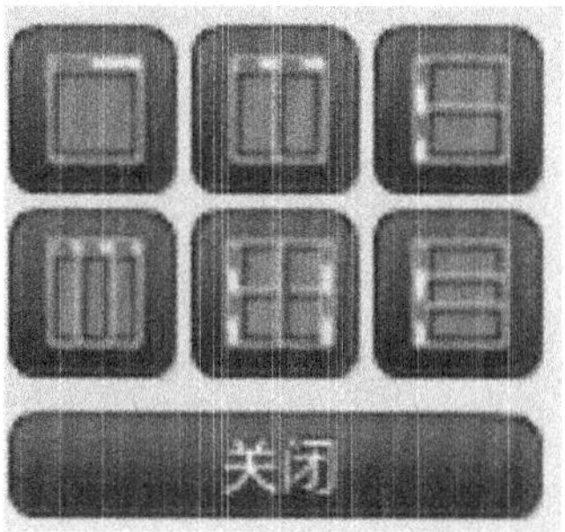

图 13-7-19　视图布局对话框

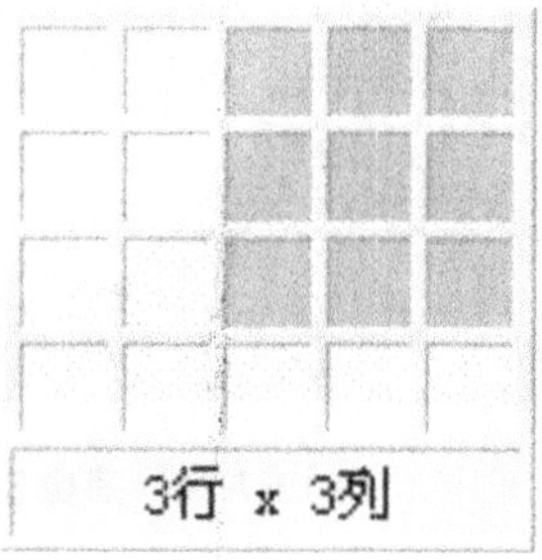

图 13-7-20　设置图像分格视图窗格

13.7.5　二维图像处理

一、查看图像

图像显示比较小或者图像数量比较多，而当前工作区不能同时全部显示时，系统提供了最大化图像和图像翻页功能来查看图像。

1. 最大化图像

在图像上双击鼠标，图像最大化显示在视图窗格中，再双击鼠标，图像还原显示。

2. 图像翻页

窗口控制栏的翻页工具分别是：定位到第一幅图像、上一页，快捷键“PageUp”、上一幅图、下一幅图、下一页，快捷键“PageDown”、定位到最后一幅图。

二、播放图像

播放是动态地显示当前的一组或一个图像。播放方法：单击“图像显示界面”右下角视图标签上的“播放”按钮，弹出播放器的同时开始播放当前检查或序列的图像（播放检查或者序列是根据当前视图模式而定的），播放的时候，图像最大化显示，播放器如图 13-7-21 所示。

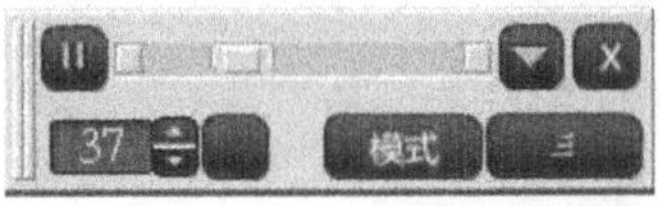

图 13-7-21　播放器

三、图像显示处理

1. 显示信息参数设置

图像显示信息参数设置包括是否显示批注信息、是否显示标尺、是否显示色阶、是否显示图像信息和方向标识五部分，如图 13-7-22 所示。

单击“相关操作按键”按钮，打开“显示信息”对话框，如图 13-7-23 所示。

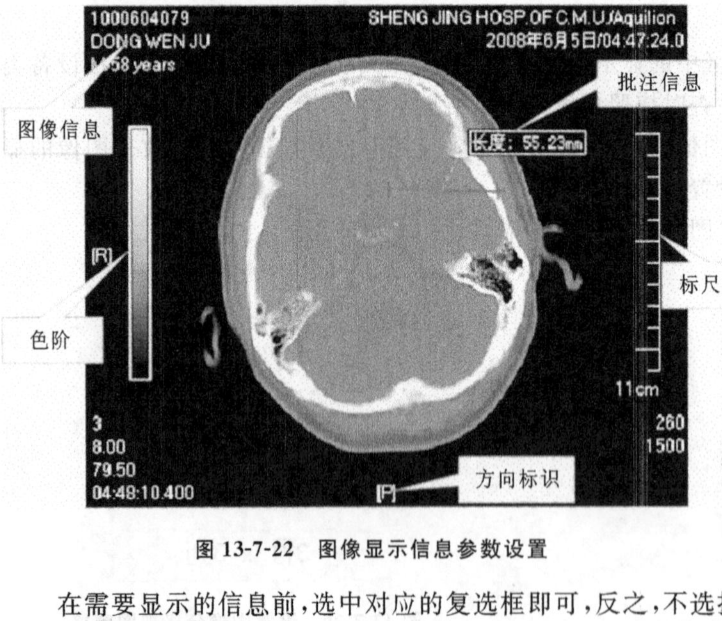

图 13-7-22　图像显示信息参数设置

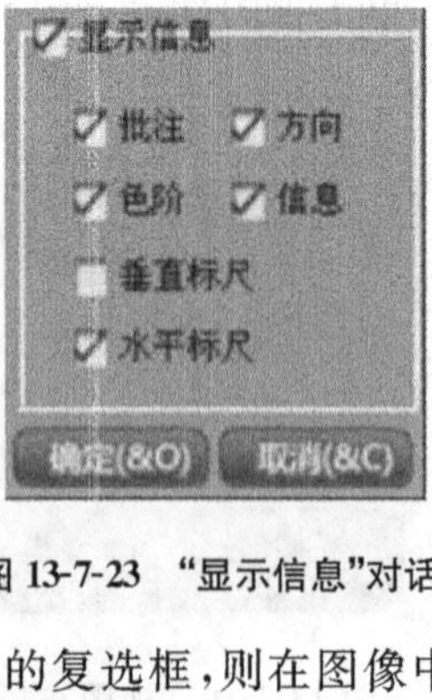

图 13-7-23　“显示信息”对话框

在需要显示的信息前，选中对应的复选框即可，反之，不选择对应的复选框，则在图像中不会显示相关的信息。如果不显示所有信息，将“显示信息”前的复选框去掉即可。

2. 调节窗宽窗位

调节窗宽窗位有以下几种方式。

1）鼠标右键直接调节

在图像上单击鼠标右键，并按住不放，拖动鼠标在图像上滑动，鼠标滑动的同时窗宽窗位被改变。

2)使用双窗宽窗位

双窗宽窗位的设置,主要是使欲查看图像的内部与外部显示不同,以突出显示所关心的区域。使用“Ctrl＋Alt＋鼠标右键”进行拖动就会产生这种效果,如图 13-7-24 所示。

3. 使用显示工具处理图像

图像显示工具在控制栏如图 13-7-25 所示。

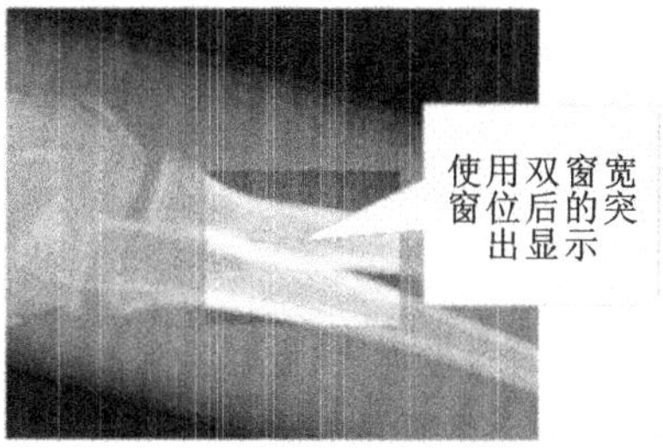

图 13-7-24　调节窗宽窗位

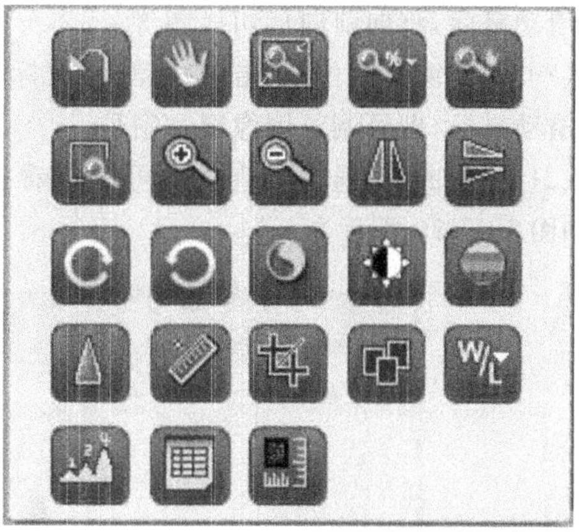

图 13-7-25　图像显示工具栏

按钮从左到右的功能如下。

(1)恢复:单击该按钮,将图像恢复成初始打开状态。

(2)移动:单击该按钮,将鼠标移动到要处理的图像上,按住鼠标左键不放,可以上下左右移动。

(3)适合窗口:选择要处理的图像,单击该按钮,调节窗口到适合大小。

(4)放大镜:按下该按钮,将鼠标移到要查看的图像上,按下鼠标左键,弹出放大镜方框,方框中放大显示了鼠标所在位置上的图像。按住鼠标左键不放,移动鼠标,就可以移动显示放大的图像部位。

(5)缩放:单击该按钮,将鼠标移到要处理的图像上,按下鼠标左键不放,移动鼠标,图像将整体放大或者缩小。

(6)区域缩放:单击该按钮,将鼠标移到要处理的图像上,按下鼠标左键不放,在图像上拖画出一个矩形区域,松开鼠标左键,系统将选择区域放大。

(7)放大:单击该按钮,当前选中图像将放大。

(8)缩小:单击该按钮,当前选中图像将缩小。

(9)水平镜像:单击该按钮,当前选中的所有图像都从左到右翻转 180°。

(10)垂直镜像:单击该按钮,当前选中的所有图像都从上到下翻转 180°。

(11)右旋:单击该按钮,当前选中的所有图像顺时针旋转 90°。

(12)左旋:单击该按钮,当前选中的所有图像逆时针旋转 90°。

(13)反色:选中要操作的图像,然后单击“反相”按钮,则完成图像的反相(黑白颜色的互换)。

(14)亮度/对比度:单击该按钮,将鼠标移到要处理的图像上,按住鼠标左键不放,在图像上滑动鼠标,图像亮度、对比度随着鼠标滑动被调节。

(15)伪彩色:选择图像后,单击“伪彩”按钮,会弹出伪彩设置界面。

(16)滤波:选择图像后,单击该按钮,弹出滤波设置界面。

(17)测量单点值:如果查看的图像为 CT,则测量的为 CT 值。如果图像为 MRI 图,则测量的为 MRI 值。如果既不是 CT 也不是 MRI,则显示灰度值。

(18)裁剪:单击该按钮,将鼠标移到要处理的图像上,按住鼠标左键不放,拖出一个矩形选区,松开鼠标,选区以外的将被裁掉。

(19)拖动浏览图像:单击该按钮,将鼠标移到要处理的图像上,按住鼠标左键不放,向下或向上滑动鼠标,将向前向后切换图像。

(20)调整窗宽窗位:单击该按钮,将鼠标移到要处理的图像上,按住鼠标左键不放,向上或向下滑动鼠标,即可调整图像窗宽窗位。

(21)峰值曲线:通过峰值曲线可以查看在图像某一直线上的 CT 或 MRI 等值的分布情况,如图 13-7-26 所示。

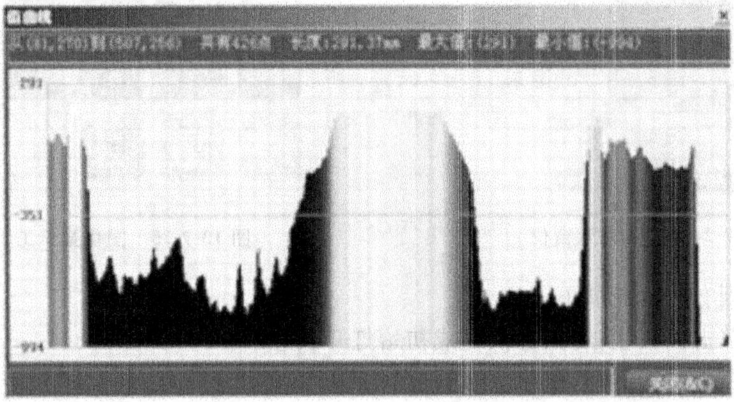

图 13-7-26 峰值曲线

(22)查看 DICOM 信息:单击该按钮,在要查看的图像上单击鼠标左键,弹出该图像的 DICOM 信息列表,如图 13-7-27 所示。

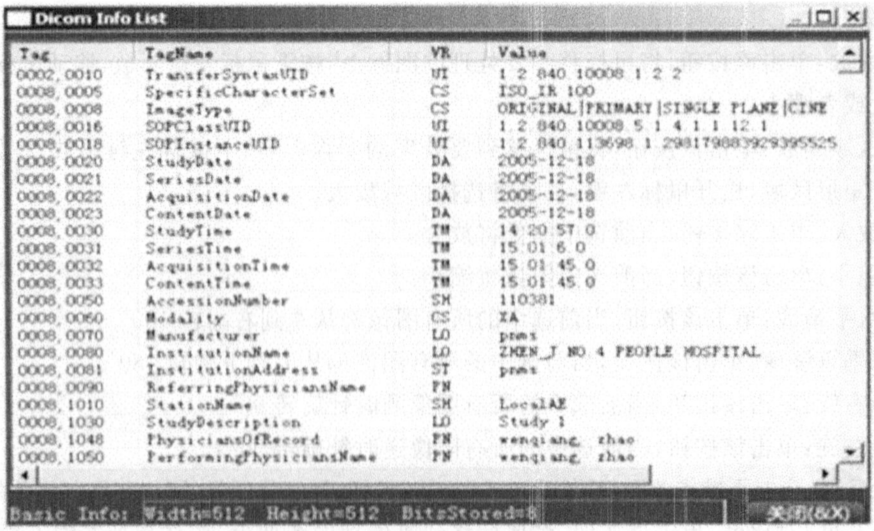

Dicom Info List

Tag	TagName	VR	Value
0002,0010	TransferSyntaxUID	UI	1.2.840.10008.1.2.2
0008,0005	SpecificCharacterSet	CS	ISO_IR 100
0008,0008	ImageType	CS	ORIGINAL|PRIMARY|SINGLE PLANE|CINE
0008,0016	SOPClassUID	UI	1.2.840.10008.5.1.4.1.1.12.1
0008,0018	SOPInstanceUID	UI	1.2.840.113698.1.298179883929395525
0008,0020	StudyDate	DA	2005-12-18
0008,0021	SeriesDate	DA	2005-12-18
0008,0022	AcquisitionDate	DA	2005-12-18
0008,0023	ContentDate	DA	2005-12-18
0008,0030	StudyTime	TM	14:20:57.0
0008,0031	SeriesTime	TM	15:01:6.0
0008,0032	AcquisitionTime	TM	15:01:45.0
0008,0033	ContentTime	TM	15:01:45.0
0008,0050	AccessionNumber	SH	110381
0008,0060	Modality	CS	XA
0008,0070	Manufacturer	LO	pmms
0008,0080	InstitutionName	LO	ZHEN_J NO.4 PEOPLE HOSPITAL
0008,0081	InstitutionAddress	ST	pmms
0008,0090	ReferringPhysiciansName	PN	
0008,1010	StationName	SH	LocalAE
0008,1030	StudyDescription	LO	Study 1
0008,1048	PhysiciansOfRecord	PN	wenqiang, zhao
0008,1050	PerformingPhysiciansName	PN	wenqiang, zhao

Basic Info: Width=512 Height=512 BitsStored=8

图 13-7-27 DICOM 信息

(23)定位图：在定位图上可以查看定位线信息，如图 13-7-28 所示。查看定位线信息的时候，如果在定位线上单击鼠标左键，系统自动显示该定位线上的图像。

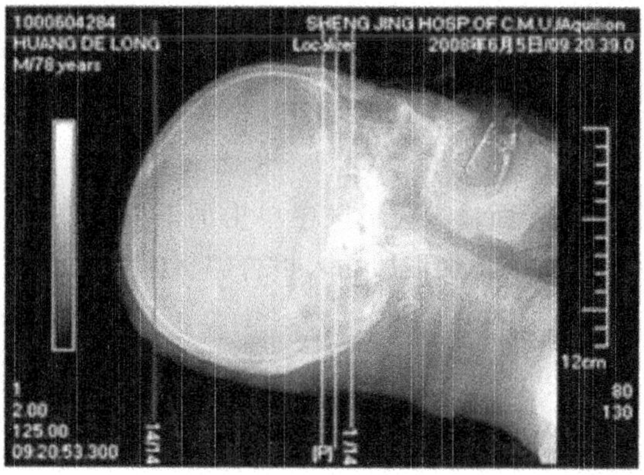

图 13-7-28　定位线信息

13.7.6　报告编辑界面

编辑报告是指对病人记录进行诊断或对已经诊断的病人进行确认。

成功登录到系统后，在病人信息列表中选择病人并打开，单击影像程序界面工具栏上的“编辑报告”按钮，弹出报告界面，如图 13-7-29 所示。

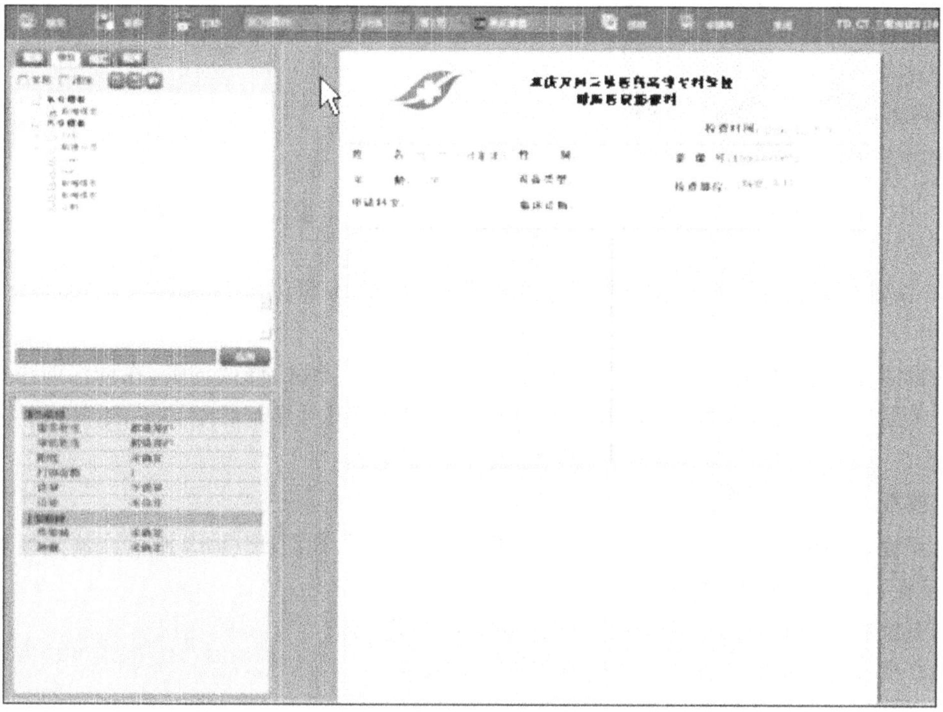

图 13-7-29　报告界面

一、报告模板

常用的报告内容的输入可以通过常用词汇、输入模板的选择来完成。

1. 图像

在报告编辑界面输入模板区中点击图像标签，可打开“图像”选项，如图 13-7-30 所示，可选择一幅图像或多幅图像，拖拽到报告上，进行图文报告编辑。

2. 词汇

(1)使用词汇：在报告编辑界面输入模板区中单击词汇标签，可打开“词汇”选项，如图 13-7-31 所示。双击其中一条词汇，该条词汇即插入报告编辑区光标的位置上。

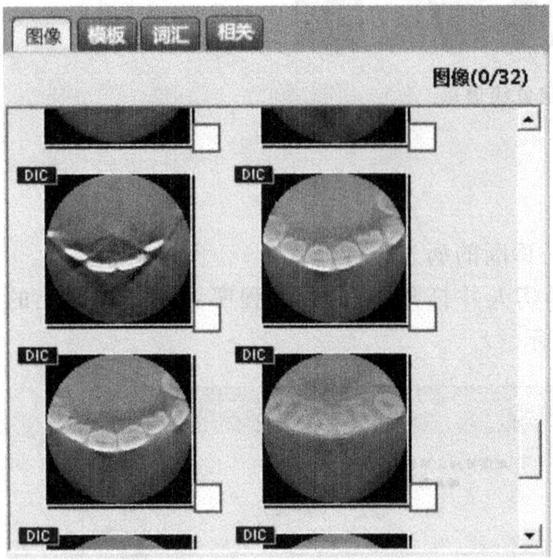

图 13-7-30 “图像”选项

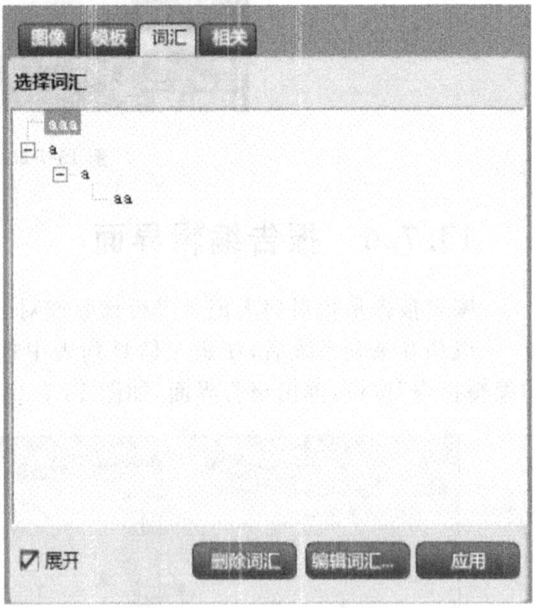

图 13-7-31 “词汇”选项

(2)编辑词汇：在图 13-7-31“词汇”选项界面中，单击“编辑词汇”按钮，打开“编辑词汇”界面，如图 13-7-32 所示。

编辑词汇界面中列出了所有词汇，可在编辑框中添加、删除、修改词汇，在词汇前添加“－”符号表示缩进。设置词汇缩进后，可单击词汇前“＋”“－”符号展开收缩词汇；系统支持多级缩进设置。

3. 模板

打开报告编辑界面，系统自动显示输入模板选择界面，如图 13-7-33 所示。输入模板分为“私有模板”和“共享模板”两部分。

私有模板是指只有当前登录用户拥有该模板的使用权。

共享模板是指同科室所有用户都有权使用该模板。

(1)常用

选择常用选项后，输入模板区将只显示设置了常用标记的模板。设置常用模板方法如下：右键点击输入模板名，选择“设置/取消常用标记”，即可设置或取消该模板的常用标记。

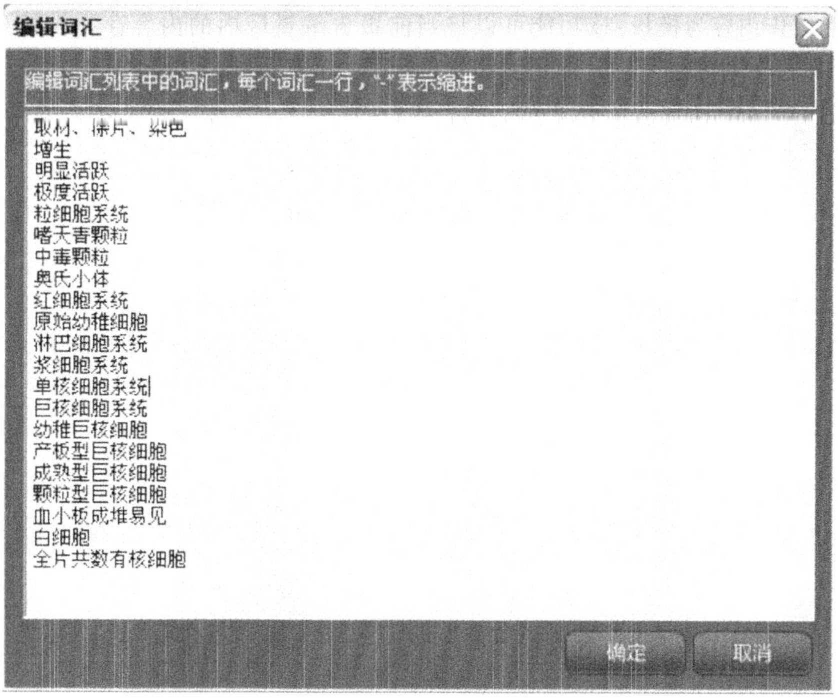

图 13-7-32　"编辑词汇"界面

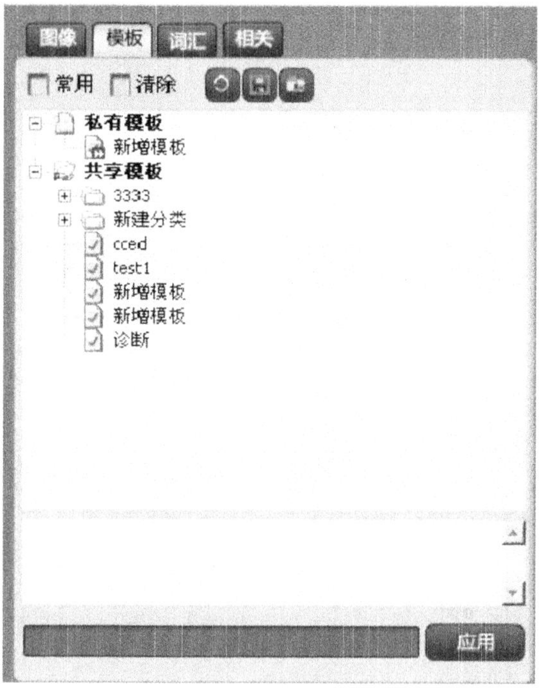

图 13-7-33　模板界面

(2)清除

勾选清除选项后，编辑报告时，使用输入模板，系统会将报告编辑区已有的内容清除掉。

复位输入模板列表：单击该按钮后，输入模板区恢复到初始状态。

保存报告内容为模板：该功能可以将当前报告编辑区内的内容存为模板。单击该按钮，会打开“保存输入模板”界面，如图 13-7-34 所示。在模板分类中选择一个保存位置，在模板名称中输入新保存的模板名称，单击“确定”按钮即可。

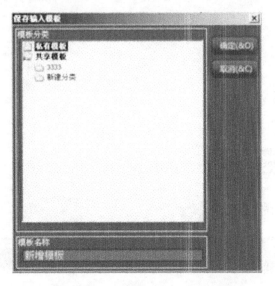

图 13-7-34 “保存输入模板”界面

显示输入模板对话框：单击该按钮，系统打开输入模板界面，输入模板界面中可以显示出文本框、下拉框等系统控件，如图 13-7-35 所示。

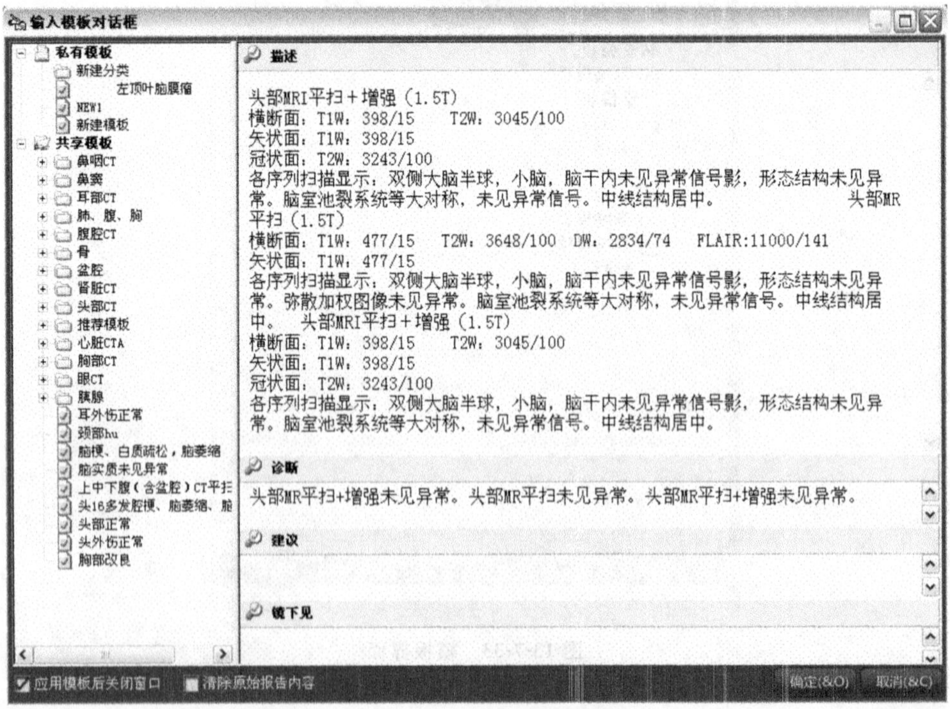

图 13-7-35 显示“输入模板对话框”

4. 相关诊断

在报告编辑界面输入模板区中单击相关标签，即可打开“相关”诊断选项，如图 13-7-36 所示，显示该病人相关的诊断信息。

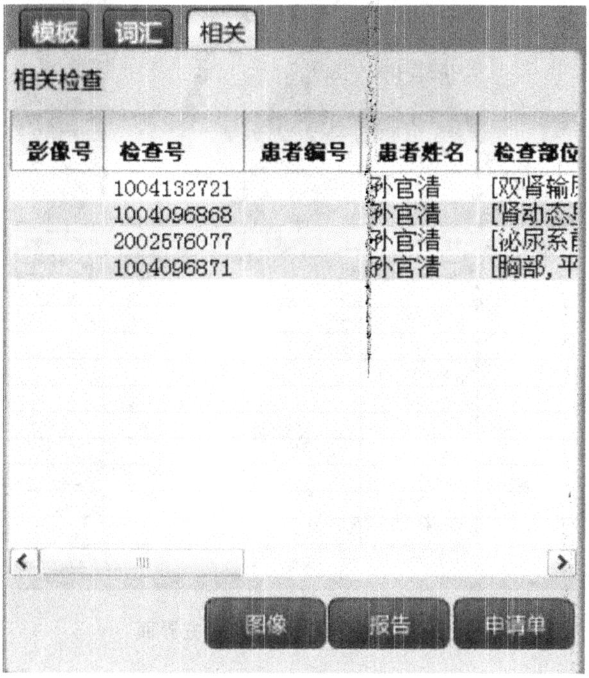

图 13-7-36　“相关”选项

13.7.7　三维图像显示与处理

三维图像显示与处理模块包含两个子模块。

(1) Volume 模块：这个模块具备多平面重建功能(MPR)，它能够产生二维的平面重建图像，以及三维可视化功能，即它能够在三维场景中以最大密度投影、最小密度投影、平均密度投影或容积重建方式显示三维物体。

(2) CPR 模块：具备曲面重建功能，基于用户定义的曲线产生曲面重建图像以及垂直于曲线的切面图像。

一、界面介绍

在病人信息查询界面，使用“高级浏览”功能，该功能可自动切换到高级图像显示界面，如图 13-7-37 所示，为打开图像后的图像显示界面。软件界面分为左侧的视图区和右侧的工具栏区，视图区主要用于显示图像，工具栏区放置对图像的操作工具和一些系统工具。

二、工具栏及一般操作

通用工具一般是在 Volume 和 CPR 功能模块中都可以被使用的工具，主要位于工具栏的中下部分的工具按钮区，包括对于图像的基本调整、测量和注释工具，如图 13-7-38 所示。

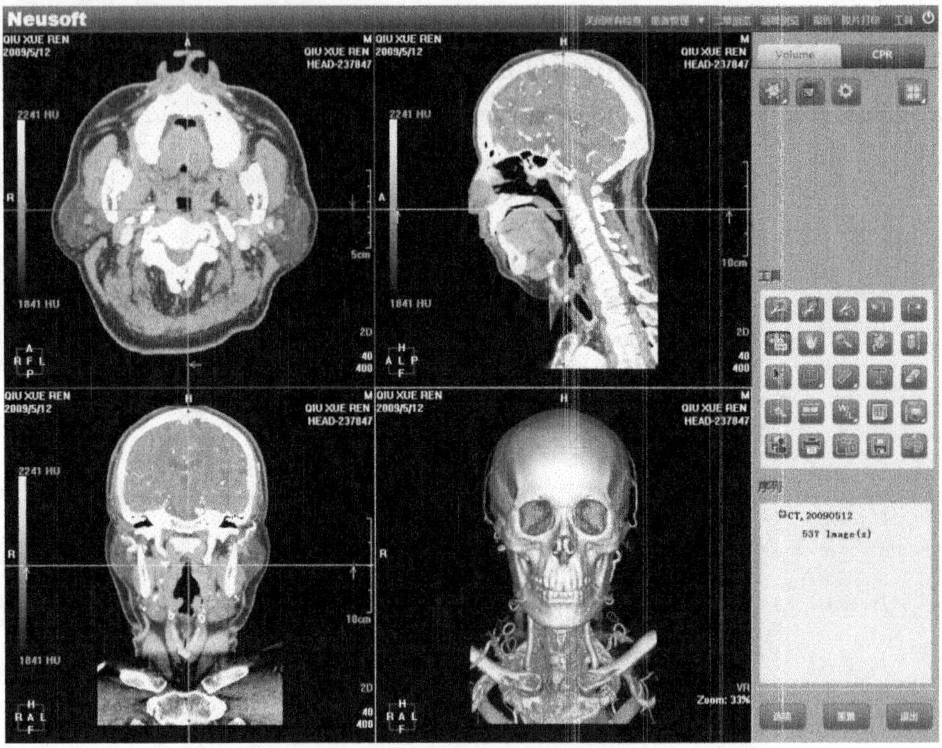

图 13-7-37　Volume 模块主界面

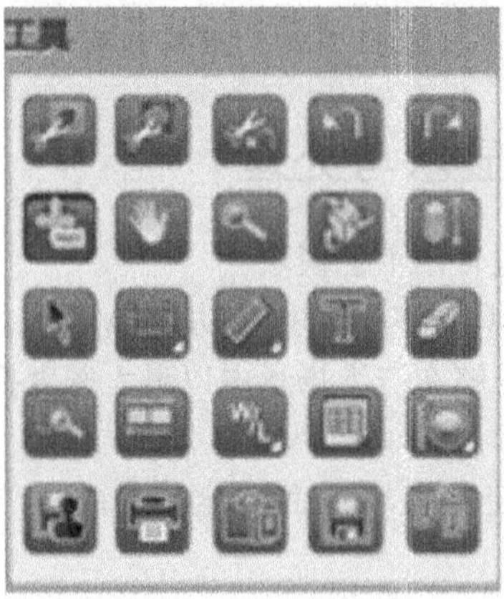

图 13-7-38　工具面板

三、Volume 模块

1. 界面介绍

Volume 模块主要包含多平面重建功能和三维可视化功能。多平面重建图像的操作包括切换成像方式和修改图像厚度、修改图像方向及位置、创建 MPR 批处理序列。三维可视化图像的操作包括切换成像模式、剪切操作、修改包围盒操作、方向调整操作。

如图 13-7-39 所示，数据导入未经过旋转操作时，视图区窗口分别显示标准横断面图像、矢状面图像、冠状面图像，容积重建图像为从前向后的观察方向。

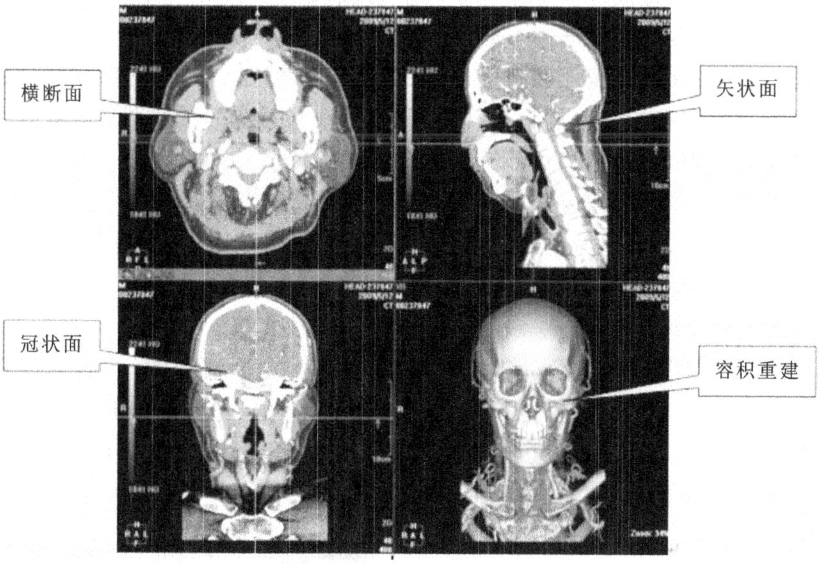

图 13-7-39　Volume 模块

2. 多平面重建的操作

多平面重建是从原始的断层图像经处理后获得人体组织器官任意的冠状、矢状、横轴和斜面的二维图像处理方法，它给医生提供了多个观察人体组织器官的视角。

1)切换成像方式

在 MPR 视图的左下角可以看到橙色的活动注释文字信息，鼠标单击该文字可以看到弹出的菜单，单击任意一个菜单项将切换到相应的成像方式中，2D 代表单层图像，MIP 代表最大密度投影，AIP 代表平均密度投影，MinIP 代表最小密度投影，VR 代表容积重建。选择 MIP、MinIP、AIP 或 VR 模式后，该活动注释下方会显示层厚信息〈Thickness：xx mm〉。

2)参考线操作

在 MPR 视图中，每一个平面都会在另外两个平面上以一条参考线来代表。正交旋转模式下的参考线如图 13-7-40 所示，独立旋转模式下的参考线如图 13-7-41 所示。单击右上角按钮，使 MPR 平面处于"正交旋转模式"。按住该按钮直到弹出下拉菜单，然后选择，使 MPR 平面处于"独立旋转模式"。

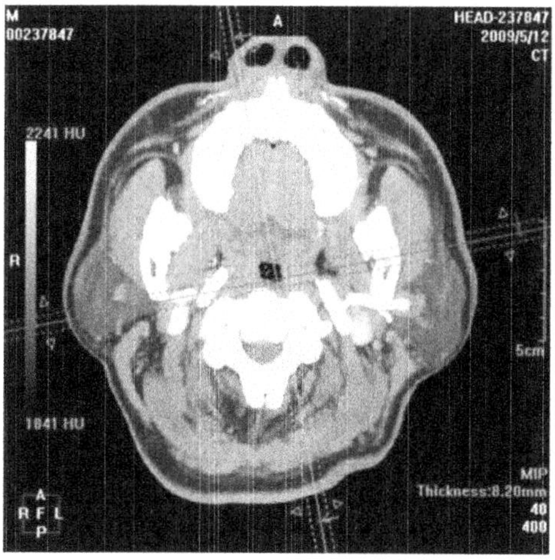

图 13-7-40　正交旋转模式下的参考线

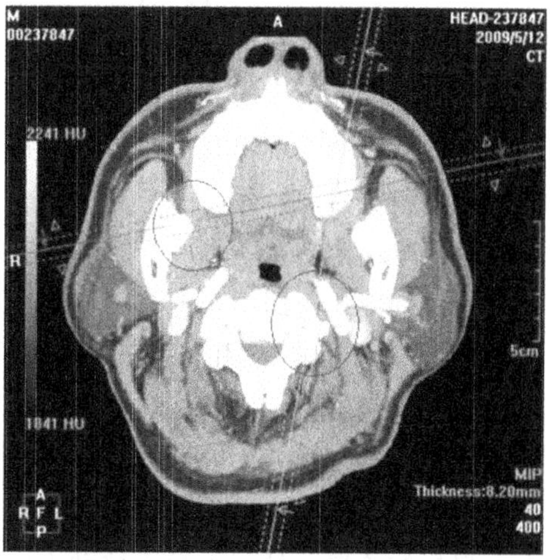

图 13-7-41　独立旋转模式下的参考线

①修改图像方向：在导航按钮被按下后，单击代表该平面的参考线上的红色圆点（如图13-7-41中红色圆圈处），并按住鼠标不放，同时移动鼠标。

②修改图像位置：在导航按钮被按下后，鼠标单击参考线，沿着参考线垂直方向移动鼠标，则该直线会沿着鼠标移动的方向进行移动，同时参考线所对应的重建图像也会发生平行移动。如果在参考线交叉点按住鼠标然后移动，则两条参考线同时移动。

③修改图像厚度：图像成像方式是MIP、MinIP、AIP或者VR时，参考线两侧虚线标识图像厚度。用鼠标左键点击虚线旁的三角形箭头，按住鼠标不放并沿着垂直于该参考线的方向移动，两根虚线对称移动，对应的图像重建厚度被调整。

3）创建MPR批处理图像

在参考MPR视图中单击鼠标左键，使参考面视图成为激活视图，然后单击右上角“批处理”按钮，此时系统会弹出如图13-7-42的“序列定义”对话框，并在被单击的MPR视图中显示一个矩形图形，如图13-7-43所示，矩形图形代表批处理的图像范围，同时三维可视化的窗口会被替换为二维平面重建视图，其中的图像与矩形图形中黄色虚线所代表的切面相对应。

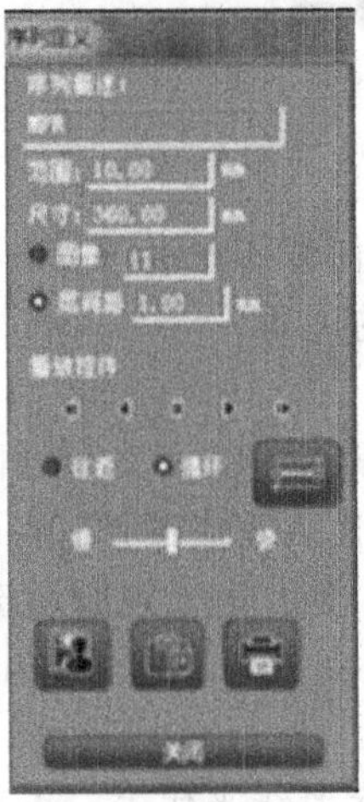

图13-7-42 “序列定义”对话框

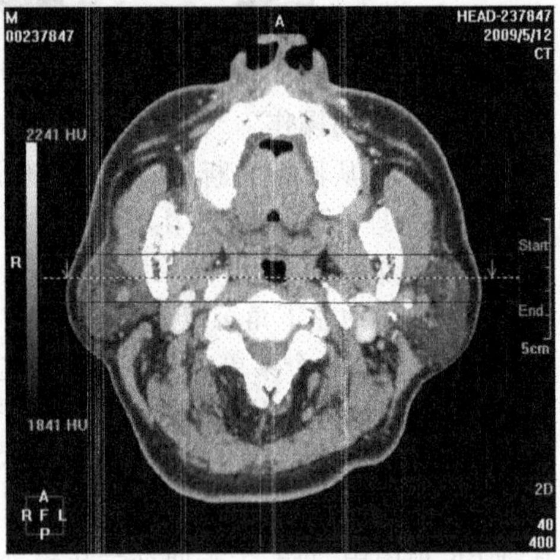

图13-7-43 矢状参考面上代表批处理功能的控件

进行如下操作可调整要创建的MPR批处理图像的参数。

修改批处理的范围可以通过单击矩形图形中平行黄色虚线的两条边并进行拖拽来改变批处理的范围；通过拖拽垂直于黄色虚线的两条边来改变批处理产生图像的尺寸。调整产生平面的方向可以通过单击并拖拽矩形图形中央的黄色虚线中非蓝色圆圈部分来完成。所产生图像的位置可以通过单击并拖拽矩形图形中央的黄色虚线上中间位置的蓝色圆圈来完成。

3. 容积重建的操作

1）修改包围盒

三维可视化视图中包围盒以一个立方体边框来表示（图13-7-44），它用于限定显示物体的范围，这个范围可以被用户所修改。包围盒也可以被隐藏，这样不会遮挡住物体的显示。

2）修改包围盒

按下浮动工具条中的按钮，在三维可视化视图中，将鼠标放置于要被调整的某一个线框附近，按下鼠标左键，要修改的线框变成红色，可以向垂直于该线框的方向来拉动该线框，拉动时鼠标的位置要处于平行于拉动方向所在的平面内。

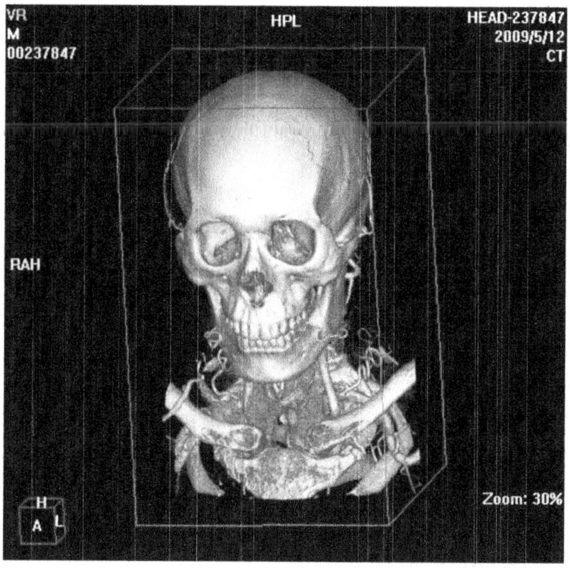

图 13-7-44　包围盒及被处于修改状态的包围盒边界

3)隐藏包围盒

用户点击浮动工具条上的 按钮后，如果当前三维视图中的包围盒处于隐藏状态，则显示包围盒，反之则隐藏包围盒。

四、CPR 模块

CPR 模块的主要功能是由用户定义一条曲线，然后系统根据这条曲线产生曲面重建图像，即垂直于这条曲线的一系列切面图像。图 13-7-45 所示为 CPR 模块主界面。

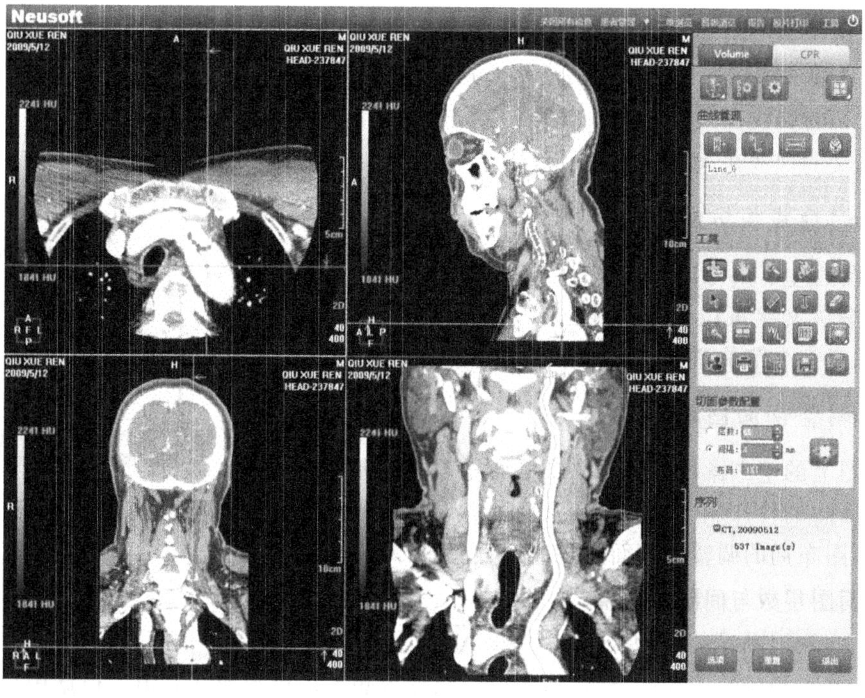

图 13-7-45　CPR 模块

（一）曲线管理

CPR 图像和切面图的产生都依赖于用户定义的曲线。用户只需定义该曲线，系统则根据该曲线来自动产生 CPR 图像和切面图像。

系统提供创建与删除曲线的能力，并能够创建多条曲线，用户能够在多条曲线上切换而显示不同的曲面和切面图像。

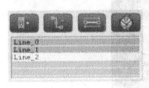

图 13-7-46　创建曲线

创建曲线：当数据被载入系统中时，默认系统中存在一条空的曲线，如果用户需要额外的曲线，可以单击该按钮，系统会创建一条新的空曲线，在曲线管理列表中会看到一个新的条目，如图 13-7-46 所示。

定义曲线的步骤如下。

用户在横断面视图中按下 Ctrl 键，此时鼠标变为笔状。

用户沿弯曲物体的中心位置依次点击数个关键点，系统根据用户点击的关键点创建曲线。

删除曲线：当系统中存在多条曲线时，用户在曲线管理列表中选择曲线后，在右键菜单中选择“删除选中曲线”菜单项，则该曲线被删除。

曲线重命名：在曲线列表中的曲线名称上单击鼠标右键，在菜单中选择“重命名曲线”，然后输入新的曲线名称。

删除关键点操作：确保鼠标处于导航状态下，将鼠标移至想要移动的关键点上，选中该点，单击该按钮。

曲线反序：曲线反序会将曲线反向排列，曲线的起点和终点位置会互换，并且会改变切面图中的序数的顺序。

（二）改变曲面方向

用户可以改变曲线的方向来设定重建曲面的主轴，使得曲面能够很好地反应目标物体的断面结构。

定义的曲线在人体坐标系内是从头到脚的方向。

定义的曲线在人体坐标系内是从前到后的方向。

定义的曲线在人体坐标系内是从左到右的方向。

（三）切换成像方式

在视图的左下角可以看到橙色的活动注释文字信息，用鼠标单击该文字可以看到弹出的菜单，如图 13-7-47 所示，单击任意一个菜单项将切换到相应的成像方式中。

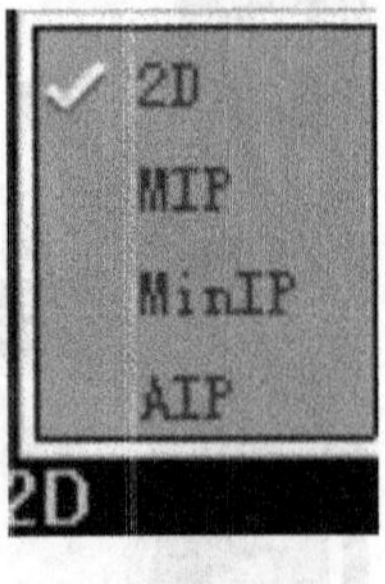

图 13-7-47　活动注释文字设置

（四）调整切面图的参数

图视图上的基本操作与其他二维平面重建视图基本相同。对切面图的特殊调整操作包括：切面图层数与间隔的调整、切面图布局的调整和切面图尺寸调整。

1. 切面图层数与间隔的调整

如图 13-7-48 所示，用户从工具栏中的切面图参数设置区域中选择“间隔”或“层数”之前的单选框，这时相应的输入框被激活，用户可以输入想要的层数或间隔值。根据用户定义曲线的长度，系统会自动计算出相应的另一个参数。

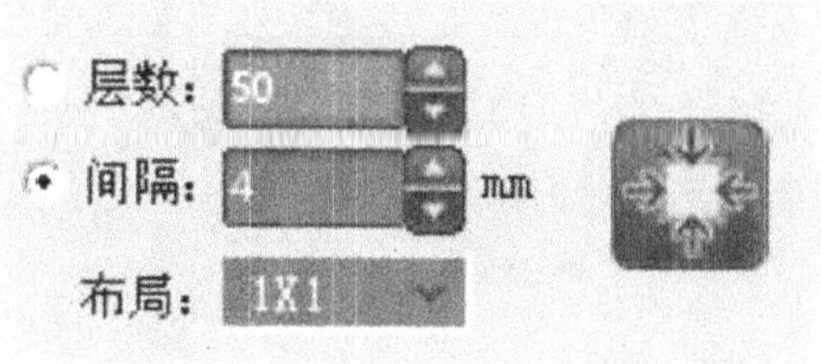

图 13-7-48　切面图层数与间隔的调整

2. 切面图布局的调整

用户从工具栏中的切面图参数色绘制面板中的布局输入框中选择切面图的布局的分隔数，分隔数以“行×列”的方式来表示。图 13-7-49 所示为“3×4”布局时的切面图。

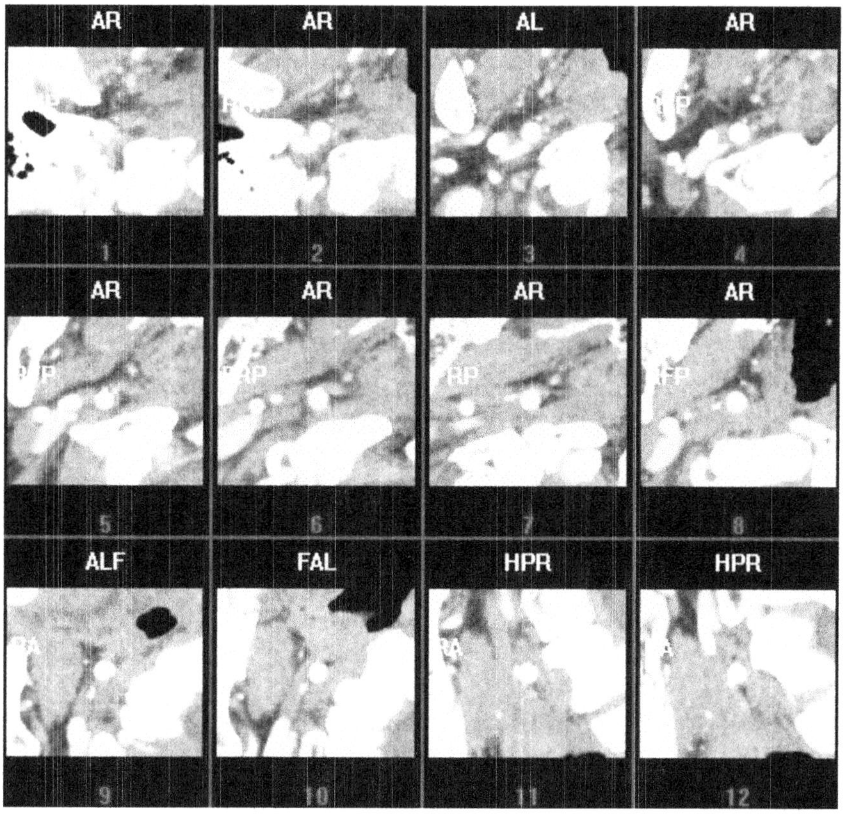

图 13-7-49　切面图布局

3. 切面图尺寸调整

切面图的尺寸代表以曲线上的点为中心显示切面图的范围，尺寸越大，显示的组织结构越多。

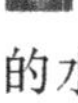切面尺寸设置：点击该按钮，弹出如图 13-7-50 所示对话框，其中的水平尺寸代表切面图中的水平方向的尺寸；垂直尺寸代表切面图中垂直方向的尺寸，用户可以修改两个方向的值来显示更大或更小范围内的图像。

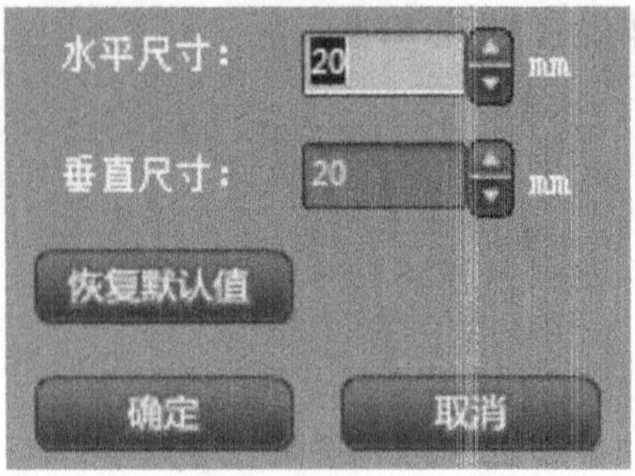

图 13-7-50　切面尺寸设置

4. 修改曲线相关显示信息

曲线信息：单击相应按钮会弹出如图 13-7-51 所示的对话框，这些信息用来控制视图中各种图形的显示与隐藏。勾选各复选框代表显示相应的图形或文字。

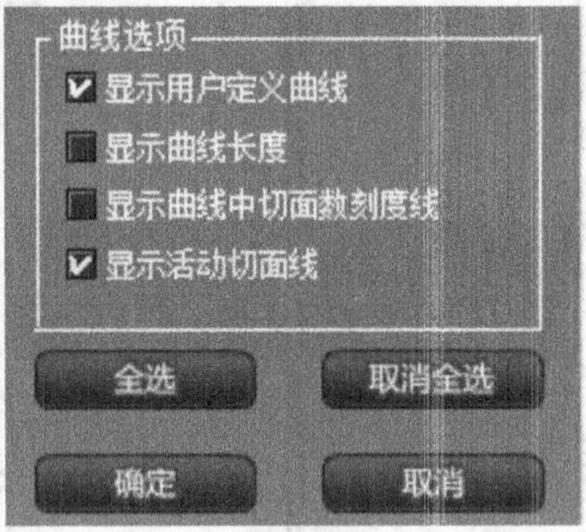

图 13-7-51　曲线选项设置

第 14 章

检验信息系统

检验信息系统简称 LIS(Laboratory Information System),是指用计算机网络和信息技术,实现临床实验室业务信息和管理信息的采集、存储、处理、传输、查询,并提供分析及诊断支持的信息管理系统。信息系统的信息输入、输出方式趋于多样化,数据分析处理的能力不断增强。

14.1 概　　述

LIS 系统即实验室(检验科)信息系统,它是医院信息管理的重要组成部分之一,自从人类社会进入信息时代,信息技术的迅速发展加快了各行各业现代化与信息化的进程。LIS 系统逐步采用了智能辅助功能来处理大信息量的检验工作,即 LIS 系统不仅是自动接收检验数据、打印检验报告、系统保存检验信息的工具,而且可根据实验室的需要实现智能辅助功能。随着 IT 技术的不断发展,人工智能在 LIS 系统中的应用也越来越广泛。

14.2 检验信息系统的技术基础

一、标准化技术

目前,国外主要采用 HL7 标准规范实验室数据格式和数据交换,同时支持现行的各种编码标准,如 ICD-9、ICD-10、SNOMED 等,国内研发的 LIS 系统部分满足 HL7 标准,也有基于 XML 技术的检验信息系统的研发,但其接口软件的可重用性、可理解性、可维护性和可修改性等还存在较大差距,这也成为当前我国 LIS 开发和应用的瓶颈。

二、数据库技术

目前国内广泛应用第三代数据库系统的关系模型,大中型关系数据库包括 IBM DB2、Oracle、SQL Server、Sybase、Informix 等,常用的小型数据库有 Access、Pradox、Foxpro 等。近年来,由于面向对象的数据库迅速发展,许多国外的公司采用 Caché 等第四代数据库系统编制简单的 LIS 系统。

三、条形码技术

条形码是将宽度不等的多个黑条和空白按照一定的编码规则排列,用以表达一组信息的图形标识符。常见的条形码是由反射率相差很大的黑条(简称条)和白条(简称空)排成的平行线图案。条形码可以标出物品的生产国、制造厂家、商品名称、生产日期、邮件起止地点、类别等许多信息。在检验信息系统中,条形码技术得到了广泛应用,许多检验标本都被贴上条形码以标示信息。

在抽血、送检标本时，通过刷取就诊卡、医保卡、申请单等医生开具的检查单医嘱，即可打印使用条形码。

14.3 检验信息系统的发展史

14.3.1 检验信息系统在国外的发展

美国早在1982年首先报道了IBM System整合的实验室信息系统，在不需另外配备员工的情况下，增加有效工作负荷量，从而获得大量有用数据。日本利用LIS、检验仪器和辅助设备共同组成了一个大型的一体化系统，十几台检验仪器通过LIS串联起来，系统根据检验申请的项目，对标本进行排列组合并分组处理。欧洲国家的LIS发展比美国稍晚，主要特点是不仅通过网络将临床实验室和医院联为一体，而且也有更广的范围的数据传送交流，有的国家还实现了全实验室自动化。

14.3.2 检验信息系统在国内的发展

从20世纪80年代后期，我国大多数检验仪器开始使用计算机进行数据处理和运算，但多数是单片机，输出的对象以微型打印机为主。

进入90年代，国内的检验仪器采用微机来处理数据，并且数量逐渐增多慢慢实现了单向接口。90年代中期，逐渐出现了可以支持双向通信的大型检验仪器；90年代末，随着国内各家医院HIS的快速建设，LIS系统的需求不断扩大，大部分系统基本实现仪器自动采集标本数据和使用条形码管理标本等功能。

进入21世纪，许多大型医院朝着数字化医院的目标发展，大部分医院已经完成了医院内部HIS系统的基础建设，LIS系统也得到了高速发展。

14.3.3 检验信息系统的发展趋势

1. 向智能化方向发展

①对超出参考值范围的结果给出标识和不同颜色（目前已做到）甚至发出声音的警告。

②自动判定由于各种原因导致的诸如负值、分量值相加不等于总量、同一病毒的抗原和抗体同时出现阳性等错误结果，并给出警告，而且禁止打印结果，从而避免发出错误报告。

③通过对病人微生物检查鉴定的结果及药敏试验和感染率等资料作出判断，指导临床用药。

2. 建立专家系统

根据测定结果和对病人资料的综合分析处理，提出可能性较大的诊断意见，供临床医生参考。

3. 与互联网连接

与Internet连接，实现检验信息资源的社会共享。但对于病人的信息应有身份识别机制，以保护个人隐私。

14.4　检验信息系统的特点

(1)条形码处理方式全流程的支持,打造全自动生化实验室。

(2)开放的接口架构,与医院 HIS 系统无缝联结。

(3)特有的漏费管理流程,避免小收费、大检查现象,坚决杜绝漏费情况。

(4)进行财务趋势分析、工作量分析统计,准确了解实验室收支状况。

(5)试剂分析,通过采购申请、采购出库、申请出库、月和季盘点、月和季统计等各个环节实时掌握试剂消耗情况。独有的库存量预警功能,杜绝试剂零库存风险。

(6)仪器管理,详细记录检验仪器工作状态、维护日志、检修日志等信息。

(7)实时进行工作监察,准确掌握每一个检验医生、每一台检验设备的工作状态。

(8)值班安排、考勤管理、工资管理等模块使主任工作管理得心应手。

(9)严格的权限控制,灵活的权限分配方法,支持以角色的形式来定义不同的用户权限。

(10)协助建立独立的采样中心,改善采样环境,通过排队叫号系统缩短病人采样时间。

14.5　检验信息系统的结构

检验信息系统集成了检验科的工作流程,实现了临床实验检验业务的自动化和信息化,包括检验申请,病人准备,病人识别,临床标本的采集、运送、保存、处理、检测,检验结果的确认、解释、报告等全过程的信息化管理。

由图 14-5-1 可知,实验项目的基本信息可以从 HIS 中获取,也可由实验室内部互联网完成,即各种实验仪器将检验后的信息通过工作站进入 LIS 服务器,LIS 服务器对数据进行处理后,将处理结果与 HIS 系统进行数据共享,供 HIS 系统终端获取 LIS 结果。生化、血常规、细菌、免疫等工作站也可以接收来自服务器的处理信息,并进行打印输出。

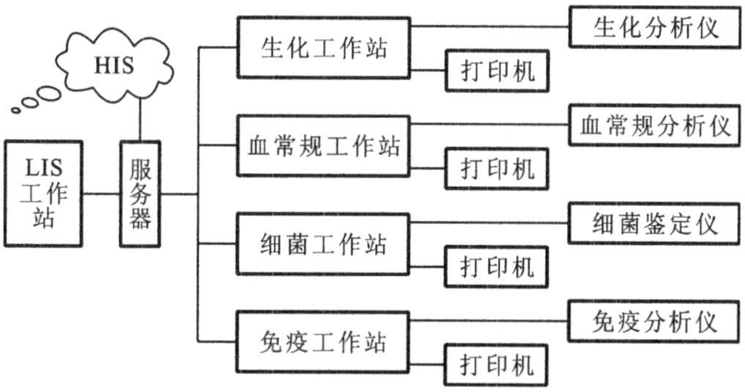

图 14-5-1　检验信息系统体系结构图

检验信息系统的工作模式一般采用 C/S 或 B/S 模式,与数据库体系建立局域网,且具有分布式处理的特征。网络的拓扑结构采用总线或星形连接。网络平台可以是 Windows Server,也可以是 Unix 或 Linux 系统。在仪器与计算机通信方面采用 RS-232 标准数据通信接口,为 LIS 的建立提供相应的硬件基础。

检验信息系统功能一般由各个功能模块组成。

1. 检验工作站

检验工作站是LIS最大的应用模块，是检验技师的主要工作平台。负责日常数据处理工作，包括标本采集、标本数据接收、数据处理、报告审核、报告发布、报告查询等日常功能。

2. 医生工作站

医生工作站主要用于病人信息浏览、历史数据比较、历史数据查询等。它可使医生在检验结果报告出来之后第一时间得到病人的病情结果，并可对同一个病人的结果进行比较，并显示其变化曲线。

3. 护士工作站

护士工作站具有标本接收、生成回执、条码打印、标本分发、报告单查询和打印等功能。

4. 审核工作站

审核工作站主要的功能是漏费管理的稽查，包括仪器日志查询分析、急诊体检特批等特殊号码的发放及使用情况查询与审核、正常收费信息的管理等功能。该功能可以有效控制人情检查和私收费现象。

5. 血库管理

血库管理具有血液的出入库管理，包括报废、返回血站等的处理；输血管理，包括申请单管理、输血常规管理、配血管理、发血管理等功能。

6. 试剂管理子系统

试剂管理子系统具有试剂入库、试剂出库、试剂报损、采购订单、库存报警、出入库查询等功能。

7. 主任管理工作站

主任管理工作站主要用于员工工作监察、员工档案管理、值班安排、考勤管理、工资管理、工作量统计分析、财务趋势分析等。

14.6　检验信息系统的功能

尽管开发者的方法和风格各不相同，但目前国内的LIS一般都具有下列功能。

一、数据采集

检验信息系统自动采集、接收分析仪器发出的试验数据，并与前台输入的病人资料相对应组成数据库。

二、资料录入

资料录入包括病人基本资料录入和编辑，以及手工测定结果的录入和编辑等。

三、报告打印

检验信息系统实现英文报告的中文化处理，并按统一、固定格式打印各种检验报告单。可提供完整的病人资料、标本状态、结果、单位、参考值(自动套用不同性别和年龄段的参考值范围)以及超出参考范围的标记等内容。

四、统计学处理

对检验数据作一定的统计学处理，如对某些项目的一批结果进行病人数据均值(PDM)的统计，以观察是否存在严重的系统误差。

五、实时监测

检验信息系统在任意工作站上可以随时对系统中任意仪器的测定结果进行实时监测，以便于发现问题，及时进行处理。对结果实现电子化查询，采用 SQL 查询技术，以单一条件或多条件组合方式进行检验结果的模糊查询，具有快速、准确、方便的特点。

六、质量控制系统

检验信息系统可自动接收或手工录入质控数据，并根据相应的规则显示和打印质控图。

七、自动计费

检验信息系统对完成检查的各种项目实现自动计费，避免漏收或错收。

八、统计报表

检验信息系统可随时生成多种形式的工作量、收费、设备使用情况、试剂消耗等各种报表，加强科室的管理。病人结果历史数据对比：在审核报告时，系统可以自动调出同一病人最近测定的结果或所有历史测定结果供对比观察，引起审核者注意，判断是病情变化和导致误差的原因，减少差错的发生。

九、病人结果动态图

检验信息系统可提供病人连续测定结果的动态趋势图。

十、结果长期保存

病人资料和结果可长期保存，保存量只受硬盘容量的限制，容量满了时可更换新硬盘甚至可以刻录成光盘保存。

十一、数据实时共享

以 10/100 Mb/s 速率以太网卡建立的 LIS，各工作站可对同一病人资料和结果进行录入、观察、编辑、查询、打印等操作，实现数据的实时共享。

十二、管理功能

检验信息系统有不断完善的科室人事、试剂和仪器设备管理功能。

十三、电子考勤系统

每个操作者可以在任意工作站凭编号和密码签到，方便科主任随时了解科室人员动态。

十四、自动识别系统

检验信息系统标本的条码化管理实现标本信息的自动识别。

十五、与病区联网

与病区或门诊的医院信息系统相连，HIS 上各客户端均可实时共享 LIS 的信息。

14.7 检验信息系统的操作

一、病人资料录入

病人资料录入可选择添加也可以查看临床科室发送的申请单，左侧填写姓名、性别、年龄、科室、床号、标本类型、标本状态、送检医生、临床诊断及检验组合等。根据检测项目的实际需要，中间部分添加项目，如白细胞数量、红细胞数量、人类免疫缺陷病毒抗体情况等。单击“保存”，则将最新增加的病人姓名、打印情况存储在右侧，另外，除按每一条记录录入项目代号及检测数值外，也可手动批量录入检测项目的各项内容，病人资料的输入如图 14-7-1 和图 14-7-2 所示。

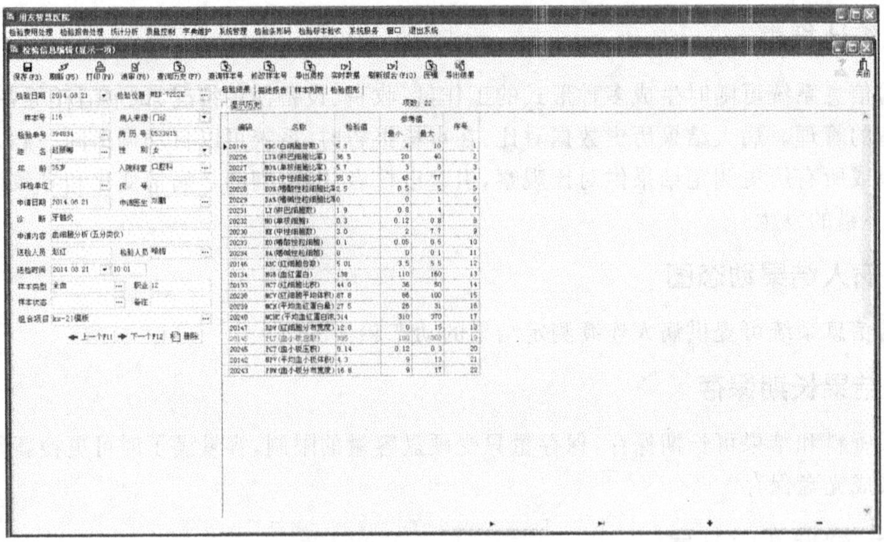

图 14-7-1 病人资料输入

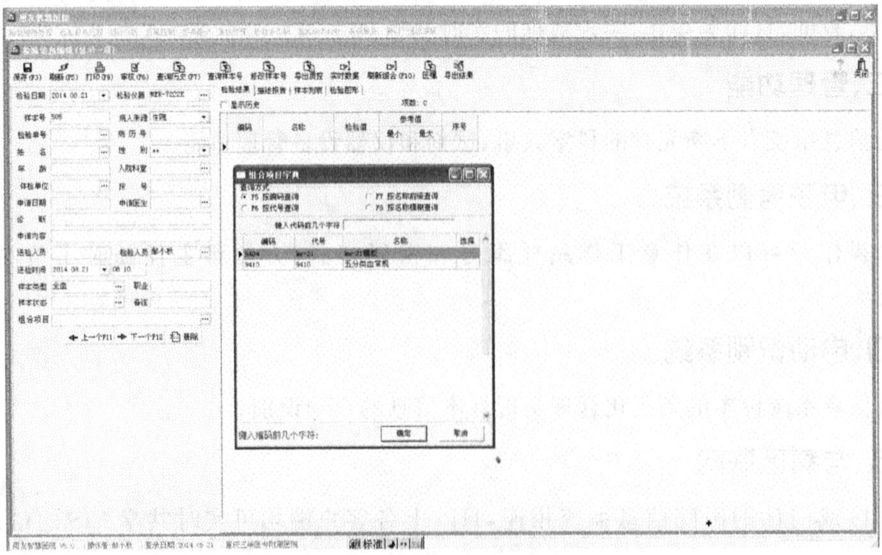

图 14-7-2 批量输入

二、病人信息的打印

选择“打印”菜单，可进行打印、打印预览、批量打印、报告汇总等处理，选择“打印预览”，可显示检验报告单的内容，其中，报告单中“参考值”以供医生诊断病情时参考，数据也可进一步导出，如图 14-7-3 所示。

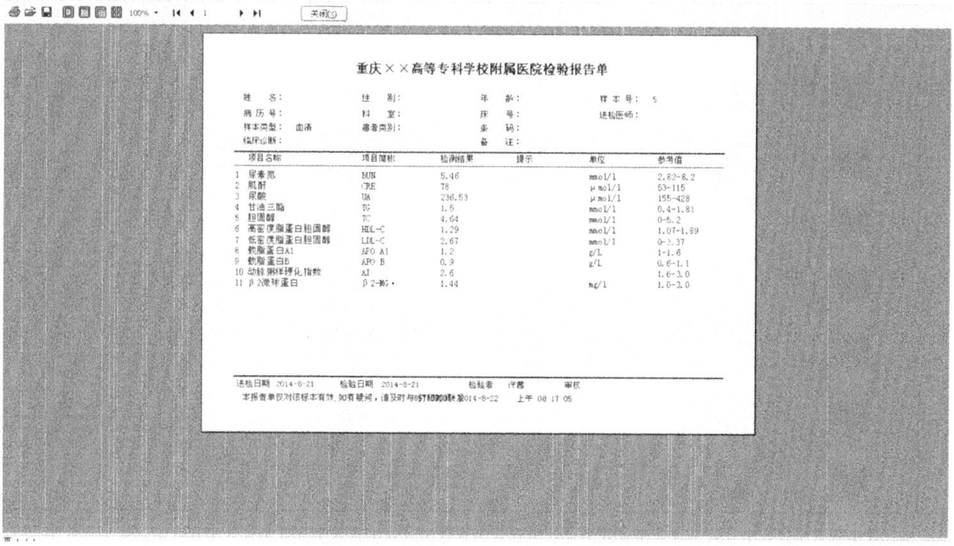

图 14-7-3　检验报告单打印

三、病人信息的查询

选择“查询”按钮，提示综合查找。查找条件包括检查日期、样本号、姓名、科别、医生、病历号等，单击“查找”按钮，即可在主界面显示查找对象的详细信息，如图 14-7-4 所示。

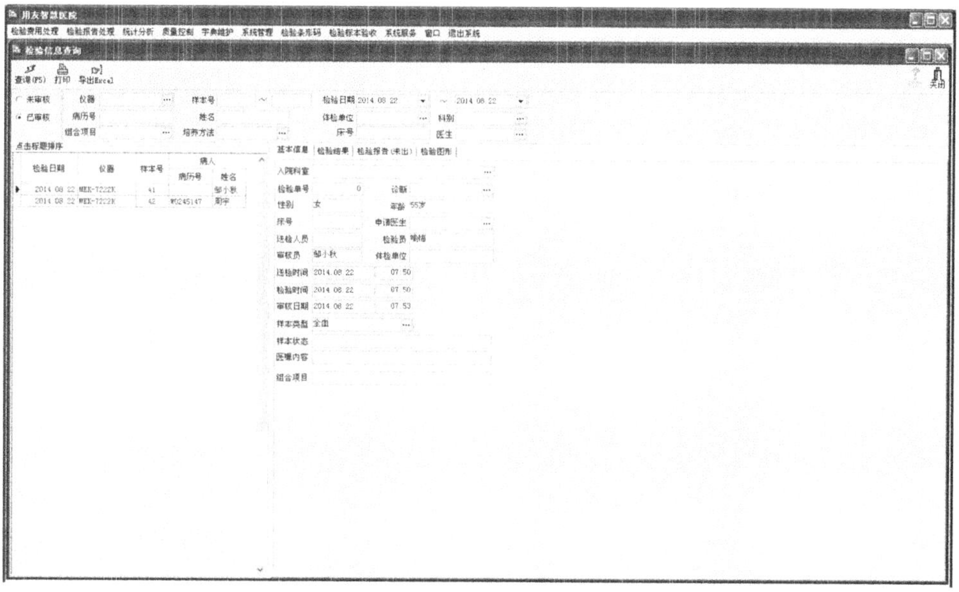

图 14-7-4　病人信息查询

四、工作量统计

选择主菜单中“统计”按钮，可进行检验明细、检验项目、组合项目、申请科室（项目）和申请科室（组合）、检验人员、审核人员的处理。统计后的结果可进行“显示”或“打印”，如图 14-7-5 所示。

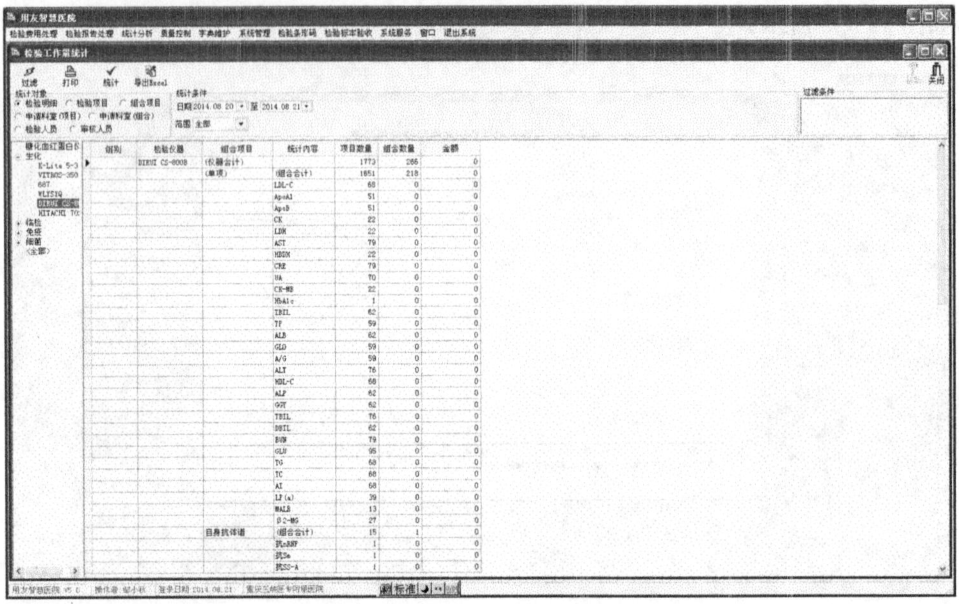

图 14-7-5　工作量统计

五、检验质量控制

首先选择“质量控制”菜单，包括质控名称、样本类型、质控项目、靶值、标准值等内容。也可以把需要质控的项目添加或删除。质控出来可以以数值显示也可以以图形显示，如图 14-7-6和图 14-7-7 所示。

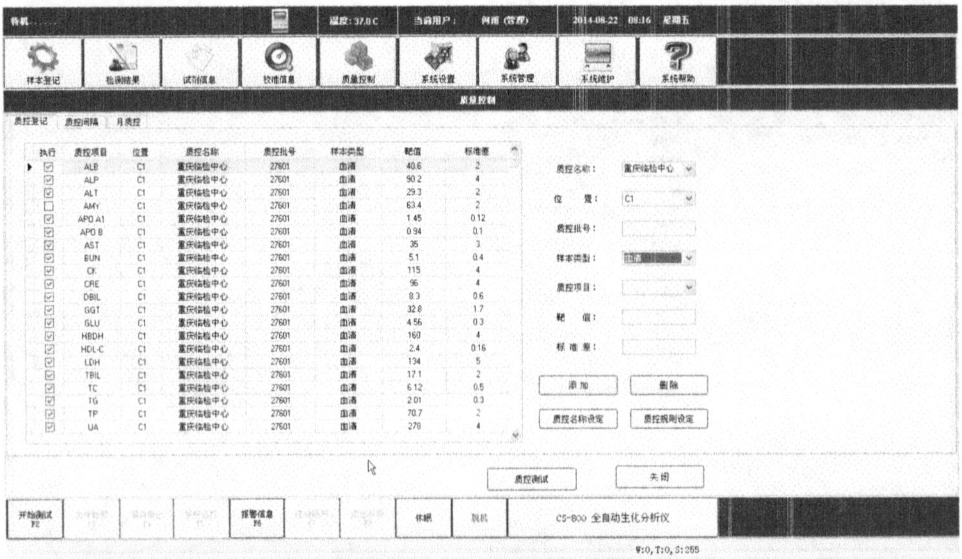

图 14-7-6　“质量控制”菜单

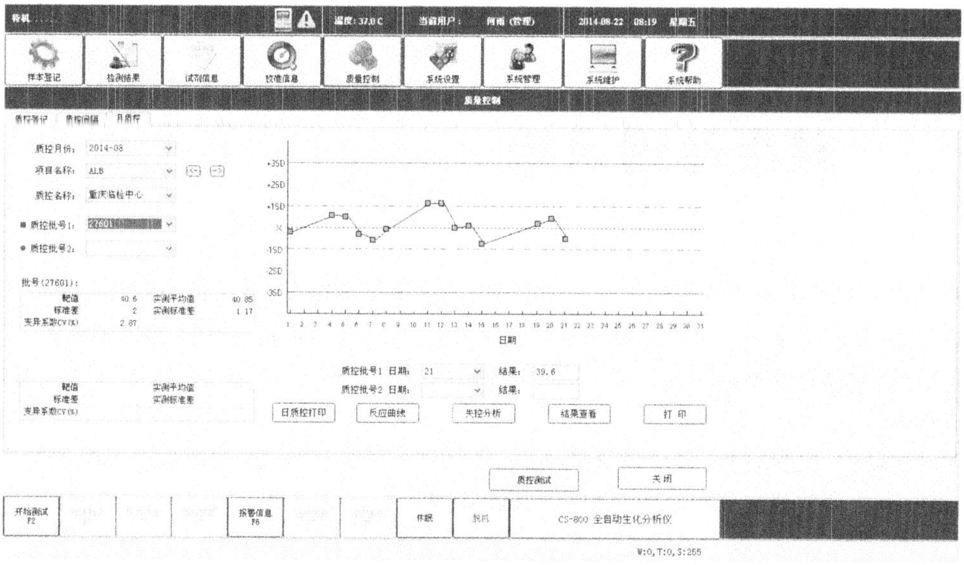

图 14-7-7　质控信息显示

图 14-7-8 所示为联机的检验仪器设备的样本登记界面。

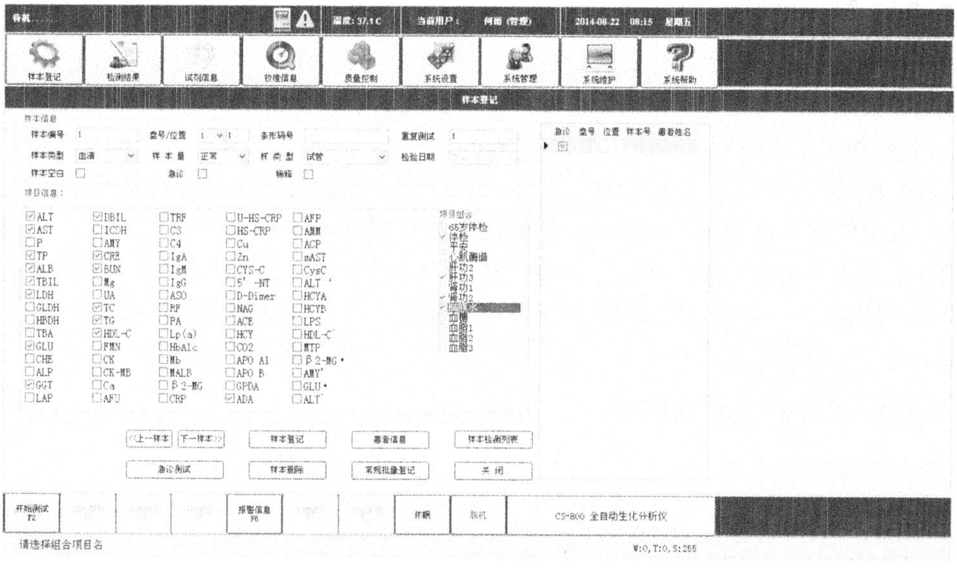

图 14-7-8　样本登记界面

第 15 章 健康管理系统

随着社会的进步和经济的持续发展，人们生活水平逐步提高，全民健康意识和疾病防范意识不断增强，建立健康档案将成为健康保障的重要内容。它是以居民个人健康为核心，贯穿整个生命过程，覆盖各种健康相关因素，实现信息多渠道动态收集，满足居民自身需要和健康管理的信息资源。

本章主要内容包括健康管理系统概述、健康管理系统的发展史、健康管理系统的特点和结构、居民健康档案的建立流程、居民健康档案的管理等。

15.1 健康管理系统概述

一、健康管理的定义

健康管理是指对个体或群体的健康进行全面检测、分析、评估，提供健康管理咨询和指导，以及对危害健康的因素进行干预的全过程。健康管理的宗旨是调动个人和群体及整个社会的积极性，有效利用有限的资源来达到最大的健康效果。

健康管理的具体做法就是为个体和群体（包括政府）提供有针对性的科学健康信息，所以重在理解健康管理的性质、内容和宗旨，并创造条件采取行动来保持健康。

健康不仅依赖于个人的生理和心理的协调，更依赖于社会、文化和自然关系的协调。健康是多维的，健康是个人和社会的资源，而资源需要管理。管理就是使资源使用最优化，目标是能在最合适的时间里把最合适的东西用在最合适的地方，发挥最合适的作用。

二、健康管理的科学基础

1. 疾病干预理论

健康和疾病的动态平衡关系，疾病的发生、发展过程，以及预防医学干预策略是健康管理的科学基础，如图 15-1-1 所示。

2. 健康促进的生态学理论

影响健康的因素包括社会环境、物理环境、遗传环境、个体反应等，各种因素相互作用影响身心健康，所以需要建立健康促进系统，提升健康水平。

健康生态学是借用生态学的观点和思维方式来研究人的行为方式及其周围各层物质环境和社会环境与健康的关系。健康生态学可以看作一种理论或观点、一种思维方式、一种总结和指导公共卫生实践的理论基础。健康生态学强调人群健康是生物学因素、行为因素，以及物质和社会环境因素。这些因素相互依赖和相互作用，在多层面上影响个体和群体的健康。

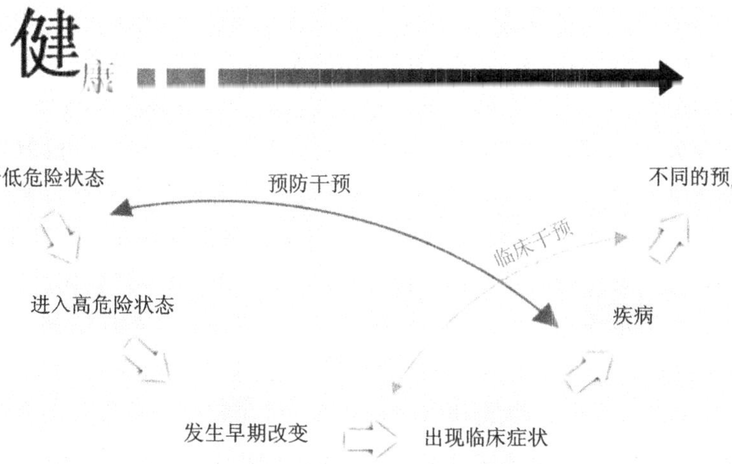

图 15-1-1 疾病发生、发展过程及干预策略图

15.2 健康管理系统的发展史

一、国外健康管理发展

国外健康管理源自美国“健康管理”模式，美国有记录的健康管理研究只有 30 多年历史，但健康管理的思路和实践却可追溯到 80 多年前。从兴起到发展，美国的健康管理一直处于世界领先水平，是医院信息系统研发、应用的领跑者。1929 年，美国蓝十字与蓝盾协会进行了健康管理的实践探索。20 世纪 60 年代，由于美国慢性病患病率不断上升，医疗费用急剧上涨，美国保险业提出了健康管理的概念，并受到政府的注意和重视。1969 年，美国政府将健康维护组织纳入国家医疗保障计划体系并于 1971 年为其提供了立法支持。由美国政府制定的健康管理计划进入第三个 10 年之时，主要为提高健康生活质量，实现延长健康寿命、消除健康差距两个目标。现时，美国健康管理服务队伍有了较大的规模，包括医疗集团、医疗机构、健康促进中心、大中型企业、社区服务组织等，都为大众提供各种形式、内容多样的健康管理项目及其相关服务，成为美国医疗保健系统的一支重要力量。

进入 20 世纪 90 年代，英国、德国、芬兰、日本等国家逐步建立了不同形式的健康管理组织。英国政府特别重视社区健康服务在卫生院中的地位，并在 2001 年推出一项针对 60 岁以上老年人享受卫生服务的 10 年计划——NSFOP。德国采用美国健康管理策略，对民众进行健康知识的普及教育，建立了多种形式的健康管理组织，使更多的人得到更多的健康服务，国民慢性非传染性疾病的患病率有了明显下降。芬兰政府从 1972 年开始陆续进行一系列卫生管理保健改革，提出以社区卫生服务为中心的新型健康管理模式，目前已推广至全国。日本建立“健康促进支持体系”，健康管理组织多且成熟；日本家庭普遍都享有健康管理机构的保健医师长期跟踪服务，为家庭建立健康档案，负责家庭的健康管理。健康管理在发展中国家的起步较晚，开展健康管理的国家不多。

二、国内健康管理发展

我国健康管理思想早已有之，2000 多年前的传统中医经典《黄帝内经》中《素问·四季调神大论》指出："圣人不治已病治未病，不治已乱治未乱，此之谓也。夫病已成而后药之，乱已成而后治之，譬犹渴而穿井，下医治已病。"其思想与现代健康管理理念相吻合。我国现代意义的健康管理是近些年开始兴起的，实践应用先行于理论研究，处于探索阶段但发展迅速。2001 年国内第一家健康管理公司注册。2003 年 SARS 危机的出现有力地推动了健康管理在中国的发展。2003 年 12 月 25 日，原卫生部、原劳动和社会保障部等在北京召开了"健康管理与医疗保障(险)高层论坛"，使健康管理受到广泛重视，取得共识，被推广应用并产生显著效果，同时在实践中有了进一步的应用。2005 年 10 月 25 日，原劳动和社会保障部正式发布了第四批健康管理师、公共营养师、芳香保健师、医疗救护员、紧急救助员等在内的 11 个新职业。2006 年，陈君石院士等专家编写并出版《健康管理师》。2007 年，《健康管理师国家职业标准》发布；中华医学会健康管理学分会成立大会在北京召开；由中国科协主管、中华医学会主办并编辑出版的国内健康管理学领域的学术期刊——《中华健康管理学杂志》创刊。2011 年 6 月国家健康管理人才培养专项基金管理委员会在北京成立。这些工作的开展，使我国健康管理逐步向规范化发展，初步奠定一个新的学科门类和服务领域的基础。

15.3　健康管理系统的特点

一、健康管理系统的主要特点

1. 标准化

标准化是对个体和群体的健康进行科学管理的基础。健康管理服务的主要产品是健康信息。没有健康信息的标准化，就不能保证信息的准确性、可靠性及科学性。

2. 科学量化

对个体和群体健康状况的评估，对健康风险的分析和确定，对干预效果的评价，都离不开科学量化指标。科学量化是衡量是否真正的健康管理的一个试金石。因为只有科学量化，才能满足科学"可重复性"的要求，经得起科学的检验。

3. 个体化

健康管理的具体做法就是为个体和群体(包括政府)提供有针对性的科学健康信息并创造条件采取行动来保持健康。没有干预措施的个体化，就没有针对性，就不能充分地调动个体和群体的积极性，就达不到最大的健康效果。

4. 系统化

要保证所提供的健康信息科学、可靠、及时，没有一个强大的系统支持是不可能实现的。真正的健康管理服务一定是系统化、标准化的，其背后一定有一个高效、可靠、及时的健康信息支持系统。健康管理服务的标准化和系统化是建立在循证医学和循证公共卫生的标准和学术界已经公认的预防和控制指南及规范上的。健康评估和干预的结果既要针对个体和群体的特征及健康需求，又要注重服务的可重复性和有效性，强调多平台合作来提供服务。

二、健康档案的主要特点

（1）健康档案内容全面、充分。

健康档案不是简单地将纸质病历记载的各项内容输入计算机，而是还要记载居民平时生活中的点滴与健康相关的信息，在任何时间、任何地点收集居民的健康信息，不仅能记录病史、病程、诊疗情况，还可以完成以居民健康为中心的信息集成。医生可以随时随地提取有关信息，快速、全面地了解健康情况。

（2）居民健康档案使用更广泛。

随着网络技术迅速发展，卫生领域的电子商务、电子服务应运而生，居民健康档案能在广域网环境下实现信息传递和资源共享，能在任何时间、地点为任意一个授权者提供所需要的基本信息，无论到哪家医院就诊或体检，都能提取到自己以往的健康档案。电子健康档案和计算机信息系统的应用，将使医生会诊的时间大大缩短，质量大大提高。上下级医院的信息交流更可以提高基层医院医疗水平。

（3）检索使用更方便。

到过档案室查询资料的人都知道，若想使用纸质的信息资料时，必须先通过查找索引，找到相关索引一层层进入后才能进行翻阅，当查询多个不同区域的健康档案时，不仅速度慢，劳动强度大，而且信息不够全面集中。健康档案特有的数据格式和集中的存储，有利于快捷输入，迅速检索查询、调用处理各种诊疗信息，为临床、教学、科研提供大量集成资料，有利于信息资源共享和交流，同时也为统计分析、卫生管理提供全面可靠的资料，大大提高了档案的利用效率。

（4）档案存储更简易。

纸质病历的保存，必须有足够空间及相应的保存期限，同时还要解决纸张的磨损、老化以及防潮、防火、防蛀等问题，要消耗大量人力和物力。健康档案有效的存储体系和备份方案，能实现大量存储和实时存取的统一，其占用空间小、保存容量大，能永久保存。

（5）为突发性、传染性、多发性疾病提供资料。

居民健康档案可以直接、快速、准确地为突发性、传染性、多发性疾病提供资料。例如在SARS 期间，如果我们能从健康档案中提取非典型肺炎所具有的病症特点，可以从这些症状中得到提示，寻找挽救病人生命的治疗方案与防止疾病扩散的有效办法。

15.4　健康管理系统的结构

健康管理系统在结构上分为三个部分，即个人健康档案、家庭健康档案和社区健康档案。

一、个人健康档案

目前，我国医疗卫生行业信息化的蓬勃发展，催生了医院信息系统、社区卫生服务系统等信息系统的大力开发和应用。由于各信息系统之间难以实现互通，因此就不足以实现对健康信息的深度管理。所以，建立和健全个人健康档案系统的数据标准就显得尤为重要。

个人健康档案系统数据系统在科研、医疗、公共卫生等领域的应用是十分广泛的，重点包括个人健康状况相关因素分析，疾病地域分布、年龄分布、个人生活史、遗传史等流行病学分析，疾病转归相关因素分析，各种疾病多种治疗手段疗效及费用对比分析，各医疗机构三日确诊率、诊断符合率、切口感染率、床位周转率、医疗事故与差错等医疗质量和医疗效率指标统计工具，并按医疗卫生行业相关产业的要求进行查询和展示。因此，健全个人健康档案系统就需要对这些因素进行全面的规范和管理。

二、家庭健康档案

家庭健康档案则根据实际情况，建立和使用的形式不一。

三、社区健康档案

社区健康档案在全科医疗服务中没有更多的统一要求，主要用以考核医师对其所在社区（村）的居民健康状况与社区资源状况的了解程度，考察全科医生在病人照顾中的群体观点。

健康档案是自我保健不可缺少的医学资料，它记录了每个人疾病的发生、发展、治疗和转归的过程。通过比较一段时间来所检索的资料和数据，了解个人健康状况的变化，疾病发展趋势、治疗效果等情况，有利于下一步医疗保健的决策。例如：高血压病人根据血压值的变化，就能较好掌握控制血压的方法；糖尿病病人可了解血糖变化的规律，使病人对自己的病情变化心中有数；有些病人对某种药物接连发生过敏反应，这一情况记入健康档案，就可提示再就医时避免使用这种药物。

病人带着健康档案去医院看病，给医生的诊治工作也带来很大的方便，医生看到有些检查已经做过，就可避免重复。不仅为病人节约了医疗开支，还减少了病人因检查所带来的麻烦和痛苦，而且为病人的早期诊断、早期治疗提供了条件。当病人在某些场合发生意外，也可根据健康档案资料判断病情，给予及时正确的处理。

为自己建立健康档案是一件既简便又有价值的事情，如果过去未重视这方面的工作，那么从现在开始应积累和保存医疗检查资料，逐渐完善健康档案。

15.5 居民健康档案的建立流程

居民健康档案的建立流程包括以下步骤。

（1）辖区居民到社区卫生服务中心（站）、乡镇卫生院、村卫生站接受服务时，由医务人员负责为其建立居民健康档案，并根据其主要健康问题和服务提供情况填写相应记录。同时为服务对象填写并发放居民健康档案信息卡。

（2）通过入户服务（调查）、疾病筛查、健康体检等多种方式，由社区卫生服务中心（站）、乡镇卫生院、村卫生站组织医务人员为居民建立健康档案，并根据其主要健康问题和卫生服务需要填写相应记录。

（3）将医疗卫生服务过程中建立的健康档案相关记录表单，装入居民健康档案袋统一存放。农村地区可以家庭为单位集中存放保管。有条件的地区录入计算机，建立电子化健康档案。具体流程如图 15-5-1 所示。

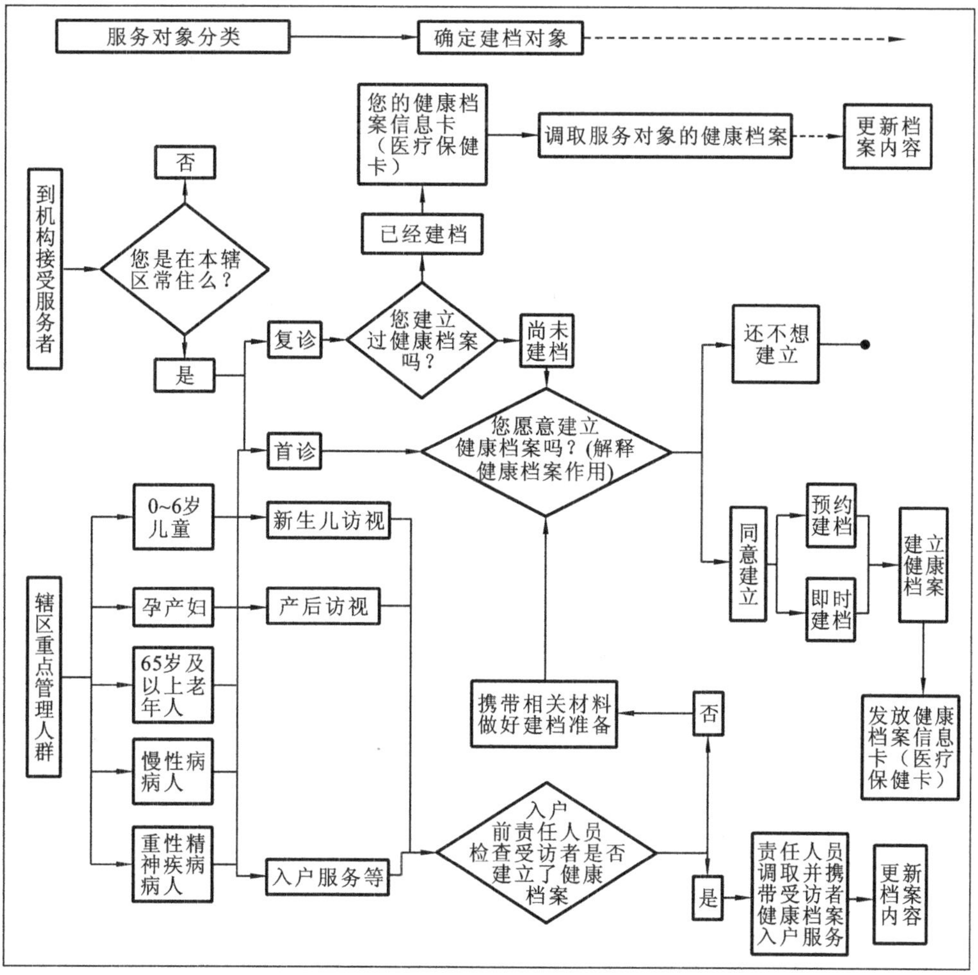

图 15-5-1　居民健康档案建立的流程图

15.6　居民健康档案的管理

居民健康档案是医疗卫生机构为城乡居民提供医疗卫生服务过程中的规范记录，是以居民个人健康为核心、贯穿整个生命过程、涵盖各种健康相关因素的系统化文件记录。

居民健康档案是由个人基本信息表、健康体检表、接诊记录表、会诊记录表、双向转诊单、居民健康档案信息卡组成的系统化档案记录，是记录有关居民健康信息的系统化文件，是社区卫生服务工作中收集、记录社区居民健康信息的重要工具，是社区顺利开展各项卫生保健工作，满足社区居民的预防、医疗、保健、康复、健康教育、生育指导等“六位一体”的卫生服务需求，是提供经济、有效、综合、连续的基层卫生服务的重要保证。通过建立个人、家庭和社区健康档案，能够了解和掌握社区居民的健康状况和疾病构成，了解社区居民主要健康问题和卫生问题的流行病学特征，为筛选高危人群、开展疾病管理、采取针对性预防措施奠定基础。社区卫生服务中心需要建立完善的社区居民健康档案，并严格管理和有效利用，有针对性地开展系统的社区卫生服务。

一、个人基本信息表

个人基本信息表包括姓名、性别等基础信息和既往史、家族史等基本健康信息。如图15-6-1所示。

姓名：　　　　　　　　　　　　　　　　　　　编号□□-□□□□□

性别	0未知的性别 1男 2女 9未说明的性别 □			出生日期	□□□□ □□ □□
身份证号				工作单位	
本人电话		联系人姓名		联系人电话	
常住类型	1户籍 2非户籍 □	民族	1汉族 2少数民族______ □		
血型	1A型 2B型 3O型 4AB型 5不详 RH阴性：1否 2是 3不详 □□				
文化程度	1文盲及半文盲 2小学 3初中 4高中 技校 中专 5大学专科及以上 6不详 □				
职业	1国家机关、党群组织、企业、事业单位负责人 2专业技术人员 3办事人员和有关人员 4商业、服务业人员 5农、林、牧、渔、水利业生产人员 6生产、运输设备操作人员及有关人员 7军人 8不便分类的其他从业人员 □				
婚姻状况	1未婚 2已婚 3丧偶 4离婚 5未说明的婚姻状况 □				
医疗费用支付方式	1城镇职工基本医疗保险 2城镇居民基本医疗保险 3新型农村合作医疗 □□□ 4贫困救助 5商业医疗保险 6全公费 7全自费 8其他				
药物过敏史	1无 有：2青霉素 3磺胺 4链霉素 5其他______ □□□□				
既往史 疾病	1无 2高血压 3糖尿病 4冠心病 5慢性阻塞性肺疾病 6恶性肿瘤______ 7脑卒中 8重性精神疾病 9结核病 10肝炎 11其他法定传染病 12其他______ □确诊时间 年 月 □确诊时间 年 月 □确诊时间 年 月 □确诊时间 年 月 □确诊时间 年 月 □确诊时间 年 月				
既往史 手术	1无 2有：名称1______ 时间______ 名称2______ 时间______ □				
既往史 外伤	1无 2有：名称1______ 时间______ 名称2______ 时间______ □				
既往史 输血	1无 2有：原因1______ 时间______ 原因2______ 时间______ □				
家族史	父亲	□□□□□□	母亲	□□□□□□	
	兄弟姐妹	□□□□□□	子女	□□□□□□	

图15-6-1　个人基本信息表

填表注意事项如下。

(1)此表用于首次建立健康档案时填写。如果居民的个人信息有所变动,可在原条目处修改,并注明修改时间。

(2)性别:分为未知的性别(男、女)及未说明的性别。

(3)出生日期:根据居民身份证的出生日期,按照年(4位)、月(2位)、日(2位)顺序填写,如19810711。

(4)工作单位:应填写目前所在工作单位的全称。离退休者填写最后工作单位的全称,下岗待业或无工作经历者须具体说明。

(5)联系人姓名:填写与建档对象关系紧密的亲友姓名。

(6)民族:少数民族应填写全称。

(7)血型:在前一个"□"内填写与ABO血型对应编号的数字;在后一个"□"填写是否为"RH阴性"。

(8)文化程度:截至建档时间,本人接受国内外教育所取得的最高学历或者现有水平所相当的学历。

(9)药物过敏史：表中药物过敏主要列出青霉素、磺胺或者链霉素过敏，如有其他药物过敏，请在其他栏中写明名称，可以多选。

(10)既往史：包括疾病史、手术史、外伤史和输血史。

(11)家族史：直系亲属中是否患过所列出的具有遗传性或遗传倾向的疾病或症状。有则选择具体名称，没有列出的请在其他一栏中写明。

二、健康体检表

健康体检包括一般健康检查、生活(行为)方式、健康状况及其疾病用药情况、健康评价等。如图 15-6-2 所示。

姓名： 编号□□-□□□□□

体检日期	年 月 日		责任医生		
内容	检查项目				
症状	1 无症状 2 头痛 3 头晕 4 心悸 5 胸闷 6 胸痛 7 慢性咳嗽 8 咳痰 9 呼吸困难 10 多饮 11 多尿 12 体重下降 13 乏力 14 关节肿痛 15 视力模糊 16 手脚麻木 17 尿急 18 尿痛 19 便秘 20 腹泻 21 恶心呕吐 22 眼花 23 耳鸣 24 乳房胀痛 25 其他 ______ □/□/□/□/□/□/□/□/□/□				
一般状况	体温	℃	脉率		次/分
	呼吸频率	次/分	血压	左侧	/ mmHg
				右侧	/ mmHg
	身高	cm	体重		kg
	腰围	cm	体质指数		
	臀围	cm	腰臀围比值		
	老年人认知功能*	1 粗筛阴性 2 粗筛阳性，简易智力状态检查，总分______ □			
	老年人情感状态*	1 粗筛阴性 2 粗筛阳性，老年人抑郁评分检查，总分______ □			
生活方式	体育锻炼	锻炼频率	1 每天 2 每周一次以上 3 偶尔 4 不锻炼 □		
		每次锻炼时间	分钟	坚持锻炼时间	年
		锻炼方式			
	饮食习惯	1 荤素均衡 2 荤食为主 3 素食为主 4 嗜盐 5 嗜油 6 嗜糖 □/□/□			
	吸烟情况	吸烟状况	1 从不吸烟 2 已戒烟 3 吸烟 □		
		日吸烟量	平均 支		
		开始吸烟年龄	岁	戒烟年龄	岁
	饮酒情况	饮酒频率	1 从不 2 偶尔 3 经常 4 每天 □		
		日饮酒量	平均 两		
		是否戒酒	1 未戒酒 2 已戒酒，戒酒年龄：______岁 □		

图 15-6-2 健康体检表

填表注意事项如下。

(1)此表用于居民首次建立具名健康档案以及老年人、高血压病人、2 型糖尿病病人和重度精神疾病病人等的年度健康体检。

(2)一般状况。

$$体质指数=体重(kg)/身高的平方(m^2)$$

老年人认知功能粗筛方法：告诉被检查者“我将要说三件物品的名称，如香蕉、汽车、书。请您立刻重复，1 min 后再次重复。”如果被检查者无法立即重复或 1 min 内无法完整说出三件物品名称则为粗筛阳性，需进一步进行简易智力状态量表检查。

老年人情感状态粗筛方法：询问被检查者“您经常感到伤心或抑郁吗”或“您的情绪怎么样”。如果回答“是”或“我想不太好”为粗筛阳性，需进一步进行老年人抑郁量表检查。

(3)生活方式。

体育锻炼：主动锻炼，即有意识地为强体健身而进行的活动。不包括因工作或其他需要而必须进行的活动，如为上班骑自行车、做强体力工作等。

吸烟情况：从不吸烟者不必填写“开始吸烟年龄”、“戒烟年龄”、“日吸烟量”等。

饮酒情况：不饮酒者不必填写相关饮酒情况项目。

职业表露情况：病人职业原因造成的化学品、毒物或射线接触情况。如果有，需填写具体化学品、毒物、射线名或填不详。

三、重点人群健康管理记录

重点人群健康管理记录包括国家基本公共卫生服务项目要求的 0～36 个月儿童、孕产妇、老年人、慢性病和重性精神疾病病人等各类重点人群的健康管理记录，如图 15-6-3 所示。

姓名：　　　　　　　　　　　　编号□□-□□□□□

随访日期		年　月　日	年　月　日	年　月　日	年　月　日
随访方式		1门诊 2家庭 3电话 □	1门诊 2家庭 3电话 □	1门诊 2家庭 3电话 □	1门诊 2家庭 3电话 □
症状	1无症状 2头痛头晕 3恶心呕吐 4眼花耳鸣 5呼吸困难 6心悸胸闷 7 [illegible] 8四肢发麻 9下肢水肿	□/□/□/□/□/□/□/□/□ 其他：	□/□/□/□/□/□/□/□/□ 其他：	□/□/□/□/□/□/□/□/□ 其他：	□/□/□/□/□/□/□/□/□ 其他：
体征	血压（mmHg）				
	体重（kg）	/	/	/	/
	体质指数				
	心　率	/	/	/	/
	其　他				
生活方式指导	日吸烟量（支）	/	/	/	/
	日饮酒量（两）	/	/	/	/
	运　动	次周　分钟次 次周　分钟次	次周　分钟次 次周　分钟次	次周　分钟次 次周　分钟次	次周　分钟次 次周　分钟次
	摄盐情况（克天）	/	/	/	/
	心理调整	1良好 2一般 3差 □	1良好 2一般 3差 □	1良好 2一般 3差 □	1良好 2一般 3差 □
	遵医行为	1良好 2一般 3差 □	1良好 2一般 3差 □	1良好 2一般 3差 □	1良好 2一般 3差 □
辅助检查*					
服药依从性		1规律 2间断 3不服药□	1规律 2间断 3不服药□	1规律 2间断 3不服药□	1规律 2间断 3不服药□
药物不良反应		1无 2有______ □	1无 2有______ □	1无 2有______ □	1无 2有______ □
此次随访分类		1控制满意 2控制不满意 3不良反应 4并发症 □	1控制满意 2控制不满意 3不良反应 4并发症 □	1控制满意 2控制不满意 3不良反应 4并发症 □	1控制满意 2控制不满意 3不良反应 4并发症 □

图 15-6-3　高血压病人随访服务记录

填表注意事项如下。

(1)此表用于居民首次建立具名健康档案以及老年人、高血压病人、2 型糖尿病病人和重度精神疾病病人等的年度健康体检。

(2)体征：体质指数＝体重(kg)/身高的平方(m^2)，如果有其他阳性体征，请填写在“其他”

一栏。体重和心率斜线前填写目前情况，斜线后填写下次随访时应调整到的目标。

（3）生活方式指导：在询问病人生活方式时，同时对病人进行生活方式指导，与病人共同制定下次随访目标。包括日吸烟量、日饮酒量、运动、摄盐情况、心理调整、遵医行为等内容。

（4）辅助检查：记录病人在上次随访到这次随访之间到各医疗机构进行的辅助检查结果。

（5）服药依从性："规律"为按医嘱服药；"间断"为未按医嘱服药，频次或数量不足；"不服药"即为医生开了处方，但病人未使用此药。

（6）药物不良反应：如果病人服用的降压药物有明显的药物不良反应，应具体描述是哪种药物，有何种不良反应。

（7）此次随访分类：根据此次随访时的分类结果，由责任医生在四种分类结果中选择一项在"□"中填写相应数字。"控制满意"意为血压控制满意，无其他异常；"控制不满意"意为血压控制不满意，无其他异常；"不良反应"意为存在药物不良反应；"并发症"意为出现新的并发症或并发症出现异常。如果病人同时出现几种情况，填写最严重的一种，同时结合上次随访情况确定病人下次随访时间，并告知病人。

四、其他医疗卫生服务记录表

其他医疗卫生服务记录包括上述记录之外的其他接诊记录、转诊记录、会诊记录等。接诊记录表如图 15-6-4 所示。

姓名：　　　　　　　　　　　　　　　　　　　　编号□□-□□□□□

就诊者的主观资料：

就诊者的客观资料：

评估：

处置计划：

医生签字：

接诊日期：______年____月____日

图 15-6-4　接诊记录表

填表注意事项如下。

(1)此表供居民由于急性或短期健康问题接受咨询或医疗卫生服务时使用,应以能够如实反映居民接受服务的全过程为目的、根据居民接受服务的具体情况填写。

(2)就诊者的主观资料:主诉、咨询问题和卫生服务要求等。

(3)就诊者的客观资料:查体、实验室检查、影像检查等结果。

(4)评估:根据就诊者的主、客观资料做出的初步印象、疾病诊断或健康问题的评估。

(5)处置计划:在评估基础上制订的处置计划,包括诊断计划、治疗计划、病人指导计划等。

五、居民健康档案信息卡

居民健康档案信息卡为正反两面,根据居民信息如实填写,应与健康档案对应项目的填写内容一致,以方便管理人员或居民查阅,居民健康档案信息卡如图 15-6-5 所示。

姓名		性别		出生日期	年 月 日
健康档案编号				□□-□□□□□	
ABO 血型	□A □B □O □AB			RH 血型	□Rh 阴性 □Rh 阳性 □不详
慢性病患病情况: □无 □高血压 □糖尿病 □脑卒中 □冠心病 □哮喘 □其他疾病________					
过敏史:					

(a) 正面

家庭住址		家庭电话	
紧急情况联系人		联系人电话	
建档机构名称		联系电话	
责任医生或护士		联系电话	
其他说明:			

(b) 反面

图 15-6-5 居民健康档案信息卡

填表注意事项如下。

过敏主要指青霉素、磺胺、链霉素过敏,如有其他药物过敏或食物等其他物质(如花粉、酒精、油漆)过敏,请填写过敏物质名称。

参考文献

[1] 李建华.计算机文化基础[M].北京:高等教育出版社,2014.

[2] 李燕.计算机应用基础[M].武汉:华中科技大学出版社,2013.

[3] 张勇昌.大学计算机一级等级考试辅导教程[M].北京:高等教育出版社,2013.

[4] 姜波,欧阳利华.计算机应用基础实训指导与习题[M].北京:高等教育出版社,2013.

[5] 刘铭.计算机文化基础学习与训练(一级)[M].北京:高等教育出版社,2013.

[6] 张高亮.大学计算机基础教程[M].北京:清华大学出版社,2010.

[7] 谭华山,张高亮.大学计算机基础实践教程[M].北京:清华大学出版社,2010.

[8] 杨振山,龚沛曾.大学计算机基础简明教程实验指导与测试[M].北京:高等教育出版社,2006.